全国普通高等医药院校药学类规划教材

药学概论

（第3版）

（供经济学、国际经济与贸易、市场营销、人力资源管理、公共事业管理、物流管理、电子商务、社会工作、英语、保险学、高分子材料与工程、化学工程与工艺、药学专业用）

主　审　杨　帆
主　编　王治平
副主编　曾爱华　周　群　徐卫东
编　者　（以姓氏笔画为序）

卫世杰（广东药科大学）　　　　　王　怡（广东药科大学）
王　颖（仲恺农业工程学院）　　　王成蹊（广东药科大学）
王建壮（广东药科大学）　　　　　王治平（广东药科大学）
叶连宝（广东药科大学）　　　　　叶雪兰（广州华商职业学院）
田素英（广东药科大学）　　　　　朱颖杰（暨南大学）
刘基柱（广东药科大学）　　　　　刘翠红（广州华商学院）
孙平华（暨南大学）　　　　　　　杜　康（广州白云山明兴制药有限公司）
杨　帆（广东药科大学）　　　　　杨　玮（广东药科大学）
吴俊标（广州中医药大学第二附属　宋凤兰（广东药科大学）
　　　　医院）　　　　　　　　　张　秋（广东药科大学）
陆文亮（河北省中药材质量检验　　陈晓颖（广东药科大学）
　　　　检测研究中心有限公司）　罗娇艳（广东药科大学）
罗爱勤（广州新华学院）　　　　　金桂芳（广东药科大学）
周　群（华中科技大学）　　　　　周洪波（广东药科大学）
郑俊霞（广东工业大学）　　　　　郑腾羿（广东药科大学）
贾永光（广东药科大学）　　　　　段　恒（南方医科大学口腔医院）
索绪斌（广东药科大学）　　　　　徐卫东（江苏大学）
徐福平（广州中医药大学第二附属医院）　高华宏（广东省中药研究所）
唐　伟（广东药科大学）　　　　　黄庆芳（广东药科大学）
黄江剑（广州白云山明兴制药有限公司）　曾爱华（广东药科大学）
编写秘书　黄江剑

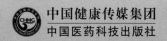

中国健康传媒集团
中国医药科技出版社

内 容 提 要

本教材系根据药学概论的教学大纲基本要求和课程特点编写而成。全书共分为十九章，内容涵盖了生药学、药事法规、中药学与天然药物学、药物化学、药理学、药物分析、药剂学、生物药物、微生物药物、合理用药与健康促进、医院药学、药物经济学、军事药学、老年药学、制药工程学、海洋药物学、药事管理学的基本内容及其在国民经济、国防建设及社会发展中的作用和地位等。本教材具有理论系统、实用性强、便教易学等特点。

本教材主要供高等医药院校经济学、国际经济与贸易、市场营销、人力资源管理、公共事业管理、物流管理、电子商务、社会工作、英语、保险学、高分子材料与工程、化学工程与工艺、药学等专业师生教学使用，也可用作为大众学习生活药学知识的参考用书。

图书在版编目（CIP）数据

药学概论/王治平主编．—3版．—北京：中国医药科技出版社，2023.6
ISBN 978–7–5214–3969–4

Ⅰ．①药… Ⅱ．①王… Ⅲ．①药物学–高等学校–教材 Ⅳ．①R9

中国国家版本馆 CIP 数据核字（2023）第 112452 号

美术编辑 陈君杞
版式设计 友全图文

出版	**中国健康传媒集团**｜中国医药科技出版社
地址	北京市海淀区文慧园北路甲 22 号
邮编	100082
电话	发行：010–62227427 邮购：010–62236938
网址	www.cmstp.com
规格	889mm×1194mm $^1/_{16}$
印张	16 $^3/_4$
字数	491 千字
初版	2008 年 3 月第 1 版
版次	2023 年 6 月第 3 版
印次	2023 年 6 月第 1 次印刷
印刷	三河市万龙印装有限公司
经销	全国各地新华书店
书号	ISBN 978–7–5214–3969–4
定价	**58.00 元**

版权所有　盗版必究

举报电话：010–62228771

本社图书如存在印装质量问题请与本社联系调换

获取新书信息、投稿、为图书纠错，请扫码联系我们。

前 言 PREFACE

从原始社会蒙昧的用药知识发展到现在完整的科学体系，药学学科的形成、发展过程，正是我国科学文化发展过程的一个缩影和至关重要的组成部分。药学是一门古老的学科，有着悠久的历史。随着人类社会的进步、经济的发展和科技水平的提高，药学学科的理论、技术、方法及其学科内涵都在不断地发生变化。尤其是在当代，由于计算机技术、信息技术、新材料技术、空间技术及海洋工程技术的发展，致使药学的基础理论、工程技术体系、研究领域、学科分类及科学目标正在适应新形势的需要而发生深刻的变化。药学已经成为研究防治疾病所用药物的一门学科，包括生药学、药剂学、药理学、药物化学等分支学科。它的服务对象和范围已远远超出了传统药学比较狭窄的应用领域，扩大到国民经济和国防建设中与药学有关的各领域。

目前，药学概论已成为广东药科大学经管法学等学科门类，经济学、国际经济与贸易、市场营销、社会工作、英语、保险学、高分子材料与工程、化学工程与工艺、药学等专业的药学特色专业基础课程，也可作为研究生药品质量管理课程。该课程先后获得广东省精品课程（粤财教〔2011〕473 号）、广东药科大学 2020 年课程思政项目（广药大 2020〔8〕号）、广东药科大学一流本科课程（广药大〔2022〕12 号）、广东省研究生教育创新计划项目（项目号：2022ANLK063）、广东药科大学 2022 年研究生"课程思政"示范课程（项目号：2022YKCSZ02）及广东省本科高校教学质量与教学改革工程建设项目（粤教高函〔2023〕4 号）。

本教材系统介绍了药学基础学科和药学专业学科的历史沿革、学科范畴、基本概念、研究领域及研究方法相关知识。本版修订的特点是与时俱进、结合时政，增设第二章药品安全监管法律法规及政策，新增"医院药学""军事药学""老年药学""制药工程学""海洋药物学""药学基础实验"章节。再版过程中，结合药学学科的重大进展，对内容做了必要的更新。深入浅出、展望未来、从应用和实践出发，仍是再版编写的方针，并将在今后的使用中继续追踪学科前沿的新进展和新成就。

教材的编写过程、选题及框架深受宁津生主编的《测绘学概论》启发，药学名词和药学学科内容观点参考药学名词审定委员会《药学名词》及中国药学会《中国药学学科史》，同时，得到了编者所在单位的大力支持，也吸收和参考了许多专家学者的研究成果，在此一并表示衷心感谢。限于编者水平与经验，书中难免存在疏漏与不足之处，恳请各位专家、同行和读者批评指正，以便我们修订时改正。

编　者
2023 年 4 月

目 录 CONTENTS

第一章 总 论

第一节 药学的基本概念和研究内容

一、药学的基本概念

药学是研究防治疾病所用药物的一门学科，包括生药学、药剂学、药理学、药物化学、药物分析、临床药学、药事管理学等分支学科。

药学与化学、医学有着密切的联系。化学是药学的研究基础。人体是由化学物质构成的，人体的各种生理活动都是由化学物质的化学特性决定的。药物也是一种特殊的化学物质，它作用于人体，以预防、治疗疾病为目的。化学在药学研究中应用于以下方面。①根据各种化学反应的理论，合成有特定生物效应的化合物，研究其结构—性质—生物效应的关系，从中筛选出高效低毒的药物。②用各种分离提取方法从动、植物以及人体组织、体液中提取出有生物活性的物质或有疗效的成分。用分析方法确定其分子结构，进一步研究其在体内的代谢过程，了解其性质与活性的关系。有的还需要利用化学反应作进一步的修饰或结构改造，称为半合成。③用化学分析或仪器分析的方法测定药物的组成和结构或测定某种植物药材里含有什么有效成分。按《中华人民共和国药典》（以下简称《中国药典》）规定对药物进行定性、定量测定，对药物进行严格的质量控制。④用化学动力学和化学热力学研究上述反应发生的机制、条件以及在体内的调节和控制，最终用化学的理论、知识和概念解释药物作用的原理。

医学为药学研究提供理论指导，药学研究依赖于医学理论的发展，在药学发展的初期，医学工作者同时也是药学研究者，具备医学理论的同时也有丰富的药学知识，即"医药同源"。当疾病出现以后，首先得找出病症的关键所在，然后才能根据药学知识对症下药。同时，药学的发展也促进了医学的发展。瑞典哥德堡大学神经药理学家阿尔维德·卡尔森运用药动学、药理学等药学研究方法最早证明了多巴胺（dopamine，DA）是脑内一种非常重要的神经递质。卡尔森用一种天然生物碱——利血平（reserpine）耗竭神经突触内的几种神经递质，发现实验动物丧失了自主运动功能；而用 DA 的前体物质——左旋多巴（L-dopa）治疗后，上述症状消失，动物恢复了正常的自主运动，与此同时，脑内的 DA 水平也恢复正常。而另一种神经递质——5-羟色胺（5-hydroxytryptamine，5-HT）的前体却没有类似的治疗作用。这说明 DA 作为一种新的神经递质，对躯体运动控制至关重要。后来，卡尔森发现，利血平引起的症状与帕金森病（parkinson's disease，PD）的症状颇为相似，于是经过试验证明，用左旋多巴治疗帕金森病取得了很好的效果，至今仍是治疗帕金森病不可替代的药物。另外，卡尔森还证明了 DA 对人的精神情感控制的重要性，从而进一步阐明了治疗精神分裂症药物的作用机制。2000 年，卡尔森因此获得诺贝尔生理学或医学奖。可见，药学理论对于医学的发展也起到了积极的促进作用。

二、药学的研究内容

1. 研究新药及其制剂 医药工作者的最主要任务就是医治人类罹患的各种疾病，使患者摆脱疾病的困扰，提高人类的生活质量。药品是对付疾病最强有力的武器，所以，药学研究最主要的任务是研究新药，针对各种疾病开发出疗效显著、毒副作用小的特效药，并根据药物的理化性质以及临床治疗需要等因素将药物制成一定的剂型，如片剂、注射剂、胶囊、栓剂等。

2. 阐明药物作用机制　研究药物通过怎样的途径与机体或病原体相互作用而发挥疗效，有助于药学工作者发现药物作用的特异性药物靶点，以及发现药物产生毒副作用的途径，有助于开发出高效低毒的特效药。药物靶点在新药研究中发挥着重要的作用，据统计20世纪90年代制药业用于寻找新药的药物靶点主要有483个，当时全世界正在使用的2000多种药物中85%是针对这些药物靶点的。

3. 研究药物制备工艺　新药研究不能只停留在实验室研究的规模，只有将实验室的研究成果应用到大规模生产中，新药研究才具有现实意义。研究药物制备工艺要考虑降低药物成本，控制药物制备时间，提高药物质量，降低药物的毒副作用，提高药物的稳定性，防止药物在生产过程中污染等问题。如胰岛素，早期是通过生物组织提取而制备，成本极高，直到基因工程技术出现以后，采用基因重组工程菌发酵工艺来生产胰岛素，大大降低了其成本，而且降低了异源性反应，胰岛素才得以普及。

4. 制定药品的质量标准，控制药品质量　药品是人们用于预防、治疗、诊断人的疾病的物质，药品质量的好坏涉及人类的健康和生命。因此，世界各国均实行严格的药品质量监督管理，以保证其药品质量，从而保障人们用药安全、有效、合理，维护人们身体健康。

5. 开拓医药市场，规范药品管理　药品具有商品的一般属性，通过流通渠道进入消费领域。在药品生产和流通过程中，基本经济规律起着主导作用。但是药品又是极为特殊的商品，人们不能完全按照一般商品的经济规律来对待药品，必须对药品的某些环节进行严格控制，才能保障药品的安全、有效、合理应用。药品经营企业必须贯彻和执行国务院药品监督管理部门的法律及法规，进行规范化管理；同时，要充分认识到药品经营过程中进行质量管理和贯彻质量意识的重要性，保证药品质量，才能占领市场。

6. 促进、评估及保证药物治疗的质量，制定经济有效的治疗方案　药品具有两重性，既有治疗疾病的作用，又会对人体产生不良反应。自20世纪以来，在世界范围内发生了多起重大的药害事件，严重威胁到人类的健康和生命安全。如何选择合适的药物，在保证疗效的前提下，尽量降低其不良反应，成为临床药师的一个重要任务。而且，人们也开始关注费用/疗效的比例，患者希望在可接受的花费下得到一个有效的治疗，这就要求临床药师不仅要注重药物治疗的有效性，还要使治疗方案经济实惠。

第二节　药学的历史发展

中国是一个有着五千年文明历史的国家。人类在文明演绎和科学发展过程中，经过长期的医药活动，结合理论与实践，积累了丰富的药学知识，形成了漫长而光辉的药学发展史。从原始社会蒙昧的用药方法发展到现在完整的科学体系，药学学科的形成、发展的过程，正是我国科学文化发展过程的一个缩影和至关重要的组成部分。

一、传统药物学（本草学）

古代药学学科的发展，主要以本草学——即我国传统药物学的发展为主。"本草"一词，已沿用两千多年。究其含义，既是中药的总称，也指中国传统药物学或是记载传统药物学的专著，如《本草纲目》。研究我国古代药学学科发展史，也就是研究本草学的发展历史。综观我国古代本草学发展历史，我们可以看到，它的发展轨迹基本上遵循着由简单到复杂，由低级到高级的规律发生发展，并与社会各个时期的政治、经济、科学、文化密切相关，是系统的、科学的实践经验的总结，是一个伟大的宝库。

1. 原始社会药物的萌芽　药物是人类在劳动生产中与疾病作斗争而萌生的，是与物质生活联系在一起的，是凭着人类的本能而选择必需的物质抑制各种疾病而产生的。人类最早发现的药物是植物药。

原始人类在长期的采集和植物栽培过程中，逐渐积累了许多药物知识，进而有意识地加以利用，如泻下、呕吐、发汗等药相继出现，治病之药由此而得。

关于药物的起源，流传较广且实际影响较大的当属"神农尝百草，始有医药"一说。这里所说的"神农"其实并不是某一个具体人物，而是广大劳动人民的统称，他们在长期与疾病作斗争的过程中，积累了丰富的药物知识并代代相传。可见，药物的起源是与人类的生产实践活动密不可分的。原始人在食用动物类食物中发现有治疗作用，开始用动物药医治疾病。而矿物药是随着采矿和冶炼的发展而逐渐摸索总结出来的。

2. 夏、商、周及春秋时期　我国的夏、商、周及春秋时期，经历了奴隶制从兴起到衰亡的历史发展全过程。这一时期，农业生产始终占有十分重要的地位，而牛耕的使用和畜牧兽医的出现又进一步促进了农业的发展。夏代开始使用少量的铜制工具，商代冶铜技术不断提高，到西周时期，青铜器的制作达到全盛。手工业生产也因种类多、分工细而有"百工"之称，其中建筑、纺织、制陶、酿酒等行业的发达，还直接或间接地促进了医药的发展与进步。

这一时期也是医药卫生知识的积累和提高阶段。对疾病的认识、诊疗经验不断丰富，在病因学说和预防医学思想方面取得了巨大的成就；气、精、神、阴阳、五行、八卦等早期哲学思想，在医学理论和经验的整理中起着潜移默化的影响和作用。在药物知识的掌握和积累方面，不仅有药物的采集、种类、功用、用药方法等的积累，而且通过酒的应用，进一步补充了用药的经验。商代谷物酿造更为普遍，甲骨文和金鼎文中，都保存着许多有关殷王室以酒祭祀祖先的记载，饮酒治病较为普遍。后来，随着医药知识的不断丰富，用药经验和药物品种的日益增多，人们从用酒治病发展到制造药酒。此时期药学分支学科萌芽与发展分述如下：

（1）**最早出现的药学分支学科——生药学**　从《诗经》《山海经》等早期文献所记载的药物来看，商代以前，人们习用单味生药且用重剂。如《尚书·说命》记载："若药弗瞑眩，厥疾弗瘳。"即用药以后，如果达不到头晕目眩的程度，病是治不好的。可见，生药学应该是最早出现的药学分支学科。

（2）**方剂学开始萌芽**　到了商代，由于药物品种的增多和对疾病认识的加深，人们开始根据不同病情，选择多种药物配成复方，经煎煮后服用，药效容易发挥，且可减弱药物的副作用，方剂学由此诞生。

（3）**最早的药物制剂——汤剂**　文献记载商代伊尹既精于烹调，又通医道，他把加工食物的经验，用于加工药物，创制了汤液（即汤剂）。实际上，汤液是无数先民通过千百年的生活实践，从采药用药与烹调中长期经验积累的结果。汤液的发明，标志着药剂学的诞生。

（4）**原始药理学科出现**　这一时期药物知识日渐丰富，对某些药物的性能和副作用已有所了解，对多种毒药有了认识，如乌头、莽草、芫花、矾石等，并且对选择、采集、储藏药物的时节和用药经验也相当重视。原始药理学亦开始萌芽。

3. 战国、秦、汉及三国时期　从战国到三国时期，医药学有了全面的发展。无论是基础理论，还是临证用药，均有了很大的进步。战国著名医生扁鹊首创四诊，主张用药，尤其强调用药要及时，不要错过治疗时机。同期的著名医学著作《黄帝内经》系统论述了疾病预防和养生保健学说，表明当时已注重预防疾病和养生保健。

（1）**方剂学得到了空前发展与提高**　《黄帝内经》对半夏汤的配伍、煎法和服法提出了明确要求。我国最早的药物学专著《神农本草经》论述了君臣佐使等组方原则，一直为后世医家所遵从。张仲景《伤寒论》《金匮要略》，总结汉以前临证用药的经验，使方剂学取得了空前的发展和提高。该书对后世方剂学的发展亦具有深远的影响。

（2）**许多药物新剂型创制使用**　《黄帝内经》记载有汤剂、膏剂、酒剂、丸剂、熨剂、敷剂等。

《神农本草经》还有用汞剂和砷剂治疗疾病的记载。药剂学发展的新成就，则在《伤寒论》《金匮要略》体现最充分。据初步统计，书中所载制剂大致有：汤剂、丸剂、散剂、酒剂、洗剂、浴剂、熏剂、滴耳剂、灌鼻剂、软膏剂、肛门栓剂等不同类型。这不仅是制剂学的巨大进步，也是临证医学不断发展和提高的标志之一。

（3）药理学研究进展　《黄帝内经》对药物应用有了基本的理论基础，如以药物的气味规定其性质和作用部位，这些至今仍为中医药理学说的基础。《神农本草经》详细记载了药物的性能、功效和主治，所载主治病症约170多种。书中药物的主治功效，大多是从临床实践而来，如麻黄平喘、常山截疟、黄连止痢等，已被后世临床实践和科学实验验证，显示其不可磨灭的科学意义。

（4）药物炮制学研究进展　我国的药物炮制起源很早，《五十二病方》《黄帝内经》等医药著作中都有关于药物炮制的论述。《神农本草经》强调加工炮制药物必须遵循一定的法度，从配料到操作规整都有一定的讲究，均不可违背药性。《五十二病方》对某些药物炮制方法有较详细的描述，还出现水银治病的记载。《治病百方》记载了半夏、狼毒两种毒性药材的炮制方法，与现今使用方法极为相似，表明这一时期人们已经认识到毒性药物炮制加工的重要性，并已达到一定的水平。

（5）药物化学的萌芽　《神农本草经》记载相当丰富的化学知识，如丹砂条记载"能化为汞"，表明当时已认识到硫化汞（丹砂的主要成分）加热分解为汞，虽不清楚原理，但从现象上已有认识。炼丹术是由很早的采矿和冶金技术发展而来的一门学问，是药物化学的前身。东汉魏伯阳撰写了世界最早的炼丹著作《周易参同契》，记载有汞和锡炼制方法，并已知氧化铅被还原为铅的氧化还原实验，是世界上最早的制药化学记载。

（6）生药学研究进展　《神农本草经》论述了药物的性味和采集加工方法，对于药物的真伪新陈及质量优劣要善于鉴别。《桐君采药录》是一部药用植物专书，对植物的根、茎、叶、花、石的形态、颜色、花期、果期、采药时月、药用部分等均有所介绍。

4. 两晋、隋、唐至五代时期　这时期的药物学知识较之前有很大的进步，对药物的形态和功能也有了许多新的认识。出现了《本草经集注》《新修本草》《本草拾遗》《蜀本草》等药物学著作。此外，服石和炼丹风气日盛，在一定程度上促进了药物化学的发展。

（1）方剂学研究进展　东晋葛洪《肘后备急方》是一部简单使用的小型方书。书中针对内、外、妇、儿各科常见病，选取了许多民间验方、单方，其药方有简、便、廉的优点。体现葛洪讲求实用、方便贫苦百姓，为患者着想的精神，值得世人赞许。唐代药王孙思邈撰著《备急千金方》（分《千金要方》《千金翼方》），汇集医方6400余首，既有前代著名医家用方，又有各地民间百姓之验方，是集我国七世纪以前"方剂学"之大成，堪称我国现在最早的医学百科全书，对我国药学发展起了极大推动作用。

（2）药剂学研究进展　陶弘景《本草经集注》对合药、分剂、汤酒、膏药、丸、散药的制作，提出了规程，称之为"法则"。《千金要方》中提到的剂型也有很多，仅"少小婴孺"篇就有煎汤、酒、散、蜜丸、蜜膏、油膏等。

（3）药理学研究进展　两晋至五代时期，通过广大人民和医家的共同努力，许多药物疗效得到了进一步地肯定，又发现了多种对某些特定疾病有特殊疗效的新药物，拓展了药理学的研究范围与成果。如粳米治疗脚气，海藻、昆布疗瘿（甲状腺肿大）等。

（4）药物炮制学研究进展　雷敩总结南北朝及其以前的药物炮制经验基础上编成《雷公炮炙论》。该书是我国、也是世界上最早的制药专著，论述了药物的性味、炮制、熬煮、修治等理论和方法。可惜原书已亡佚，但书中内容散见于后世本草文献，如《证类本草》《本草纲目》等。

（5）炼丹术（药物化学）研究进展　葛洪《抱朴子》继承前人炼丹理论和经验，将炼丹理论系统化、方法具体化，扩大了药物应用范围，也促进了制药化学的发展。葛洪被誉为制药化学的先驱，英国自然科学史专家李约瑟曾提出"医药化学源于中国"的论述。

5. 宋、辽、金、元时期　宋代药物学、方剂学研究的成就特别突出，出现了许多规模宏大的本草和方剂著作，药物炮制也取得了很大成就。"惠民药局"的设立，使成药能被广泛地推广应用。

（1）方剂学研究进展　宋代政府于公元 992 年编成《太平圣惠方》，共有 1670 门，16834 个验方，是一部具有理、法、方、药的成体系的医书，内容极为丰富。宋元年间，太医局将卖药所使用的配方加上从各地征集来的验方整理成册，于 1080 年正式刊行《太医局方》。至大观年间，朝廷命陈师文、陈承等在《大医局方》基础上，结合各地常用有效方剂，加以增补修订，编成《和剂局方》。

（2）药剂学研究进展　这一时期药剂学在制剂理论和技术方面有了很大的进步，出现了药物制作的职能部门——药肆和作坊。1151 年，《和剂局方》经许洪校订改名《太平惠民和剂局方》，颁行全国，直至金元时期，一直为各级政府在药品加工上必须遵守的法定规范，具有药典的法令性质及其基本特征和职能，具有法律上的约束力。

（3）药理学研究进展　寇宗奭《本草衍义》中非常重视药理研究与阐发。书中不仅指出了一些前人记载药理药性方面错误，还根据自己的经验，补充了对药物功用和性味的认识，还主张正确认识使用人工冶炼的化学药品，极力反对炼丹家的迷信说法，指出滥用人工冶炼化学药品以求长生不老的严重错误。

（4）药物炮制学研究进展　这时期炮制方法基于前人基础，取得较大进步，使得过去为了减少副作用而进行的"炮炙"，一变而成制成药品的"炮制"，炮制的目的已开始从减少副作用而进入增加和改变疗效的崭新阶段，如《和剂局方》专章讨论了炮制技术，选择了当时通用的方剂和炮制方法，对后世药物炮制学的发展影响很大。

（5）炼丹术（药物化学）研究进展　宋以后炼丹术逐渐走入下坡路，不仅被怀疑，而且被众多科学家、医药学家的反对。炼丹术是近代化学的先驱，药物化学从炼丹术脱离出来获得了真正的发展。如宋代《证类本草》《苏沈良方》记载了药物有效成分的提炼方法。如秋石（尿性激素）阳炼和阴炼两种制备法，其中阳炼法成功应用皂苷沉淀再提取这一特异反应，为已知世界上提炼性激素的最早记载。《本草衍义》记载了升华法精制砒霜、结晶法精制芒硝等。

（6）生药学研究进展　生药鉴别在《神农本草经》以来的诸多本草著作中均有所论述，但未见专著。《本草衍义》记载用调查和实验的方法，辨析药物来源，生态和真伪优劣，据实得出结论，对临床用药有很大帮助。

6. 明、清（鸦片战争前）时期　明代对于医药学的研究，投入的人力和时间是相当可观的，其规模也是空前巨大的，在深度和广度上，都有了很大的提高和发展，在我国医药史上是一个蓬勃发展的重要历史阶段。

（1）方剂学的发展　明清时期的方剂学，继续有较大的发展，既表现为方剂学著作数量之众多和内容之丰富；同时也表现为对理、法、方、药研究和论述的提高，这一时期的著作有《周府袖珍方》《普济方》《奇效良方》等。

（2）药物炮制学的发展　代表性的著作有缪希雍《炮制大法》、李时珍《本草纲目》及李中梓《雷公炮制药性解》。

（3）药物化学的发展　陈嘉谟《本草蒙筌》中卷四"五倍子"项下载有"百药煎"制备方法。"百药煎"即化学药物没食子酸，是一种有机酸。《本草纲目》中也有三种制备"百药煎"的方法。比瑞典药学家舍勒（Karl Wilhelm Scheele）制备没食子酸的记载早了二百多年。

明清时期，西方医药开始传入中国。早期传教士熊三拔于 1606 年来华，著有《泰西水法》，其中涉及消化排泄等生理知识、温泉疗法及药露蒸馏法，为西药制造法传入中国的开始。

二、近代药学

中国近代药学的发展，是在半殖民地半封建社会的时代背景下，在帝国主义侵略中国和中国人民反侵略过程中不断发展的，既有古代本草学和药物学研究的发展和延续，也有对西医药的不断认识、学习、理解和接受。

1. 中药学研究进展

（1）传统药学的继承与发展　鸦片战争之后，国外医药学的传入与发展虽日渐壮大，但从中国的整体而言，在保证国人的健康方面，传统医药学仍处于主导地位，并继续发挥着重要的作用。同时，对传统药学的继承与发展也取得一定的成就。这一时期，在考据学影响下，对本草著作的研究整理取得一些成就。人们对药物学更注重实际效用研究以及药物真伪鉴别，为这时期药物学研究的特色。

（2）运用西方科学技术开展中药研究　国外科学家研究中药及其他天然药物则已有一二百年的历史。18世纪末，传入日本的中药已开始成为荷兰植物分类学家的研究对象，至今中药的学名中仍可见Thunberg、Siebold等学者的名字。1803年德国药师Sertürner自鸦片中提炼出吗啡，而后其他生物碱如士的宁、依米丁、烟碱、奎宁、阿托品、可待因、毛果芸香碱等相继发现。19世纪20年代初，更多国外学者研究过高良姜、槟榔、百部、人参、芍药、防己、蟾酥、丹参、全蝎、益母草、大黄等。

我国学者应用现代科学技术研究中药主要开始于20世纪初。早期从事中药科学研究的主要是从欧美或日本留学回国的留学生，如陈克恢、赵承嘏、赵橘黄等。研究内容，先是中药学、再是药理学、生药学及临床研究，与当时国外研究情况基本相似。从20世纪初至中华人民共和国成立前约40年间，我国学者共研究中药百余种，其中较深入、系统研究的或成绩较多的有麻黄、当归、延胡索、贝母、三七、鸦胆子等。这40年间，其历程大致可分为三个时期：初始期（1909—1927年）、继长期（1927—1937年）和艰难挣扎期（1937—1949年）。

（3）中医药遭受歧视、摧残的厄运与中医药界的反抗斗争　中医药学是我国各族人民数千年来同疾病作斗争而积累起来的宝贵遗产，是一个伟大的宝库。不仅对中华民族的生存繁衍有巨大贡献，也是对世界医药科学的补充完善和积极促进发展。但不幸的是，在中国近代，传统中医药学却遭受了极大的歧视、摧残与破坏，使其濒于被消灭的境地，严重影响了中医药的传承与发展。这一阶段，歧视、废除中医药思潮与中医药界的反抗斗争一直在延续。虽然经过中医药界多次奋起抗争，使国民党政府"废止中医药"的举措未能得逞，但直至中华人民共和国成立前夕，中医药始终未能得到国民党政府的重视和真正的发展。

2. 西方医药的传入和发展

（1）鸦片战争前国外医药的传入　自汉代以后，直到清朝中叶、鸦片战争以前，历代都有由国外传入我国的药物和医药知识。药物主要是一些天然品如犀角、阿魏、乳香、没药等，其中大多数已为中医所用，成为中药的一部分。

（2）鸦片战争以后西方医药的大量传入和广泛传播　19世纪以后，西方科技有了很大进步，医学也取得较快发展，尤其是眼科、外科、妇产科等手术疗法的发展，使一些疑难重症能得到有效的治疗。鸦片战争之后，西方国家为了其政治经济利益，大力鼓励向我国输入医药。他们凭借特权在我国各地开设教堂、医院和西医药学校，积极传播西医药知识，改变了以前外国传教士只能在澳门、广州等少数地区活动的局面。同时，积极吸收留学生去日本、欧洲学习西医药知识，其中不少人归国后，成为我国医药界的骨干力量，促进了西方医药在我国的快速发展和传播。

（3）近代西药学科研究进展　我国近代西药学科研究始于20世纪初，当时药品生产基本是仿制或制剂加工，主要研究中药的化学和药理，很少研究化学药的药理，药剂学的研究也未正常开展。化学药品多系进口，很少进行分析检验，药品检验的研究工作也较少开展。可喜的是，在当时战争艰苦岁月，老一辈药学家仍能排除万难，在西药合成、药品检验、药理学、药剂学等进行了一些开拓性工作，为我国现代药学学科的形成及发展创造了条件。

（4）医药工业发展与科学技术应用　清末洋务运动（1862—1895 年）期间，我国虽已开始建立民用工业如纺织厂、缫丝厂、面粉厂、火柴厂等，但当时还没有兴建制药厂。19 世纪 50 年代，上海出现外商经营的西药房，除进口西药外，还从事初步的药品制造。上海、广州是我国近代医药工业的发祥地。当时上海制药业生产规模最大，技术力量最雄厚。中华人民共和国成立前，我国西药工业主要生产制剂，但大多数原料药如次硝酸铋、酚酞、乙酰水杨酸等，甚至淀粉等辅料，90% 以上依赖进口。国内生产并可满足供应的原料药仅有葡萄糖、酵母、淀粉酶、咖啡因、樟脑等，国内生产但不能满足需求的原料药有麻黄素、磺胺噻唑、烟酰胺、砷制剂、脏器制剂、血清疫苗等 40 余种。

（5）中西药房的开设　清道光二十三年（1843 年）上海对外开放，西方药品和医疗器械开始传入，在英美法租界内最先开始销售。随着中药业的发展，各地中药店、药材行纷纷在上海设分店，初期未经营西药。如苏州雷允上诵芬堂药号、汉口蔡同德堂药、广东人设鹿芝馆中药店和郑福兰堂分店等。

3. 中西医药的汇通与融合　近代中国，从清末到北洋政府直到国民政府，统治者处于政治需要，始终采取歧视、排斥、消灭中医药的策略，严重影响了中医药的正常发展。而西医药学在中国却快速、广泛传播开来，各地纷纷开办西医医院和学校，出版西医药著作普及知识，西医药学在我国逐渐成为一个独立的医学体系。与传统中医药学共同肩负起全国人民的医疗保健任务，形成中西医药并存的局面。百余年来，关于中西医疗效的争论从未停歇，形成了各种不同学术观点和派别。一些有识之士和医药学家逐渐形成了中西医汇通的思想和学派，对后世有较大的影响。其代表人物有李鸿章、唐宗海、恽铁樵、张锡纯等。

4. 药学教育

（1）中医药教育　19 世纪 60 年代，清朝统治阶级中主张"自强求富"的封建官僚，开办了京师同文馆，沿袭太医院办学模式，教习太医院医士。光绪年间，浙江利济医药堂是我国早期较有影响的中医药学校。戊戌变法后，出现了巴县医学堂、广州医学求益社等。辛亥革命后，北洋军阀和国民政府歧视中医，提出"废止中医案"，禁止中医办学校。经过艰难抗争，以学术团体、著名医家等民办为主的中医药教育仍有一定发展。先后创办了上海中医专门学校、广东中医药专科学校等 10 余所中医药学校，对保存和推广我国传统医药发挥了巨大作用。

（2）西医药教育　西医药人才的培养从西方医药传入中国开始。19 世纪 30 年代，外国传教士开始来华开办医院，因需要助手，在当地招收青年加以训练，开始都是学西医，以后才有少数人学配方制剂，这是培养西医药人才的开端。外国教会在华开办医学校，开始仅办医科。清政府 19 世纪末开始办医学校——北洋军医学堂，后改为陆军军医学堂，增设药科，至此我国有了近代的药学教育。近代药学（科）学校或药学系有浙江公立医药专门学校、齐鲁大学、中法大学、国立中央大学医学院、中国工农红军学校、华西协和大学理学院药学系、国立药学高等专科学校、北京大学医学院药学系、中国教会大学，至 1949 年我国仅有药学院系 11 所，在校学生千人左右，可见当时药学教育之落后。

我国早期的药学教育书籍与教材，编译西方药学书籍有《内科新说》（上卷专论病症，下卷为"东西本草录要"首叙药剂，次论中西药物）、《西药略释》（我国较早出版的介绍现代药物学的专著）、《西药大成》《万国药方》《药物定量分析》，国人编著的药学教材有《中华药典》《药学名辞》《西药配制大全》《药品配伍禁忌》《生药学》《毒物分析化学》《制药化学》《药理学》《药剂学》。正是通过这些出版物，培养了我国早期药学工作者。

三、当代药学

1949 年 10 月 1 日中华人民共和国成立，中国历史上开始了一个新的纪元。药学学科也同其他学科一样，开始逐步恢复学科发展。20 世纪 50 年代，药学界将重视祖国药学宝库的继承发展作为一个重要的发展方向；进入 60 年代以后，随着国民经济形势的好转，国家对于药学事业的经费投入日益增加，各个药学研究机构与院校相继建立或扩充；特别是在 1978 年以后，经过恢复、整顿、调整后的各个药学研究机构进入了一个快速发展的新时期；1992 年以来，改革开放的步伐进一步加大，随着我国由计划经济到市场经济的成功转型，中国药学朝着国际药学的前沿不断向纵深发展，学科在不断分化，新的学科陆续涌现。

近年来，我国医药产业快速发展，医药工业集中度进一步提高，市场竞争能力增强。多学科融合在医药创新中得到了长足的发展和进步，发现了一批针对重大疾病的先导化合物和候选药物，其中一些已进入临床前和临床研究，展示出鼓舞人心的发展前景。以基因工程药物为核心的生物制药工业蓬勃发展，并成为新药开发的重要发展方向，我国已有多种具有自主知识产权的生物技术药物和疫苗获得新药证书。我国科学家已从不同海洋微生物菌株中获得一系列具有新颖骨架结构的活性化合物。一批海洋候选新药正在进行临床前研究和临床研究。

但是，国际医药形势表明，我国医药行业的整体水平与发达国家相比还有较大的差距，药品创新能力和潜力不足，使自主知识产权药品严重缺乏，极大制约了国内医药工业向高技术、高附加值的下游深加工领域延伸。我国目前重点发展人源化治疗抗体等生物技术药物，力争在生物技术药物研究领域取得多点突破，接近或达到世界先进水平。另外，合成药物仍然是 21 世纪重点开发的领域，要全力推进化学药研究开发实现跨越发展。使化学药研究开发的综合能力和水平接近国际先进水平。因此，要加速中医药现代化的进程，使我国创新中药研究居于国际领先水平。

随着生命科学和生物技术的迅速发展，分子生物学、分子药理学、功能基因组、蛋白质科学、理论和结构生物学、信息和计算机科学等学科与药学学科的交叉、渗透与结合日益加强，我国药学科技工作者利用其他各学科的技术及研究方法服务于新药研发，发现了一批针对重大疾病的先导化合物和候选药物，在药物作用机理的基础研究方面，取得了国际先进水平的研究成果，在重大疾病相关基因及蛋白功能转化领域取得了新进展。我国现代化创新药物研究的学科领域框架和技术平台体系已经基本构筑，显著提高了我国创新药物的基础研究水平。

第三节　药学的学科分类

药学类（含中药学类）与基础医学、临床医学等同属于医学门类下的一级学科，在保证人类生命健康的科学中具有同等重要的地位与价值。一级学科是指由专门知识体系构成的相对独立的学科，如基础医学、临床医学、药学、化学和生物学等。药学是一个庞大的学科体系，包含众多分支学科，如药物化学、药理学、药物分析、药剂学、微生物药物学、中药学与天然药物学等。以下药学名词及学科简介若无标注明均引自《药学名词》及《中国药学学科史》。

一、中药学与天然药物学

中药学是中药学科的统称，是研究中药基本理论和各种药材饮片、中成药的来源、采制、性味、功效、临床应用等知识的学科。药物学是利用生理学、病理学、生物化学等基础医学知识和药物化学、药剂学、药理学等药学专业知识研究药物对人体的作用原理、药物性质及临床应用、不良反应和用药注意事项，为临床合理用药提供支持的一门科学。

如何区别中药和天然药物?《中国药典》一部凡例【功能与主治】项下的规定，一般是按中医或民族医学的理论和临床用药经验对饮片和制剂所做的概括性描述；天然药物以适应证形式表述。

中药学与天然药物学是一个综合性的现代学科，在中国的古代和近代被称为本草学。由于现代科学技术的进步与发展，中药与天然药物的研究工作日益深入，学科逐步细化形成了中药资源学、中药鉴定学、中药制剂学、中药药理学等多个分支学科。

中药资源学是在资源学、中药学、生药学、生物学、生态学、地理学、农学、化学和管理学等多学科的理论和技术基础上，融合了现代生物技术、计算机技术和信息技术等现代科学技术而发展起来的新兴综合性边缘学科。中药资源是中医药的物质基础，虽然近代中药资源学科形成的时间短暂，却在中医药学科群中有着不可替代的地位。中药资源学科对于满足人类健康发展对中药资源不断增长的需求，保障中药资源和中药产业可持续发展，具有重要的基础作用，在国民经济发展进程中具有极其重要的地位。

中药鉴定学是研究和鉴定中药的品种和质量。制定中药质量标准，寻找和扩大新药源的应用学科。中药鉴定学的研究方法和内容是在继承祖国医药学遗产和传统鉴别经验的基础上，运用现代自然科学的理论、知识、方法和技术，系统地整理和研究中药的历史、来源、品种形态、性状、显微特征、理化鉴别、检查、含量测定等，建立规范化的质量标准以及寻找和扩大新药源的理论和实践问题。中药鉴定学科对于继承祖国药学遗产，考证和整理中药品种制定中药标准，鉴定中药的品种和质量，寻找和扩大新药源具有非常重要的作用。

中药药剂学是以中医药理论为指导，运用现代科学技术，研究中药药剂的配制理论、生产技术、质量控制与合理应用等内容的一门综合性应用技术学科，具有工艺学性质又具有指导临床用药性质。中药制剂学科对于继承和整理中医药学中有关药剂学的理论、技术与经验，充分吸收和应用现代各学科的理论知识和研究成果，加速实现中药制剂现代化，加强中药药剂学基本理论研究，研制中药新剂型、新制剂，并提高原有药剂的质量和积极寻找中药制剂新辅料具有非常重要的作用。

中药药理学是以中医药理论为指导，运用现代科学方法，研究中药和机体（人体、动物及病原体）相互作用及作用规律的一门学科。中药药理学广泛地运用了基础药理学与临床药理学的相关理论、方法与技术来研究中药。自1949年以来，中药药理学由最初的主要以天然药物研究思路指导的单味药药理研究，迅速发展、成长为强调以中医药理论为指导，突出运用药理学等现代科学技术来研究中药与机体相互作用与作用机制的新兴交叉学科。数十年来，中药药理学科所取得的研究成果，对于揭示中医药防治疾病的原理，指导临床用药，促进中医药理论的进步，发展中医药现代研究方法及推动中药新产品的研究和开发均产生了重要的作用。

二、药物化学

药物化学是研究化学药物及天然活性成分的化学结构、理化性质、化学合成、体内代谢、化学结构与药效的相互关系，药物作用的化学机制，以及寻找新药的途径和方法的一门学科。与创制和发展新药有关的化学规律和方法均属药物化学的研究范畴。

药物化学与多门学科相互渗透、相互交叉。生命科学的发展不仅为创新药物研究提供新的靶点，还为已知药物提供新的作用和机制；有机化学的发展为创新药物研究提供了高效、快速合成新化合物的方法，为高难度合成药物的制备提供方案，为经济、环境友好地生产优质药物不断改进制造工艺；结构生物学和计算机科学的发展，促进了药物分子的理性设计；系统生物学和信息学的发展和综合运用，推动了药物研究新模式的产生，基于疾病调控网络、药物代谢体系、安全性预测，完善药物优化手段。与此同时，药物化学发展的科学和技术需求，又成为相关学科研究的重要课题，推动相关学科发展。

三、药理学

药理学是研究药物与机体（包括病原体）间相互作用规律的一门学科。主要内容包括研究药物对机体的作用规律和阐明药物的作用与作用机制（称为药效学）；研究药物在机体内的吸收、分布、代谢和排泄的过程及血药浓度随时间变化的规律（称为药动学）。药动学和药效学是药物治疗学的理论基础。

药理学既是理论科学，又是实践科学，是兼具多学科交叉和转化医学特征的学科。药理学科是伴随着生理学和化学学科的发展应运而生的。中国的药理学科始建于20世纪初，至今已经历了近一个世纪跌宕起伏的发展历程。历经不断建设与发展，尤其是在改革开放后，与其他学科一样，药理学进入了一个快速发展阶段。1998年中国药理学会在第十三届世界药理学大会上获得2006年第十五届世界药理学大会的主办权，同年在北京成功举办第十五届世界药理学大会，标志着我国药理学已与国际接轨，并在世界药理学界占据了一席之地。随着人类健康需求的不断增长，对学科发展形成了巨大牵引和推动，我国药理学科已进入一个新的发展阶段。

四、药物分析

药物分析是以分析化学的基本理论和实验技术为基础，采用化学、物理、生理、生物、统计、计算机、自动化等方面的知识，研究药物及其制剂的组成、理化性质、辨别药品的真伪、纯度检查及其有效成分的含量测定等药物的分析问题，是药学科学领域中一个重要的组成部分。

1949年以后，党和政府高度重视医药卫生事业，并于1950年成立了第一届药典委员会。1953年《中国药典》（第一版）颁布后，药品检验工作引起了各级药品管理部门和学者的广泛关注，为适应药品检验工作的要求，药物分析学科应运而生。

经过几十年的建设和发展，药物分析学科在学术团队、科学研究、人才培养、学术交流和基础条件建设等方面均取得了重大发展，学科整体水平得到了显著提高。随着生命科学、环境科学、分析科学、材料科学、信息科学、计算机技术的发展和引入，药物分析学科正在与相关学科进行深入交叉和合作研究，确保药品研制、生产、经营、使用全过程药品的质量可控性。

五、药剂学

药剂学是研究药物及其组方制剂的制备理论、生产技术和质量控制的综合应用技术学科，其目的在于保证药物有效性、安全性和稳定性，提高药物临床使用的顺应性和生物利用度。

药物制剂是有一定的质量标准，符合临床用药要求，规定有适应证、用法和用量的药品，是用于临床的药物的最终形式。

药剂学的发展与药学的发展密不可分，药剂学有着悠久的发展历史，但作为学科发展而言主要是在近一个世纪。我国古代从单方草药到复方草药，从草药方剂到中成药，中成药制备从作坊发展到药厂制备生产，从西医药传入我国与医院药房到社会开放的药房出现，从西方医学科学医院传入我国到医学与药学专门学校在我国的建立，成批医药人才尤其是药剂专业人才的培养及涌现等，均为药剂学学科的系统发展奠定了坚实的基础。

六、生化与生物技术药物

生物药学是采用生物化学、生物物理学等传统方法及基因工程、细胞工程、蛋白质分离纯化技术和生物反应器等现代生物技术，将动物、植物和微生物等生物材料加以制备，从中提取分离出具有生物活性物质的一门学科。

生化与生物技术药物是利用生物体、生物组织或其成分，综合应用生物学、生物化学、微生物学、免疫学、物理化学和药学的原理与方法进行加工、制造，用于疾病诊断、预防和治疗。生化与生物技术药物包括生化药物（biochemical drugs）和生物技术药物（biotechnology drugs）。

生化药物是指直接从生物体分离纯化所得可用于预防、治疗和诊断疾病的生化物质，部分已可通过化学合成或生物技术制备，包括小分子药物、维生素、抗生素，如氨基酸、多肽、多糖、核苷酸、脂和生物胺等及其衍生物、降解物、大分子药物的结构修饰物等。

生物技术药物是以微生物、细胞/分子、动物、人源组织和体液等为原料，应用现代生物技术或传统技术制成，用于人类疾病的诊断、预防和治疗的药物/制品。主要包括重组蛋白/多肽治疗药物（细胞因子）、单克隆抗体、疫苗、核酸/基因治疗药物（DNA 和 RNA、反义寡聚核苷酸）、细胞治疗药物等具有生物活性的大分子药物或制剂（抗毒素/抗血清、新型生物给药系统和剂型），均被视为"现代生物药"。

早期的生化与生物技术药物多数源自生物体，如动物脏器的传统分离纯化技术制备。20 世纪初，人们逐渐了解了动物脏器的有效成分如胰岛素、甲状腺素、各种必需氨基酸、必需脂肪酸以及多种维生素，并将其应用于临床治疗或保健。1982 年，第一个用 DNA 重组技术生产的生物技术产品（人胰岛素）上市，自此以基因重组技术为核心制备的生物技术药物数目一直位居全球研制的新药总数的首位。迄今，通过现代生物技术（包括基因工程、细胞工程、酶工程、发酵工程等）生产上市的生物技术药物有单克隆抗体和疫苗、人胰岛素、人生长素、α-干扰素、乙肝疫苗、人组织纤溶酶原激活剂、超氧化物歧化酶、促红细胞生成素、白细胞介素-2、脑啡肽等。

伴随着生物技术的成熟，生化与生物技术药物产业在全球范围内以极其迅猛的速度蓬勃发展。我国是世界上疫苗生产量、使用量最大的国家；国产血液制品已代替进口产品，市场发展迅速；生物药物产业持续快速发展，市场规模逐步扩大；诊断试剂产业增长迅速，市场潜力巨大。生化与生物技术药物的发展对人类健康，延长人类寿命，提高生活质量具有不可估量的积极作用。

七、微生物药物学

微生物药物学是研究用微生物发酵或与化学合成方法结合制取药物的一门学科。

20 世纪 40 年代，青霉素的问世开创了人类抗感染化疗的新时代。我国于 1953 年投入生产。同时在北京、上海、福建、四川等地建立了抗生素专业研究机构，开展新抗生素筛选及工艺研究。1958 年建成亚洲最大的抗生素生产企业——华北制药厂，开创了我国大规模生产抗生素的历史。

20 世纪 60~80 年代，随着全球抗生素研究进入全盛时期，我国抗生素事业也得到蓬勃发展。新抗生素筛选逐渐由随机向理性化定向筛选过渡，研究建立了相应的筛选模型，国外发现的新抗生素能很快由国内土壤微生物中筛选得到产生菌并实现产业化，基本填补了国内临床急需的各大类抗生素新品种的空白；同时加强了抗生素的创新性研究，获得一批重要成果。通过对众多抗生素新品种和全新抗生素系统深入的研究，培养造就了一大批抗生素研究和生产的科技人才，促进了各学科的全面发展与学术水平的提高，使我国具备了从发现新抗生素直至组织临床试用、推广工业生产全套的研究开发能力，是我国抗生素发展的黄金时期。

20 世纪 80 年代后，抗生素研究随着国际发展趋势发生了重大转折，由传统的从微生物代谢产物中筛选具有抗菌、抗肿瘤、抗病毒抗生素扩展到作用于心脑血管物质、溶血栓、降血脂、酶抑制剂、免疫调节与生物应答调节剂、抗衰老物质等生理活性物质的研究。现代生物技术手段的采用、定靶筛选模型的创建和药物分子的化学设计、高通量筛选体系的建立等，大大提高了抗生素等微生物药物研究的整体水平，并实现由仿制向创新的转轨，抗生素学科拓展成为微生物药物学科。

八、医院药学

医院药学是一门既古老又年轻的学科，是以临床医师和患者为服务对象，涉及医院药品供应、制剂和药品检验技术、药事管理及临床药学等方面的工作的药学分支学科。

临床药学是现代医院药学的核心，以临床医学、药学以及与之相关的社会科学为基础，以患者利益为中心，以保障患者临床用药安全、有效、经济为主要内容的应用学科。

医院药学与药学专业各分支学科的关系表现为相互支持、相互融合；与医学专业各学科的关系将更为密切。药师有责任帮助解决有关药物治疗的问题，提供合理用药的相关信息等计算机技术为医院药学的发展发挥着不可替代的作用；医院药学与社会学、心理学、道德伦理学、法律学、管理学等有着密切的关系。医院药学是综合性应用学科，必须取得各相关学科的支持，吸取相关学科的先进方法与技术，并结合自身特点与需求，充分发挥医院药学各专业学科的主动性、积极性及潜力。

九、药物流行病学

药物流行病学是运用流行病学原理和方法研究人群中对药物的利用、效应及行为的一门应用学科。包括药物的安全性、药效的评价、药物经济学评价和药物对生活质量的影响评价等方面。

药物经济学是以卫生经济学为基础，应用现代经济学的手段，结合流行病学、决策学、统计学等学科研究成果，全方位地分析不同药物治疗方案的成本效益或效果及效用评价其经济上差别的一门学科。

药物流行病学研究可补充上市前研究所得信息，它可以包含未参与药物上市前临床研究的特殊人群，如老人、儿童、孕妇等，可观察到因其他药物和疾病干扰而出现的药物效应。药物流行病学还可获得上市前研究不可能得到的新信息，如在现实医疗环境下药品的治疗效果及不良反应发生概率、发现新的药品不良反应或有益效应，了解大范围人群中药物利用情况，对药物使用情况进行经济学评价。

十、军事药学

军事药学是关于军队防治特种和常规武器伤及特殊环境引发疾病所用药物的研究、生产、储运、供应和使用等的药学分支学科。

军事药学涉及药学学科的各个领域，如中药学、药剂学、药理毒理学、药物化学、药物分析、药事管理、药物情报、药学教育、军队药材供应（包括平时的预防与治疗药物和战役战斗药材保障等）以及药物科研、生产和药学史等，并吸收发展生物学、生物化学、免疫学、分子遗传学、心理学、信息科学、管理科学以及经济学等相关学科的理论和研究方法。它的研究对象既包括药物，也包括军队及其医疗机构或其他相关的对象。军事药学的主要内容体系包括军队药材供应管理、军事药物学、军事医院药学服务等内容，并随着药学科学与军事学科的发展而发展。

十一、老年药学

老年药学是研究老年人群用药规律和益寿延年的一门药学学科。我国已经进入人口老龄化社会，老年人特有和常见的疾病都存在着用药的特殊性问题。目前，在党和国家的大力扶持下，我国老年药学事业正在健康、有序、快速地发展，随着一系列药理学与其他学科之间的边缘学科的建立和发展，药理学的内容被大大地丰富。近两年来有关老年药学的研究取得了一系列的新进展、新成果、新见解、新方法、新技术，形成了一批在国内外均有广泛影响的科研成果。老年药学是药学学科中新兴的分支和边缘学科，它在国民经济发展中有着重要而不可替代的作用和地位。自 1949 年以来，我国的老年药学学科发展反映了社会经济和科学技术水平的发展，也反映了人民生活水平的提高和需求，更反映政府对医药事业的重视。老年药学学科的发展也推动了药学学科及医药管理体制的进步。

十二、制药工程学

制药工程学是化学工程和工业制造工程学的交叉学科。以药学、生物学、化学工程与技术为基础，研究范围涉及化学药物合成和工艺、生物分离工程、制药工程与设备、制剂工艺设计、质量控制等。

人才培育目标是培养从事研究药品制造新工艺、新设备，新品种开发、生产工艺放大和设计等工程技术问题，实施 GMP，实现药品生产及管理的中高等工程技术人才。制药工程专业的特色在于融合了化学制药、中药制药、生物制药、药物制剂等领域的共性知识和规律，强化了药品生产过程的特殊要求及工程化特色。

在我国，伴随着 20 世纪 50 年代华北、东北等地以抗生素生产为主的制药企业以及化学合成制药企业的兴建，高校内开始设置化学制药、抗生素制药、微生物制药、精细化工、中药制药、生物化工等专业的本科教育。1997 年，国务院学位委员会和教育部把制药工程研究生教育从药学类调整到工学类生物化工学科内。1998 年教育部又将原化学制药、生物制药、中药制药等专业整合为一个专业，即制药工程专业，并招收了首届制药工程专业本科生。制药工程可细分为化学制药工程、中药制药工程、生物制药工程及药物制剂工程。

十三、海洋药物学

海洋药物学是研究海洋药物的一门科学，即以海洋生物为源头，从中筛选和分离海洋活性天然产物，发现和优化药物先导化合物，阐释药物结构与功能的关系，揭示药物作用机制，研制和开发海洋创新药物，研究和探索海洋药物的药学、生物学及工程化理论与技术。

海洋药物是指来源于海洋的药物，即以海洋生物中的有效成分为基础研制开发的药物。其中，在中国传统意义的海洋药物是海洋中药的范畴，即以海洋生物（及矿物）经加工处理后直接成药，或经组方配伍后制成的复方制剂；而现代意义的海洋药物属西药的范畴，即以海洋生物中活性天然产物为基础，提取分离或人工合成制成的化学成分药物。目前，海洋药物一词在未加特殊说明时，一般是指现代意义的药物概念。海洋药物来源于海洋药用资源，区别于陆生药用资源；海洋药物的物质基础——海洋天然产物结构新颖、活性独特，显著不同于陆源天然产物；海洋药物研究思路和手段可沿袭陆源药物的研究思路和手段，但采样技术、资源调查和生物探测技术、药用生物养殖技术、特殊环境生物筛选技术以及药物研究相关技术也有其特殊性。

十四、药事管理学

药事管理学是对药学事业各分系统的活动进行科学管理的分类研究、总结药事管理规律和促进各分类系统发展的学科，是运用现代管理科学的基本原理以及社会学、经济学、法学和行为科学等的理论和方法与药学学科中产生的现代科学管理学的一门交叉学科。

药事管理学学科是药学的二级学科，是一个知识领域；不同于药剂、药化、药理等学科具有社会科学性质；是多学科理论和方法的综合应用；研究药品研制、生产、经营、使用中非专业技术性方面；研究环境因素（政治、社会、经济、法律、技术、伦理）和管理因素（管理者理念、管理职能、管理者水平）与使用药品防病治病、维护人们健康之间的关系，以实现卫生的社会目标。

第四节 药学的科学地位和作用

一、在科学研究中的作用

药学在学科分类上，更接近于医学。因为其研究目的是保证人们身体的健康，这与医学是一致的。健康是人类生存的最基本要求，药学发展始终处于人类科学研究的最前沿，需要相关学科的支持，同时也是各学科强有力的生长点，与相关学科的研究领域交叉共生。目前，药学已形成化学－生物学－医学－社会科学的综合发展模式，不仅强调药学工作者术业专攻，而且需要其触类旁通，专业、优质、高效、全面服务人类健康。因此，药学是综合医学、理学（生物学、化学等）、工程技术和人文社会科学的系统工程；是一门应用科学，主要是应用现代化学、医学、生物学、物理学的理论与成果，研究与开发新的药物，直接服务于社会。

二、在国民经济建设中的作用

（一）药学事业为人类的身体健康提供保障

作为医疗系统组成部分的药学成果是人类战胜疾病、延长寿命的主要手段，发挥着不可或缺的重要作用。直至第二次世界大战以前，世界各国记载了无数次灾难性瘟疫的流行，如霍乱、天花、流感、伤寒。到今天天花已基本从地球上消失了，流感虽然也有流行，但已不是一种可以直接诱发人类死亡的重要疾病。霍乱也仅在小范围内发生，且可以抢救，死亡率大大降低。伤寒也不是一个直接致死性疾病了。肺结核在第二次世界大战以前还是无药可用的致命疾病，虽然现在仍有发病，但由于链霉素、异烟肼、利福平的应用，已不再是一种谈之令人色变的疾病。1921 年发明的胰岛素使成千上万的 1 型糖尿病患者得以正常生存。

但是药学的任务远远没有完成，除了大多数感染性疾病外，许多疾病如心脏病、阿尔茨海默病、2 型糖尿病、风湿性关节炎等，还不能通过药物得以根治，仅仅是缓解症状、延缓病程。

由此可见，药学的发展是人类健康的最基本的保障之一。

（二）药学在市场经济中的地位

只要有人类生存的地方，就有疾病的发生，就需要药物的治疗，人们就要花钱买药，这就决定了药学在经济领域中具有其他行业不可替代的特性，受到经济波动的影响较小。因而国际制药工业一个多世纪以来一直不断发展，且蒸蒸日上。我国制药行业同样在改革开放 40 多年来得到了蓬勃发展。

药品是一个高科技的产品，因此它也具有高的附加值。药品尤其是新药会为企业带来巨大的经济利润，这也是为什么制药企业不惜巨资投入新药开发的原因之一。因此，制药行业虽然在整个国民经济中占有的份额不像交通、石油行业所占份额之大，但它的不可替代性，使其在国民经济中扮演着一个十分重要的角色。

三、在国防建设中的作用

军事药学为军队卫勤保障提供物质基础，为多样化军事任务提供药材保障理论支持，为军队药学事业发展提供人才，对战斗力的生成巩固和恢复提高具有重要作用。军事药学作为军事医学的一个部分服务军事卫勤保障，无论是军事药物研究、药材供应保障还是军队医院药学服务，首先要满足国家新时期军事战略要求，为国家国防安全和维护政治格局服务。

和平环境中一些特殊药品保障问题很难通过民用药物研发储备，需要通过军事药学途径。如特殊病毒防治、灾害医学药材保障等，因时间急、任务重、需用量大，往往需要依靠部队救灾，通过军事药学的途径才得以保证。军事药学在灾害医学救治中，过去曾作出很大的贡献，今后仍将发挥更大的作用。

其他军事医药学，如防原医学向肿瘤和血液病治疗的发展，防化医学向化学中毒防治和神经精神系统疾病防治的发展，防生物战医学向传染病防治的发展，野战内、外科和卫生勤务向急救医学、灾害医学的发展，航空、航天医学向太空飞行医学保障的发展，航海医学向海洋医学、水下作业的医学保障的发展，也促进了相应药学研究的发展。

军事药学应战争的需要而存在和发展，为了捍卫国家利益，维护人民安全，军事药学工作者义不容辞地担负起随时准备响应祖国召唤，应对任何战争的工作。为了更好地履行保家卫国的军队职责，必须大力发展军事药学。

（王治平　叶雪兰）

第二章 药品安全法律法规及政策简介

第一节 综 合

（一）中华人民共和国药品管理法

1984 年 9 月 20 日第六届全国人民代表大会常务委员会通过，2001 年 2 月 28 日第一次修订，2013 年 12 月 28 日第一次修正，2015 年 4 月 24 日第二次修正，2019 年 8 月 26 日第二次修订，自 2019 年 12 月 1 日起施行。以下简称《药品管理法》。

第一条：为了加强药品管理，保证药品质量，保障公众用药安全和合法权益，保护和促进公众健康，制定本法。

第二条：在中华人民共和国境内从事药品研制、生产、经营、使用和监督管理活动，适用本法。

本法所称药品，是用于预防、治疗、诊断人的疾病，有目的地调节人的生理功能并规定有适应证或者功能主治、用法和用量的物质，包括中药、化学药和生物制品等。

（二）中药品种保护条例

1992 年 10 月 14 日中华人民共和国国务院令第 106 号发布，根据 2018 年 9 月 18 日《国务院关于修改部分行政法规的决定》修订。

第一条：为了提高中药品种的质量，保护中药生产企业的合法权益，促进中药事业的发展，制定本条例。

第二条：本条例适用于中国境内生产制造的中药品种，包括中成药、天然药物的提取物及其制剂和中药人工制成品。申请专利的中药品种，依照专利法的规定办理，不适用本条例。

国家鼓励研制开发临床有效的中药品种，对质量稳定、疗效确切的中药品种实行分级保护制度。依照本条例受保护的中药品种，必须是列入国家药品标准的品种。经国务院药品监督管理部门认定，列为省、自治区、直辖市药品标准的品种，也可以申请保护。受保护的中药品种分为一、二级。

（三）中华人民共和国药品管理法实施条例

2002 年 8 月 4 日中华人民共和国国务院令第 360 号公布，根据 2016 年 2 月 6 日国务院第 666 号令《国务院关于修改部分行政法规的决定》修订。以下简称《药品管理法实施条例》。

相关概念：①新药，指未曾在中国境内上市销售的药品。②处方药，指凭执业医师和执业助理医师处方方可购买、调配和使用的药品。③非处方药，指由国务院药品监督管理部门公布的，不需要凭执业医师和执业助理医师处方，消费者可以自行判断、购买和使用的药品。④医疗机构制剂，指医疗机构根据本单位临床需要经批准而配制、自用的固定处方制剂。⑤药品认证，指药品监督管理部门对药品研制、生产、经营、使用单位实施相应质量管理规范进行检查、评价并决定是否发给相应认证证书的过程。⑥药品经营方式，指药品批发和药品零售。⑦药品经营范围，是指经药品监督管理部门核准经营药品的品种类别。⑧药品批发企业，指将购进的药品销售给药品生产企业、药品经营企业、医疗机构的药品经营企业。⑨药品零售企业，指将购进的药品直接销售给消费者的药品经营企业。

（四）中华人民共和国食品安全法

2009 年 2 月 28 日第十一届全国人民代表大会常务委员会第七次会议通过，2015 年 4 月 24 日修订，根据 2018 年 12 月 29 日第十三届全国人民代表大会常务委员会第七次会议《关于修改〈中华人民共和国产品质量法〉等五部法律的决定》修正。

第一条：为了保证食品安全，保障公众身体健康和生命安全，制定本法。

相关概念：①食品，指各种供人食用或者饮用的成品和原料以及按照传统既是食品又是中药材的物品，但是不包括以治疗为目的的物品。②食品安全，指食品无毒、无害，符合应当有的营养要求，对人体健康不造成任何急性、亚急性或者慢性危害。③食品添加剂，指为改善食品品质和色、香、味以及为防腐、保鲜和加工工艺的需要而加入食品中的人工合成或者天然物质，包括营养强化剂。④食源性疾病，指食品中致病因素进入人体引起的感染性、中毒性等疾病，包括食物中毒。⑤食品安全事故，指食源性疾病、食品污染等源于食品，对人体健康有危害或者可能有危害的事故。

（五）中药材保护和发展规划（2015—2020 年）

2015 年 4 月 27 日，国务院办公厅关于转发工业和信息化部等部门中药材保护和发展规划（2015—2020 年）的通知（国办发〔2015〕27 号）。这是我国第一个关于中药材保护和发展的国家级规划。

规划指出，中药材是中医药事业传承和发展的物质基础，是关系国计民生的战略性资源。保护和发展中药材，对于深化医药卫生体制改革、提高人民健康水平，对于发展战略性新兴产业、增加农民收入、促进生态文明建设，具有十分重要的意义。为加强中药材保护、促进中药产业科学发展，按照国务院决策部署，制定本规划。

（六）中华人民共和国中医药法

2016 年 12 月 25 日第十二届全国人民代表大会常务委员会通过，自 2017 年 7 月 1 日起施行。以下简称《中医药法》。

第一条：为了继承和弘扬中医药，保障和促进中医药事业发展，保护人民健康，制定本法。

相关概念：①中医药，是包括汉族和少数民族医药在内的我国各民族医药的统称，是反映中华民族对生命、健康和疾病的认识，具有悠久历史传统和独特理论及技术方法的医药学体系。②道地中药材，指经过中医临床长期应用优选出来的，产在特定地域，与其他地区所产同种中药材相比，品质和疗效更好，且质量稳定，具有较高知名度的中药材。

国家鼓励发展中药材现代流通体系，提高中药材包装、仓储等技术水平，建立中药材流通追溯体系。药品生产企业购进中药材应当建立进货查验记录制度。中药材经营者应当建立进货查验和购销记录制度，并标明中药材产地。

（七）中华人民共和国疫苗管理法

2019 年 6 月 29 日第十三届全国人民代表大会常务委员会通过，自 2019 年 12 月 1 日起施行。以下简称《疫苗管理法》。

第一条：为了加强疫苗管理，保证疫苗质量和供应，规范预防接种，促进疫苗行业发展，保障公众健康，维护公共卫生安全，制定本法。

第二条：在中华人民共和国境内从事疫苗研制、生产、流通和预防接种及其监督管理活动，适用本法。本法未作规定的，适用《药品管理法》《中华人民共和国传染病防治法》等法律、行政法规的规定。

本法所称疫苗，指为预防、控制疾病的发生、流行，用于人体免疫接种的预防性生物制品，包括免疫规划疫苗和非免疫规划疫苗。

相关概念：①免疫规划疫苗，指居民应当按照政府的规定接种的疫苗，包括国家免疫规划确定的疫苗，省、自治区、直辖市人民政府在执行国家免疫规划时增加的疫苗，以及县级以上人民政府或者其卫生健康主管部门组织的应急接种或者群体性预防接种所使用的疫苗。②非免疫规划疫苗，指由居民自愿接种的其他疫苗。

（八）中华人民共和国基本医疗卫生与健康促进法

2019 年 12 月 28 日第十三届全国人民代表大会常务委员会通过，自 2020 年 6 月 1 日起施行。

第一条：为了发展医疗卫生与健康事业，保障公民享有基本医疗卫生服务，提高公民健康水平，推进健康中国建设，根据宪法，制定本法。

第二条：从事医疗卫生、健康促进及其监督管理活动，适用本法。

涉医药条文：①国家大力发展中医药事业，坚持中西医并重、传承与创新相结合，发挥中医药在医疗卫生与健康事业中的独特作用（第九条）。②开展药物、医疗器械临床试验和其他医学研究应当遵守医学伦理规范，依法通过伦理审查，取得知情同意（第三十二条）。③国家完善药品供应保障制度，建立工作协调机制，保障药品的安全、有效、可及。④国家实施基本药物制度，遴选适当数量的基本药物品种，满足疾病防治基本用药需求。⑤国家建立健全以临床需求为导向的药品审评审批制度，支持临床急需药品、儿童用药品和防治罕见病、重大疾病等药品的研制、生产，满足疾病防治需求。⑥国家建立健全药品研制、生产、流通、使用全过程追溯制度，加强药品管理，保证药品质量。⑦国家建立健全药品价格监测体系，开展成本价格调查，加强药品价格监督检查，依法查处价格垄断、价格欺诈、不正当竞争等违法行为，维护药品价格秩序。⑧国家加强中药的保护与发展，充分体现中药的特色和优势，发挥其在预防、保健、医疗、康复中的作用（第五章药品供应保障第五十八至第六十六条）。

基本药物，是指满足疾病防治基本用药需求，适应现阶段基本国情和保障能力，剂型适宜，价格合理，能够保障供应，可公平获得的药品。

（九）中华人民共和国民法典

2020 年 5 月 28 日第十三届全国人民代表大会第三次会议通过。

第一条：为了保护民事主体的合法权益，调整民事关系，维护社会和经济秩序，适应中国特色社会主义发展要求，弘扬社会主义核心价值观，根据宪法，制定本法。

涉药条文：①为研制新药、医疗器械或者发展新的预防和治疗方法，需要进行临床试验的，应当依法经相关主管部门批准并经伦理委员会审查同意，向受试者或者受试者的监护人告知试验目的、用途和可能产生的风险等详细情况，并经其书面同意。进行临床试验的，不得向受试者收取试验费用（第一千零八条）。②完全民事行为能力人对自己的行为暂时没有意识或者失去控制造成他人损害有过错的，应当承担侵权责任；没有过错的，根据行为人的经济状况对受害人适当补偿。完全民事行为能力人因醉酒、滥用麻醉药品或者精神药品对自己的行为暂时没有意识或者失去控制造成他人损害的，应当承担侵权责任（第一千一百九十条）。③因药品、消毒产品、医疗器械的缺陷，或者输入不合格的血液造成患者损害的，患者可以向药品上市许可持有人、生产者、血液提供机构请求赔偿，也可以向医疗机构请求赔偿。患者向医疗机构请求赔偿的，医疗机构赔偿后，有权向负有责任的药品上市许可持有人、生产者、血液提供机构追偿（第一千二百二十三条）。

（十）中华人民共和国生物安全法

2020 年 10 月 17 日第十三届全国人民代表大会常务委员会通过，自 2021 年 4 月 15 日起施行。

第一条：为了维护国家安全，防范和应对生物安全风险，保障人民生命健康，保护生物资源和生态环境，促进生物技术健康发展，推动构建人类命运共同体，实现人与自然和谐共生，制定本法。

本法所称生物安全，指国家有效防范和应对危险生物因子及相关因素威胁，生物技术能够稳定健康发展，人民生命健康和生态系统相对处于没有危险和不受威胁的状态，生物领域具备维护国家安全和持续发展的能力。

涉药条文：国家加强对抗生素药物等抗微生物药物使用和残留的管理，支持应对微生物耐药的基础研究和科技攻关（第三十三条）。

相关概念：①生物技术研究、开发与应用，指通过科学和工程原理认识、改造、合成、利用生物而从事的科学研究、技术开发与应用等活动。②微生物耐药，指微生物对抗微生物药物产生抗性，导致抗微生物药物不能有效控制微生物的感染。

（十一）中医药振兴发展重大工程实施方案

2023年2月28日国务院办公厅发布（国办发〔2023〕3号）。

中医药是我国重要的卫生、经济、科技、文化和生态资源，传承创新发展中医药是新时代中国特色社会主义事业的重要内容，是中华民族伟大复兴的大事。为贯彻落实党中央、国务院决策部署，加大"十四五"期间对中医药发展的支持和促进力度，着力推动中医药振兴发展，制定本实施方案。

中药质量提升及产业促进工程：围绕中药种植、生产、使用全过程，充分发挥科技支撑引领作用，加快促进中药材种业发展，大力推进中药材规范种植，提升中药饮片和中成药质量，推动中药产业高质量发展。

（1）中药材种业质量提升 建设目标：中药材种质资源收集保存、鉴定评价、优良品种选育与良种繁育能力进一步提升，优质种子种苗大规模推广应用，中药资源监测能力明显提高，从源头保障中药材质量。

（2）中药材规范化种植 建设目标：道地药材生产布局更加优化，珍稀濒危中药材人工繁育技术取得突破，中药材生产先进适用技术实现有效转化和示范推广，进一步推动中药材资源可持续利用。

（3）中药炮制技术传承创新 建设目标：深入研究中药炮制理论和技术，阐释中药炮制机理，完善中药饮片质量标准，保证饮片质量。

（4）中成药综合评价体系建设 建设目标：涵盖临床有效性安全性评价、质量标准、生产工艺、制剂技术等的中成药综合评价体系基本建成，符合中医药特点的中药新药审评体系进一步完善。

（十二）关于办理危害药品安全刑事案件适用法律若干问题的解释

2022年3月3日最高人民法院、最高人民检察院关于办理危害药品安全刑事案件适用法律若干问题的解释，自2022年3月6日起施行。

为依法惩治危害药品安全犯罪，保障人民群众生命健康，维护药品管理秩序，根据《中华人民共和国刑法》《中华人民共和国刑事诉讼法》及《中华人民共和国药品管理法》等有关规定，现就办理此类刑事案件适用法律的若干问题解释如下。

第一条 生产、销售、提供假药，具有下列情形之一的，应当酌情从重处罚：

（一）涉案药品以孕产妇、儿童或者危重患者为主要使用对象的；

（二）涉案药品属于麻醉药品、精神药品、医疗用毒性药品、放射性药品、生物制品，或者以药品类易制毒化学品冒充其他药品的；

（三）涉案药品属于注射剂药品、急救药品的；

（四）涉案药品系用于应对自然灾害、事故灾难、公共卫生事件、社会安全事件等突发事件的；

（五）药品使用单位及其工作人员生产、销售假药的；

（六）其他应当酌情从重处罚的情形。

第二条 生产、销售、提供假药，具有下列情形之一的，应当认定为刑法第一百四十一条规定的

"对人体健康造成严重危害"：

（一）造成轻伤或者重伤的；

（二）造成轻度残疾或者中度残疾的；

（三）造成器官组织损伤导致一般功能障碍或者严重功能障碍的；

（四）其他对人体健康造成严重危害的情形。

第二节　药品注册

（一）医疗机构制剂注册管理办法（试行）

2005 年 6 月 22 日国家食品药品监督管理局令第 20 号公布，自 2005 年 8 月 1 日起施行。

第一条：为加强医疗机构制剂的管理，规范医疗机构制剂的申报与审批，根据《药品管理法》及《药品管理法实施条例》，制定本办法。

第二条：在中华人民共和国境内申请医疗机构制剂的配制、调剂使用，以及进行相关的审批、检验和监督管理，适用本办法。

医疗机构制剂，是指医疗机构根据本单位临床需要经批准而配制、自用的固定处方制剂。医疗机构配制的制剂，应当是市场上没有供应的品种。

（二）药品注册管理办法

2020 年 1 月 22 日国家市场监督管理总局令第 27 号公布，自 2020 年 7 月 1 日起施行。

第一条：为规范药品注册行为，保证药品的安全、有效和质量可控，根据《药品管理法》《中医药法》《疫苗管理法》《中华人民共和国行政许可法》《药品管理法实施条例》等法律、行政法规，制定本办法。

第二条：在中华人民共和国境内以药品上市为目的，从事药品研制、注册及监督管理活动，适用本办法。

药品注册按照中药、化学药和生物制品等进行分类注册管理。

（三）直接接触药品的包装材料和容器管理办法

2004 年 7 月 20 日国家食品药品监督管理局发布，自公布之日起施行。

第一条：为加强直接接触药品的包装材料和容器（简称"药包材"）的监督管理，保证药包材质量，根据《药品管理法》及《药品管理法实施条例》，制定本办法。

生产、进口和使用药包材，必须符合药包材国家标准。药包材国家标准，指国家为保证药包材质量、确保药包材的质量可控性而制定的质量指标、检验方法等技术要求。药包材国家标准由国家食品药品监督管理局组织国家药典委员会制定和修订，并由国家食品药品监督管理局颁布实施。

2016 年 8 月 10 日，国家食品药品监督管理总局关于药包材药用辅料与药品关联审评审批有关事项的公告（2016 年第 134 号）。为贯彻落实《国务院关于改革药品医疗器械审评审批制度的意见》（国发〔2015〕44 号），简化药品审批程序，将直接接触药品的包装材料和容器、药用辅料由单独审批改为在审批药品注册申请时一并审评审批。在中华人民共和国境内研制、生产、进口和使用的药包材、药用辅料，适用本公告要求。进口药品中所用的药包材、药用辅料按照《药品注册管理办法》的相关规定执行。

（四）药品说明书和标签管理规定

2006 年 3 月 10 日，经国家食品药品监督管理局公布，自 2006 年 6 月 1 日起施行。

第一条：为规范药品说明书和标签的管理，根据《药品管理法》和《药品管理法实施条例》制定本规定。

第二条：在中华人民共和国境内上市销售的药品，其说明书和标签应当符合本规定的要求。

第三条：药品说明书和标签由国家食品药品监督管理局予以核准。

药品的标签应当以说明书为依据，其内容不得超出说明书的范围，不得印有暗示疗效、误导使用和不适当宣传产品的文字和标识。

第四条：药品包装必须按照规定印有或者贴有标签，不得夹带其他任何介绍或者宣传产品、企业的文字、音像及其他资料。

第八条：药品生产企业生产供上市销售的最小包装必须附有说明书。

出于保护公众健康和指导正确合理用药的目的，药品生产企业可以主动提出在药品说明书或者标签上加注警示语，国家食品药品监督管理局也可以要求药品生产企业在说明书或者标签上加注警示语。

第十一条：药品处方中含有可能引起严重不良反应的成分或者辅料的，应当予以说明。

第二十八条：麻醉药品、精神药品、医疗用毒性药品、放射性药品、外用药品和非处方药品等国家规定有专用标识的，其说明书和标签必须印有规定的标识。

第二十九条：中药材、中药饮片的标签管理规定由国家食品药品监督管理局另行制定。

（五）关于进一步规范药品名称管理的通知

2006 年 3 月 15 日国家食品药品监督管理局公布（国食药监注〔2006〕99 号）。

针对当前社会反响药品名称混乱、一药多名等问题，为加强药品监督管理，维护公共健康利益，现就规范药品名称有关事宜通知如下：

1. 药品必须使用通用名称，其命名应当符合《药品通用名称命名原则》的规定。

2. 药品商品名称不得有夸大宣传、暗示疗效作用。应当符合《药品商品名称命名原则》的规定，并得到国家食品药品监督管理局批准后方可使用。

3. 药品商品名称的使用范围应严格按照《药品注册管理办法》的规定，除新的化学结构、新的活性成分的药物，以及持有化合物专利的药品外，其他品种一律不得使用商品名称。

同一药品生产企业生产的同一药品，成份相同但剂型或规格不同的，应当使用同一商品名称。

4. 药品广告宣传中不得单独使用商品名称，也不得使用未经批准作为商品名称使用的文字型商标。

5. 自 2006 年 6 月 1 日起，新注册的药品，其名称和商标的使用应当符合《药品说明书和标签管理规定》（国家食品药品监督管理局令第 24 号）的要求。对已受理但不符合要求的商品名称的申请我局将不予批准。

（六）药品专利纠纷早期解决机制实施办法（试行）

国家药品监督管理局、国家知识产权局根据《中华人民共和国专利法》制定，2021 年 7 月 4 日经国务院同意发布（2021 年第 89 号），自发布之日起施行。

第一条：为了保护药品专利权人合法权益，鼓励新药研究和促进高水平仿制药发展，建立药品专利纠纷早期解决机制，制定本办法。

第三条：国家药品审评机构负责建立并维护中国上市药品专利信息登记平台，对已获批上市药品的相关专利信息予以公开。

第四条：药品上市许可持有人在获得药品注册证书后 30 日内，自行登记药品名称、剂型、规格、上市许可持有人、相关专利号、专利名称、专利权人、专利被许可人、专利授权日期及保护期限届满日、专利状态、专利类型、药品与相关专利权利要求的对应关系、通信地址、联系人、联系方式等内容。相关信息发生变化的，药品上市许可持有人应当在信息变更生效后 30 日内完成更新。

（七）古代经典名方关键信息表

2020年11月11日国家药品监督管理局发布《古代经典名方关键信息考证原则》《古代经典名方关键信息表（7首方剂）》的通知。

宗旨：为贯彻落实《中共中央国务院关于促进中医药传承创新发展的意见》，加快推动古代经典名方中药复方制剂简化注册审批，国家中医药管理局、国家药品监督管理局积极组织推进古代经典名方关键信息考证研究工作，制定本信息表。

首个按古代经典名方目录管理的中药复方制剂（即中药3.1类新药）苓桂术甘颗粒通过技术审评，获批上市。该药品处方来源于汉·张仲景《金匮要略》，已列入《古代经典名方目录（第一批）》。《金匮要略》记载："心下有痰饮，胸胁支满，目眩，苓桂术甘汤主之""夫短气有微饮，当从小便去之，苓桂术甘汤主之"。苓桂术甘汤为温化水湿的代表方，具有温阳化饮，健脾利湿功效。其成药制剂的上市将有利于促进古代经典名方在临床更广泛的使用，并有助于提升中医临床服务水平及患者用药的便捷性。

中华人民共和国中医药法的古代经典名方定义，指至今仍广泛应用、疗效确切、具有明显特色与优势的古代中医典籍所记载的方剂。具体目录由国务院中医药主管部门会同药品监督管理部门制定。

（八）按照传统既是食品又是中药材的物质目录管理规定

2021年11月15日国家卫生健康委员会发布（国卫食品发〔2021〕36号）。

根据《食品安全法》及其实施条例，为规范按照传统既是食品又是中药材的物质（简称食药物质）目录管理，制定本规定。以保障食品安全和维护公众健康为宗旨，遵循依法、科学、公开的原则制定食药物质目录并适时更新。

食药物质，指传统作为食品，且列入《中国药典》的物质。

（九）中药注册管理专门规定

2023年2月10日国家药品监督管理局发布公告（2023第20号），自2023年7月1日起施行。

第一条：为促进中医药传承创新发展，遵循中医药研究规律，加强中药新药研制与注册管理，根据《药品管理法》《中医药法》《药品管理法实施条例》《药品注册管理办法》等法律、法规和规章，制定本规定。

第二条：中药新药研制应当注重体现中医药原创思维及整体观，鼓励运用传统中药研究方法和现代科学技术研究、开发中药。支持研制基于古代经典名方、名老中医经验方、医疗机构配制的中药制剂（以下简称医疗机构中药制剂）等具有丰富中医临床实践经验的中药新药；支持研制对人体具有系统性调节干预功能等的中药新药，鼓励应用新兴科学和技术研究阐释中药的作用机制。

第三条：中药新药研制应当坚持以临床价值为导向，重视临床获益与风险评估，发挥中医药防病治病的独特优势和作用，注重满足尚未满足的临床需求。

第四条：中药新药研制应当符合中医药理论，在中医药理论指导下合理组方，拟定功能、主治病证、适用人群、剂量、疗程、疗效特点和服药宜忌。鼓励在中医临床实践中观察疾病进展、证候转化、症状变化、药后反应等规律，为中药新药研制提供中医药理论的支持证据。

第三节　药品质量管理

（一）药物非临床研究质量管理规范

2017年7月27日，国家食品药品监督管理总局令第34号公布，自2017年9月1日起施行。

第一条：为保证药物非临床安全性评价研究的质量，保障公众用药安全，根据《药品管理法》《药品管理法实施条例》，制定本规范。

第二条：本规范适用于为申请药品注册而进行的药物非临床安全性评价研究。药物非临床安全性评价研究的相关活动应当遵守本规范。以注册为目的的其他药物临床前相关研究活动参照本规范执行。药物非临床安全性评价研究是药物研发的基础性工作，应当确保行为规范、数据真实、准确、完整。

相关概念：①非临床研究质量管理规范，指有关非临床安全性评价研究机构运行管理和非临床安全性评价研究项目试验方案设计、组织实施、执行、检查、记录、存档和报告等全过程的质量管理要求。②非临床安全性评价研究，指为评价药物安全性，在实验室条件下用实验系统进行的试验，包括安全药理学试验、单次给药毒性试验、重复给药毒性试验、生殖毒性试验、遗传毒性试验、致癌性试验、局部毒性试验、免疫原性试验、依赖性试验、毒代动力学试验以及与评价药物安全性有关的其他试验。③受试物/供试品，指通过非临床研究进行安全性评价的物质。④对照品，指与受试物进行比较的物质。⑤原始数据，指在第一时间获得的，记载研究工作的原始记录和有关文书或者材料，或者经核实的副本，包括工作记录、各种照片、缩微胶片、计算机打印资料、磁性载体、仪器设备记录的数据等。⑥计算机化系统，指由计算机控制的一组硬件与软件，共同执行一个或者一组特定的功能。⑦电子数据，指任何以电子形式表现的文本、图表、数据、声音、图像等信息，由计算机化系统来完成其建立、修改、备份、维护、归档、检索或者分发。

（二）药物临床试验质量管理规范

2020 年 4 月 26 日，国家药品监督管理局、国家卫生健康委员会发布公告（2020 年第 57 号），自 2020 年 7 月 1 日起施行。

第一条：为保证药物临床试验过程规范，数据和结果的科学、真实、可靠，保护受试者的权益和安全，根据《药品管理法》《疫苗管理法》《药品管理法实施条例》，制定本规范。本规范适用于为申请药品注册而进行的药物临床试验。药物临床试验的相关活动应当遵守本规范。

第二条：药物临床试验质量管理规范是药物临床试验全过程的质量标准，包括方案设计、组织实施、监查、稽查、记录、分析、总结和报告。

第三条：药物临床试验应当符合《世界医学大会赫尔辛基宣言》原则及相关伦理要求，受试者的权益和安全是考虑的首要因素，优先于对科学和社会的获益。伦理审查与知情同意是保障受试者权益的重要措施。

相关概念：①临床试验，指以人体（患者或健康受试者）为对象的试验，意在发现或验证某种试验药物的临床医学、药理学以及其他药效学作用、不良反应，或者试验药物的吸收、分布、代谢和排泄，以确定药物的疗效与安全性的系统性试验。②临床试验的依从性，指临床试验参与各方遵守与临床试验有关要求、本规范和相关法律法规。③非临床研究，指不在人体上进行的生物医学研究。④伦理委员会，指由医学、药学及其他背景人员组成的委员会，其职责是通过独立地审查、同意、跟踪审查试验方案及相关文件、获得和记录受试者知情同意所用的方法和材料等，确保受试者的权益、安全受到保护。⑤受试者，指参加一项临床试验，并作为试验用药品的接受者，包括患者、健康受试者。⑥弱势受试者，指维护自身意愿和权利的能力不足或者丧失的受试者，其自愿参加临床试验的意愿，有可能被试验的预期获益或者拒绝参加可能被报复而受到不正当影响。包括研究者的学生和下级、申办者的员工、军人、犯人、无药可救疾病的患者、处于危急状况的患者、入住福利院的人、流浪者、未成年人等。⑦知情同意，指受试者被告知可影响其作出参加临床试验决定的各方面情况后，确认同意自愿参加临床试验的过程。该过程应当以书面的、签署姓名和日期的知情同意书作为文件证明。⑧试验用药品，指用于临床试验的试验药物、对照药品。对照药品，指临床试验中用于与试验药物参比对照的其他研究药物、已上市药品或者安慰剂。⑨计算机化系统验证，指为建立和记录计算机化系统从设计到停止使用，或者转换至其他系统的全生命周期均能够符合特定要求的过程。验证方案应当基于考虑系统的预计用途、系统对受试者保护和临床试验结果可靠性的潜在影响等因素的风险评估而制定。

（三）药品生产质量管理规范（2010年修订）

2011年1月17日，卫生部令第79号公布，自2011年3月1日起施行。

第一条：为规范药品生产质量管理，根据《药品管理法》《药品管理法实施条例》，制定本规范。

第二条：企业应当建立药品质量管理体系。该体系应当涵盖影响药品质量的所有因素，包括确保药品质量符合预定用途的有组织、有计划的全部活动。

相关概念：①工艺规程，为生产特定数量的成品而制定的一个或一套文件，包括生产处方、生产操作要求和包装操作要求，规定原辅料和包装材料的数量、工艺参数和条件、加工说明（包括中间控制）、注意事项等内容。②供应商，指物料、设备、仪器、试剂、服务等的提供方，如生产商、经销商等。③计算机化系统，用于报告或自动控制的集成系统，包括数据输入、电子处理和信息输出。④批记录，用于记述每批药品生产、质量检验和放行审核的所有文件和记录，可追溯所有与成品质量有关的历史信息。⑤物料，指原料、辅料和包装材料等。例如，化学药品制剂的原料是指原料药；生物制品的原料是指原材料；中药制剂的原料是指中药材、中药饮片和外购中药提取物；原料药的原料是指用于原料药生产的除包装材料以外的其他物料。

（四）中药材生产质量管理规范

2022年3月17日，国家药监局、农业农村部、国家林草局、国家中医药局发布关于《中药材生产质量管理规范》的公告（2022年第22号）。

第一条：为落实《中共中央国务院关于促进中医药传承创新发展的意见》，推进中药材规范化生产，加强中药材质量控制，促进中药高质量发展，依据《药品管理法》《中医药法》，制定本规范。

第二条：本规范是中药材规范化生产和质量管理的基本要求，适用于中药材生产企业采用种植（含生态种植、野生抚育和仿野生栽培）、养殖方式规范生产中药材的全过程管理，野生中药材的采收加工可参考本规范。

第三条：实施规范化生产的企业应当按照本规范要求组织中药材生产，保护野生中药材资源和生态环境，促进中药材资源的可持续发展。

第四条：企业应当坚持诚实守信，禁止任何虚假、欺骗行为。

相关概念：①中药材，指来源于药用植物、药用动物等资源，经规范化的种植（含生态种植、野生抚育和仿野生栽培）、养殖、采收和产地加工后，用于生产中药饮片、中药制剂的药用原料。②道地产区，该产区所产的中药材经过中医临床长期应用优选，与其他地区所产同种中药材相比，品质和疗效更好，且质量稳定，具有较高知名度。③产地加工，中药材收获后必须在产地进行连续加工的处理过程，包括拣选、清洗、去除非药用部位、干燥及其他特殊加工等。④生态种植，应用生态系统的整体、协调、循环、再生原理，结合系统工程方法设计，综合考虑经济、生态和社会效益，应用现代科学技术，充分应用能量的多级利用和物质的循环再生，实现生态与经济良性循环的中药农业种植方式。

（五）全国道地药材生产基地建设规划（2018—2025年）

2018年12月18日，农业农村部、国家药品监督管理局、国家中医药管理局关于印发《全国道地药材生产基地建设规划（2018—2025年）》的通知（农农发〔2018〕4号）。

党中央、国务院高度重视中医药发展，明确提出推进中药材规范化种植，全面提升中药产业发展水平。按照《中医药发展战略规划纲要（2016—2030年）》《全国农业现代化规划（2016—2020年）》的要求，为推进道地药材基地建设，加快发展现代中药产业，促进特色农业发展和农民持续增收，助力乡村振兴战略实施。

综合考虑资源禀赋、生态条件和产业基础等因素，并根据第三次、第四次全国中药资源普查结果，确定道地药材生产重点县（市、区）（具体名单依据拟发布的《道地药材目录》分批发布）。按照因地制宜、分类指导、突出重点的思路，将全国道地药材基地划分为7大区域。

1. 东北道地药材产区　①区域特点，本区域大部属温带、寒温带季风气候，是关药主产区。包括内蒙古东北部、辽宁、吉林及黑龙江等省（区），中药材种植面积约占全国的5%。②本区域优势道地药材品种主要有人参、鹿茸、北五味、关黄柏、辽细辛、关龙胆、辽藁本、赤芍、关防风等。

2. 华北道地药材产区　①区域特点，本区域大部属亚热带季风气候，是北药主产区。包括内蒙古中部、天津、河北、山西等省（区、市），中药材种植面积约占全国的7%。②本区域优势道地药材品种主要有黄芩、连翘、知母、酸枣仁、潞党参、柴胡、远志、山楂、天花粉、款冬花、甘草、黄芪等。

3. 华东道地药材产区　①区域特点，本区属热带、亚热带季风气候，是浙药、江南药、淮药等主产区。包括江苏、浙江、安徽、福建、江西、山东等省，中药材种植面积约占全国的11%。②本区域优势道地药材品种主要有浙贝母、温郁金、白芍、杭白芷、浙白术、杭麦冬、台乌药、宣木瓜、牡丹皮、江枳壳、江栀子、江香薷、茅苍术、苏芡实、建泽泻、建莲子、东银花、山茱萸、茯苓、灵芝、铁皮石斛、菊花、前胡、木瓜、天花粉、薄荷、元胡、玄参、车前子、丹参、百合、青皮、覆盆子、瓜蒌等。

4. 华中道地药材产区　①区域特点，本区属温带、亚热带季风气候，是怀药、蕲药等主产区。包括河南、湖北、湖南等省，中药材种植面积约占全国的16%。②本区域优势道地药材品种主要有怀山药、怀地黄、怀牛膝、怀菊花、密银花、荆半夏、蕲艾、山茱萸、茯苓、天麻、南阳艾、天花粉、湘莲子、黄精、枳壳、百合、猪苓、独活、青皮、木香等。

5. 华南道地药材产区　①区域特点，本区属热带、亚热带季风气候，气温较高、湿度较大，是南药主产区。包括广东、广西、海南等省（区），中药材种植面积约占全国的6%。②本区域优势道地药材品种主要有阳春砂、新会皮、化橘红、高良姜、佛手、广巴戟、广藿香、广金钱草、罗汉果、广郁金、肉桂、何首乌、益智仁等。

6. 西南道地药材产区　①区域特点，本区域气候类型较多，包括亚热带季风气候及温带、亚热带高原气候，是川药、贵药、云药主产区。包括重庆、四川、贵州、云南等省（市），中药材种植面积约占全国的25%。②本区域优势道地药材品种主要有川芎、川续断、川牛膝、黄连、川黄柏、川厚朴、川椒、川乌、川楝子、川木香、三七、天麻、滇黄精、滇重楼、川党、川丹皮、茯苓、铁皮石斛、丹参、白芍、川郁金、川白芷、川麦冬、川枳壳、川杜仲、干姜、大黄、当归、佛手、独活、青皮、姜黄、龙胆、云木香、青蒿等。

7. 西北道地药材产区　①区域特点，本区域大部属于温带季风气候，较为干旱，是秦药、藏药、维药主产区。包括内蒙古西部、西藏、陕西、甘肃、青海、宁夏、新疆等省（区），中药材种植面积约占全国的30%。②本区域优势道地药材品种主要有当归、大黄、纹党参、枸杞、银柴胡、柴胡、秦艽、红景天、胡黄连、红花、羌活、山茱萸、猪苓、独活、青皮、紫草、款冬花、甘草、黄芪、肉苁蓉、锁阳等。

（六）中药配方颗粒管理办法

2021年2月10日，国家药监局、国家中医药局、国家卫生健康委、国家医保局关于结束中药配方颗粒试点工作的公告（2021年第22号）。

为加强中药配方颗粒的管理，规范中药配方颗粒的生产，引导产业健康发展，更好满足中医临床需求，经研究决定结束中药配方颗粒试点工作。

中药配方颗粒是由单味中药饮片经水提、分离、浓缩、干燥、制粒而成的颗粒，在中医药理论指导下，按照中医临床处方调配后，供患者冲服使用。中药配方颗粒的质量监管纳入中药饮片管理范畴。

中药配方颗粒品种实施备案管理，不实施批准文号管理，在上市前由生产企业报所在地省级药品监督管理部门备案。

（七）药品经营质量管理规范

2015 年 6 月 25 日，国家食品药品监督管理总局令第 13 号公布并施行，根据 2016 年 7 月 13 日国家食品药品监督管理总局令第 28 号《关于修改〈药品经营质量管理规范〉的决定》修正。

第一条：为加强药品经营质量管理，规范药品经营行为，保障人体用药安全、有效，根据《药品管理法》《药品管理法实施条例》，制定本规范。

第二条：本规范是药品经营管理和质量控制的基本准则。

企业应当在药品采购、储存、销售、运输等环节采取有效的质量控制措施，确保药品质量，并按照国家有关要求建立药品追溯系统，实现药品可追溯。

相关概念：①首营企业，采购药品时，与本企业首次发生供需关系的药品生产或者经营企业。②首营品种，本企业首次采购的药品。③原印章，企业在购销活动中，为证明企业身份在相关文件或者凭证上加盖的企业公章、发票专用章、质量管理专用章、药品出库专用章的原始印记，不能是印刷、影印、复印等复制后的印记。④国家有专门管理要求的药品，国家对蛋白同化制剂、肽类激素、含特殊药品复方制剂等品种实施特殊监管措施的药品。

（八）药品零售配送质量管理

为加强药品经营监督管理，进一步规范药品零售配送行为，保障零售配送环节药品质量安全，根据《药品网络销售监督管理办法》和《药品经营质量管理规范》，国家药品监督管理局组织制定了本附录，自 2023 年 1 月 1 日起施行。

第一条：本附录适用于《药品经营质量管理规范》中，药品零售过程（含通过网络零售）所涉及的药品配送行为的质量管理。

第二条：药品零售配送是指根据消费者购药需求，对药品进行拣选、复核、包装、封签、发货、运输等作业，将药品送达消费者指定地点并签收的物流活动。

第三条：药品零售企业应当在药品配送过程中采取有效的质量控制措施，并满足药品信息化追溯要求，实现药品配送全过程质量可控、可追溯。

第四条：从事冷藏、冷冻药品配送等工作的人员，还应当按照《规范》的相关规定，接受相关法律法规和专业知识培训并经考核合格后方可上岗。

（九）药物警戒质量管理规范

根据《中华人民共和国药品管理法》《中华人民共和国疫苗管理法》，为规范和指导药品上市许可持有人和药品注册申请人的药物警戒活动，国家药品监督管理局组织制定了《药物警戒质量管理规范》，自 2021 年 12 月 1 日起正式施行。

第一条：为规范药品全生命周期药物警戒活动，根据《中华人民共和国药品管理法》《疫苗管理法》等有关规定，制定本规范。

第二条：本规范适用于药品上市许可持有人和获准开展药物临床试验的药品注册申请人开展的药物警戒活动。

药物警戒活动是指对药品不良反应及其他与用药有关的有害反应进行监测、识别、评估和控制的活动。

第三条：持有人和申办者应当建立药物警戒体系，通过体系的有效运行和维护，监测、识别、评估和控制药品不良反应及其他与用药有关的有害反应。

相关概念：①药品不良反应，合格药品在正常用法用量下出现的与用药目的无关的有害反应。②信号，来自一个或多个来源的，提示药品与事件之间可能存在新的关联性或已知关联性出现变化，且有必要开展进一步评估的信息。③药品不良反应聚集性事件，同一批号（或相邻批号）的同一药品在短期内集中出现多例临床表现相似的疑似不良反应，呈现聚集性特点，且怀疑与质量相关或可能存在其他安全风险的事件。④已识别风险，有充分的证据表明与关注药品有关的风险。⑤潜在风险，有依据怀疑与关注药品有关，但这种相关性尚未得到证实的风险。

（十）临床试验用药品（试行）管理规范

2022 年 5 月 27 日，国家药品监督管理局根据《药品生产质量管理规范（2010 年修订）》第三百一十条规定，发布《临床试验用药品（试行）》附录，作为《药品生产质量管理规范（2010 年修订）》配套文件，自 2022 年 7 月 1 日起施行。

第一条：本附录适用于临床试验用药品（包括试验药物、安慰剂）的制备。已上市药品作为对照药品或试验药物时，其更改包装、标签等也适用本附录。

第二条：临床试验用药品的制备和质量控制应当遵循《药品生产质量管理规范》的相关基本原则以及数据可靠性要求，最大限度降低制备环节污染、交叉污染、混淆和差错的风险，确保临床试验用药品质量，保障受试者安全。

相关概念：①临床试验用药品档案，包括临床试验用药品研发、制备、包装、质量检验、放行及发运等相关活动的一组文件和记录。②药物编码，通过随机分组的方法分配到每个独立包装的编码。③早期临床试验，指临床药理和探索性临床试验，原则上应包括初步的安全性评价、药代动力学研究、初步的药效学研究和剂量探索研究。

（十一）国家中药饮片炮制规范

2022 年 12 月 30 日，国家药监局发布关于实施《国家中药饮片炮制规范》有关事项的公告（2022 年第 118 号）。自颁布之日起，设置 12 个月的实施过渡期。自实施之日起，生产《国家炮制规范》收载的中药饮片品种应当符合《中国药典》和《国家炮制规范》的要求。鼓励中药饮片生产企业在过渡期内提前实施《国家炮制规范》。

为进一步规范中药饮片炮制，健全中药饮片标准体系，促进中药饮片质量提升，根据《药品管理法》《中共中央国务院关于促进中医药传承创新发展意见》有关规定，国家药监局组织国家药典委员会制定了《国家中药饮片炮制规范》。

《国家中药饮片炮制规范》属于中药饮片的国家药品标准。

（十二）生物制品管理规范

2020 年 4 月 23 日，国家药品监督管理局按照《药品生产质量管理规范（2010 年修订）》第三百一十条规定，发布《生物制品》附录，作为《药品生产质量管理规范（2010 年修订）》配套文件，自 2020 年 7 月 1 日起施行。其中，对于附录第 59 条，企业采用实时采集数据的信息化系统记录数据的，因信息化建设需要一定周期，应在 2022 年 7 月 1 日前符合相关要求。

本附录适用于采用下列制备方法的生物制品：①微生物和细胞培养，包括 DNA 重组或杂交瘤技术；②生物组织提取；③通过胚胎或动物体内的活生物体繁殖。

本附录所指生物制品包括：疫苗、抗毒素及抗血清、血液制品、细胞因子、生长因子、酶、按药品管理的体内和体外诊断制品，以及其他生物活性制剂，如毒素、抗原、变态反应原、单克隆抗体、抗原抗体复合物、免疫调节剂及微生态制剂等。

（十三）药品医疗器械飞行检查办法

2015年6月29日国家食品药品监督管理总局发布《药品医疗器械飞行检查办法》，自2015年9月1日起施行。

第一条：为加强药品和医疗器械监督检查，强化安全风险防控，根据《药品管理法》《药品管理法实施条例》《医疗器械监督管理条例》等有关法律法规，制定本办法。

第二条：本办法所称药品医疗器械飞行检查，是指食品药品监督管理部门针对药品和医疗器械研制、生产、经营、使用等环节开展的不预先告知的监督检查。

第三条：国家食品药品监督管理总局负责组织实施全国范围内的药品医疗器械飞行检查。地方各级食品药品监督管理部门负责组织实施本行政区域的药品医疗器械飞行检查。

（十四）药品上市许可持有人落实药品质量安全主体责任监督管理规定

为落实药品上市许可持有人的质量主体责任，根据《中华人民共和国药品管理法》等法律法规，国家药品监督管理局制定了《药品上市许可持有人落实药品质量安全主体责任监督管理规定》，自2023年3月1日起实施。

第一条：为落实药品上市许可持有人的质量安全主体责任，根据《药品管理法》《疫苗管理法》《药品注册管理办法》《药品生产监督管理办法》以及药品生产质量管理规范、药品经营质量管理规范、药物警戒质量管理规范等，制定本规定。

第二条：在中华人民共和国境内，持有人依法落实药品质量安全主体责任行为及其监督管理，适用本规定。

第三条：持有人应当遵守《药品管理法》等相关法律法规，按照药品非临床研究质量管理规范、药品临床试验管理规范、药品生产质量管理规范、药品经营质量管理规范、药物警戒质量管理规范等要求，建立健全药品质量管理体系，依法对药品研制、生产、经营、使用全过程中药品的安全性、有效性、质量可控性负责。

第四节　药品销售

（一）互联网药品交易服务审批暂行规定

为了全面贯彻《国务院办公厅关于加快电子商务发展的若干意见》（国办〔2005〕2号）精神，规范互联网药品购销行为，国家食品药品监督管理局制定了《互联网药品交易服务审批暂行规定》。

第一条：为加强药品监督管理，规范互联网药品交易，根据《药品管理法》《中华人民共和国药品管理法实施条例》及其他相关法律、法规，制定本规定。

第二条：在中华人民共和国境内从事互联网药品交易服务活动，必须遵守本规定。

本规定所称互联网药品交易服务，是指通过互联网提供药品（包括医疗器械、直接接触药品的包装材料和容器）交易服务的电子商务活动。

（二）药品流通监督管理办法

2007年1月31日，国家食品药品监督管理局颁布《药品流通监督管理办法》，自2007年5月1日起施行。

第一条：为加强药品监督管理，规范药品流通秩序，保证药品质量，根据《药品管理法》《药品管理法实施条例》和有关法律、法规的规定，制定本办法。

第二条：在中华人民共和国境内从事药品购销及监督管理的单位或者个人，应当遵守本办法。

第三条：药品生产、经营企业、医疗机构应当对其生产、经营、使用的药品质量负责。

（三）药品经营许可证管理办法

2004 年 2 月 4 日，国家食品药品监督管理局令第 6 号公布，根据 2017 年 11 月 7 日国家食品药品监督管理总局局务会议《关于修改部分规章的决定》修正。

第一条：为加强药品经营许可工作的监督管理，根据《药品管理法》《药品管理法实施条例》的有关规定，制定本办法。

第二条：《药品经营许可证》发证、换证、变更及监督管理适用本办法。

（四）药品互联网信息服务管理办法

2004 年 7 月 8 日，国家食品药品监督管理局令第 9 号公布，根据 2017 年 11 月 7 日国家食品药品监督管理总局局务会议《关于修改部分规章的决定》修正。

第一条：为加强药品监督管理，规范互联网药品信息服务活动，保证互联网药品信息的真实、准确，根据《中华人民共和国药品管理法》《互联网信息服务管理办法》，制定本办法。

第二条：在中华人民共和国境内提供互联网药品信息服务活动，适用本办法。

本办法所称互联网药品信息服务，是指通过互联网向上网用户提供药品（含医疗器械）信息的服务活动。

第三条：互联网药品信息服务分为经营性和非经营性两类。

（五）药品网络销售管理办法

2022 年 8 月 3 日，国家市场监督管理总局令第 58 号公布，自 2022 年 12 月 1 日起施行。

第一条：为了规范药品网络销售和药品网络交易平台服务活动，保障公众用药安全，根据《药品管理法》等法律、行政法规，制定本办法。

第二条：在中华人民共和国境内从事药品网络销售、提供药品网络交易平台服务及其监督管理，应当遵守本办法。

第三条：国家药品监督管理局主管全国药品网络销售的监督管理工作。

省级药品监督管理部门负责本行政区域内药品网络销售的监督管理工作，负责监督管理药品网络交易第三方平台以及药品上市许可持有人、药品批发企业通过网络销售药品的活动。

设区的市级、县级承担药品监督管理职责的部门（以下称药品监督管理部门）负责本行政区域内药品网络销售的监督管理工作，负责监督管理药品零售企业通过网络销售药品的活动。

第四条：从事药品网络销售、提供药品网络交易平台服务，应当遵守药品法律、法规、规章、标准和规范，依法诚信经营，保障药品质量安全。

第五条：从事药品网络销售、提供药品网络交易平台服务，应当采取有效措施保证交易全过程信息真实、准确、完整和可追溯，并遵守国家个人信息保护的有关规定。

（六）药品广告审查办法

2007 年 3 月 13 日，国家食品药品监督管理局、中华人民共和国国家工商行政管理总局公布《药品广告审查办法》，自 2007 年 5 月 1 日起施行。

第一条：为加强药品广告管理，保证药品广告的真实性和合法性，根据《中华人民共和国广告法》《药品管理法》和《药品管理法实施条例》及国家有关广告、药品监督管理的规定，制定本办法。

第二条：凡利用各种媒介或者形式发布的广告含有药品名称、药品适应症（功能主治）或者与药品有关的其他内容的，为药品广告，应当按照本办法进行审查。

非处方药仅宣传药品名称（含药品通用名称和药品商品名称）的，或者处方药在指定的医学药学专业刊物上仅宣传药品名称（含药品通用名称和药品商品名称）的，无需审查。

（七）进口药材管理办法

2019 年 5 月 16 日，国家市场监督管理总局令第 9 号公布，自 2020 年 1 月 1 日起施行。

第一条：为加强进口药材监督管理，保证进口药材质量，根据《药品管理法》《药品管理法实施条例》等法律、行政法规，制定本办法。

第二条：进口药材申请、审批、备案、口岸检验以及监督管理，适用本办法。

第六条：首次进口药材，应当按照本办法规定取得进口药材批件后，向口岸药品监督管理部门办理备案。首次进口药材，是指非同一国家（地区）、非同一申请人、非同一药材基原的进口药材。

非首次进口药材，应当按照本办法规定直接向口岸药品监督管理部门办理备案。非首次进口药材实行目录管理，具体目录由国家药品监督管理局制定并调整。

《非首次进口药材品种目录》包括儿茶、西洋参、高丽红参、朝鲜红参、西红花、苏合香、乳香、没药、威灵仙、仙茅、玉竹等 93 个药材。

第七条：进口的药材应当符合国家药品标准。《中国药典》现行版未收载的品种，应当执行进口药材标准；中国药典现行版、进口药材标准均未收载的品种，应当执行其他的国家药品标准。少数民族地区进口当地习用的少数民族药药材，尚无国家药品标准的，应当符合相应的省、自治区药材标准。

第五节　药品不良反应

（一）药品不良反应报告和监测管理办法

2011 年 5 月 4 日，卫生部令第 81 号公布，自 2011 年 7 月 1 日起施行。

第一条：为加强药品的上市后监管，规范药品不良反应报告和监测，及时、有效控制药品风险，保障公众用药安全，依据《药品管理法》等有关法律法规，制定本办法。

第二条：在中华人民共和国境内开展药品不良反应报告、监测以及监督管理，适用本办法。

第三条：国家实行药品不良反应报告制度。药品生产企业（包括进口药品的境外制药厂商）、药品经营企业、医疗机构应当按照规定报告所发现的药品不良反应。

（二）关于加强广防己等 6 种药材及其制剂监督管理

2004 年 8 月 5 日，国家药监局发布关于加强广防己等 6 种药材及其制剂监督管理通知（国食药监注〔2004〕379 号）。

为保证人民群众用药安全，根据对含马兜铃酸药材及其制剂不良反应的报道以及毒副作用研究和结果的分析，决定加强对含马兜铃酸药材及其制剂的监督管理。

取消广防己（马兜铃科植物广防己 *Aristolochia fangchi* Y. C. Wu ex L. D. Chou et S. M. Hwang 的干燥根）药用标准，凡国家药品标准处方中含有广防己的中成药品种应于 2004 年 9 月 30 日前将处方中的广防己替换为《中国药典》2000 年版一部收载的防己（防己科植物粉防己 *Stephania tetrandra* S. Moore 的干燥根）。

取消青木香（马兜铃科植物马兜铃 *Aristolochia debilis* Sieb. et Zucc. 的干燥根）药用标准，凡国家药品标准处方中含有青木香的中成药品种应于 2004 年 9 月 30 日前将处方中的青木香替换为《中国药典》2000 年版一部收载的土木香（仅限于以菊科植物土木香 *Inula helenium* L. 的干燥根替换）。

替换后的中成药品种涉及原质量标准需要修订的，应将修订后的质量标准经省级食品药品监督管理部门审核后报国家食品药品监督管理局药品注册司，同时抄送国家药典委员会。

第六节　药品分类管理

（一）处方药与非处方药分类管理办法

1999 年 6 月 18 日，国家药品监督管理局令第 10 号公布，自 2000 年 1 月 1 日起施行。

第一条：为保障人民用药安全有效、使用方便，根据《中共中央、国务院关于卫生改革与发展的决定》，制定处方药与非处方药分类管理办法。

（二）抗菌药物临床应用管理办法

2012 年 4 月 24 日，卫生部令第 84 号发布，自 2012 年 8 月 1 日起施行。

第一条：为加强医疗机构抗菌药物临床应用管理，规范抗菌药物临床应用行为，提高抗菌药物临床应用水平，促进临床合理应用抗菌药物，控制细菌耐药，保障医疗质量和医疗安全，根据相关卫生法律法规，制定本办法。

第二条：本办法所称抗菌药物，指治疗细菌、支原体、衣原体、立克次体、螺旋体、真菌等病原微生物所致感染性疾病病原的药物，不包括治疗结核病、寄生虫病和各种病毒所致感染性疾病的药物以及具有抗菌作用的中药制剂。

（三）中国上市药品目录集

2017 年 12 月 29 日，国家食品药品监督管理总局发布《中国上市药品目录集》（2017 年第 172 号）。

根据中共中央办公厅、国务院办公厅《关于深化审评审批制度改革鼓励药品医疗器械创新的意见》（厅字〔2017〕42 号）要求，为维护公众用药权益，提高药品质量，降低用药负担，鼓励药物研发创新。

《中国上市药品目录集》是国家食品药品监督管理总局发布批准上市药品信息的载体，收录批准上市的创新药、改良型新药、化学药品新注册分类的仿制药以及通过质量和疗效一致性评价药品的具体信息。指定仿制药的参比制剂和标准制剂，标示可以替代原研药品的具体仿制药品种等，供制药行业和医学界人员及社会公众了解和查询。

现发布的《中国上市药品目录集》收录了 131 个品种，203 个品种规格，其中包括通过仿制药质量和疗效一致性评价的 13 个品种，17 个品种规格。国家食品药品监督管理总局将对新批准上市的新注册分类药品以及通过仿制药质量和疗效一致性评价的药品直接纳入《中国上市药品目录集》，实时更新。

（四）基本医疗保险用药管理暂行办法

2020 年 7 月 31 日，国家医疗保障局公布《基本医疗保险用药管理暂行办法》，自 2020 年 9 月 1 日起施行。

第一条：为推进健康中国建设，保障参保人员基本用药需求，提升基本医疗保险用药科学化、精细化管理水平，提高基本医疗保险基金使用效益，推进治理体系和治理能力现代化，依据《中华人民共和国社会保险法》等法律法规和《中共中央国务院关于深化医疗保障制度改革的意见》，制定本暂行办法。

第二条：各级医疗保障部门对基本医疗保险用药范围的确定、调整，以及基本医疗保险用药的支付、管理和监督等，适用本办法。

第三条：基本医疗保险用药范围通过制定《基本医疗保险药品目录》（简称《药品目录》）进行管

理，符合《药品目录》的药品费用，按照国家规定由基本医疗保险基金支付。《药品目录》实行通用名管理，《药品目录》内药品的同通用名药品自动属于基本医疗保险基金支付范围。

第五条：《药品目录》由凡例、西药、中成药、协议期内谈判药品和中药饮片五部分组成。

第三十三条：凡例是对《药品目录》的编排格式、名称剂型规范、备注等内容的解释和说明。

西药部分，收载化学药品和生物制品。

中成药部分，收载中成药和民族药。

协议期内谈判药品部分，收载谈判协议有效期内的药品。

中药饮片部分，收载基本医疗保险基金予以支付的饮片，并规定不得纳入基本医疗保险基金支付的饮片。

（五）国家基本药物目录管理办法（修订草案）

2021 年 11 月 15 日，国家卫生健康委药政司关于就《国家基本药物目录管理办法（修订草案）》公开征求意见的公告。

第一条：为推进健康中国战略实施，巩固完善国家基本药物制度，进一步规范健全国家基本药物目录管理机制，保障公民基本医疗卫生服务，根据《基本医疗卫生与健康促进法》《药品管理法》等法律规定和《国务院办公厅关于完善国家基本药物制度的意见》《国务院办公厅关于进一步做好短缺药品保供稳价工作的意见》等文件部署，制定本办法。

《国家基本药物目录》（2018 年版）的分类：化学药品和生物制品主要依据临床药理学分类，共 417 个品种；中成药主要依据功能分类，共 268 个品种；中药饮片不列具体品种，用文字表述。药品的使用不受目录分类类别的限制，但应遵照有关规定。

（六）药品召回管理办法

为贯彻落实《药品管理法》《疫苗管理法》等法律法规要求，国家药监局组织修订了《药品召回管理办法》，自 2022 年 11 月 1 日起施行。

第一条：为加强药品质量监管，保障公众用药安全，根据《药品管理法》《疫苗管理法》《药品管理法实施条例》等法律法规，制定本办法。

第二条：中华人民共和国境内生产和上市药品的召回及其监督管理，适用本办法。

第三条：本办法所称药品召回，是指药品上市许可持有人按照规定的程序收回已上市的存在质量问题或者其他安全隐患药品，并采取相应措施，及时控制风险、消除隐患的活动。

第四条：本办法所称质量问题或者其他安全隐患，是指由于研制、生产、储运、标识等原因导致药品不符合法定要求，或者其他可能使药品具有的危及人体健康和生命安全的不合理危险。

（七）国家基本医疗保险、工伤保险和生育保险药品目录

2023 年 1 月 18 日，国家医保局、人力资源和社会保障部发布关于印发《国家基本医疗保险、工伤保险和生育保险药品目录（2022 年）》的通知（医保发〔2023〕5 号）。

《2022 年药品目录》收载西药和中成药共 2967 种，其中西药 1586 种，中成药 1381 种。另外，还有基金可以支付的中药饮片 892 种。

（八）药品安全信用分类管理暂行规定

2004 年 9 月 13 日，国家药监局发布药品安全信用分类管理暂行规定通知（国食药监市〔2004〕454 号）。

根据党中央、国务院关于加快社会信用体系建设的要求，按照"以监督为中心，监、帮、促相结合"的工作方针，国家食品药品监督管理局制订本规定。

（九）关于推进食品药品安全信用安全体系建设的指导意见

2015 年 11 月 19 日，国家食品药品监管总局发布《关于推进食品药品安全信用安全体系建设的指导意见》（食药监稽〔2015〕258 号）。

根据党中央、国务院关于推进社会信用体系建设的工作部署，以及国务院《关于印发社会信用体系建设规划纲要（2014—2020 年）的通知》（国发〔2014〕21 号），为加快推进食品药品安全信用体系建设，保障食品药品安全，制定本指导意见。

第七节　特殊药品管理

（一）医疗用毒性药品管理办法

1988 年 12 月 27 日，国务院发布《医疗用毒性药品管理办法》，自发布之日起施行。

第一条：为加强医疗用毒性药品的管理，防止中毒或死亡事故的发生，根据《药品管理法》的规定，制定本办法。

第二条：医疗用毒性药品，系指毒性剧烈、治疗剂量与中毒剂量相近，使用不当会致人中毒或死亡的药品。

毒性药品的管理品种，由卫生部会同国家医药管理局、国家中医药管理局规定。

《医疗用毒性药品目录》包括毒性中药品种和西药毒药品种。

毒性中药品种：砒石（红砒、白砒）、砒霜、水银、生马钱子、生川乌、生草乌、生白附子、生附子、生半夏、生南星、生巴豆、斑蝥、青娘虫、红娘虫、生甘遂、生狼毒、生藤黄、生千金子、生天仙子、闹阳花、雪上一枝蒿、红升丹、白降丹、蟾酥、洋金花、红粉、轻粉、雄黄。

西药毒药品种：去乙酰毛花苷丙、阿托品、洋地黄毒苷、氢溴酸后马托品、三氧化二砷、毛果芸香碱、升汞、水杨酸毒扁豆碱、亚砷酸钾、氢溴酸东莨菪碱、士的宁。

（二）放射性药品管理办法

1989 年 1 月 13 日中华人民共和国国务院令第 25 号发布。根据 2011 年 1 月 8 日《国务院关于废止和修改部分行政法规的决定》第一次修订。根据 2017 年 3 月 1 日《国务院关于修改和废止部分行政法规的决定》第二次修订。根据 2022 年 3 月 29 日《国务院关于修改和废止部分行政法规的决定》第三次修订。

第一条：为了加强放射性药品的管理，根据《药品管理法》的规定，制定本办法。

第二条：放射性药品是指用于临床诊断或者治疗的放射性核素制剂或者其标记药物。

第三条：凡在中华人民共和国领域内进行放射性药品的研究、生产、经营、运输、使用、检验、监督管理的单位和个人都必须遵守本办法。

（三）易制毒化学品管理条例

2005 年 8 月 26 日中华人民共和国国务院令第 445 号公布。根据 2014 年 7 月 29 日《国务院关于修改部分行政法规的决定》第一次修订。根据 2016 年 2 月 6 日《国务院关于修改部分行政法规的决定》第二次修订。根据 2018 年 9 月 18 日《国务院关于修改部分行政法规的决定》第三次修订。

第一条：为了加强易制毒化学品管理，规范易制毒化学品的生产、经营、购买、运输和进口、出口行为，防止易制毒化学品被用于制造毒品，维护经济和社会秩序，制定本条例。

易制毒化学品的分类和品种目录如下。

第一类：1 - 苯基 - 2 - 丙酮；3,4 - 亚甲基二氧苯基 - 2 - 丙酮；胡椒醛、黄樟素；黄樟油；异黄樟素；N－乙酰邻氨基苯酸；邻氨基苯甲酸；麦角酸*；麦角胺*；麦角新碱*；麻黄素、伪麻黄素、消旋麻黄素、去甲麻黄素、甲基麻黄素、麻黄浸膏、麻黄浸膏粉等麻黄素类物质*。

第二类：苯乙酸、醋酸酐、三氯甲烷、乙醚、哌啶。

第三类：甲苯、丙酮、甲基乙基酮、高锰酸钾、硫酸、盐酸。

说明：①第一类、第二类所列物质可能存在的盐类，也纳入管制。②带有*标记的品种为第一类中的药品类易制毒化学品，第一类中的药品类易制毒化学品包括原料药及其单方制剂。

（四）麻醉药品和精神药品管理条例

2005年8月3日中华人民共和国国务院令第442号公布。根据2013年12月7日《国务院关于修改部分行政法规的决定》第一次修订。根据2016年2月6日《国务院关于修改部分行政法规的决定》第二次修订。

第一条：为加强麻醉药品和精神药品的管理，保证麻醉药品和精神药品的合法、安全、合理使用，防止流入非法渠道，根据《药品管理法》和其他有关法律的规定，制定本条例。

第二条：麻醉药品药用原植物的种植，麻醉药品和精神药品的实验研究、生产、经营、使用、储存、运输等活动以及监督管理，适用本条例。

第三条：本条例所称麻醉药品和精神药品，是指列入麻醉药品目录、精神药品目录的药品和其他物质。精神药品分第一类精神药品和第二类精神药品。

第四条：国家对麻醉药品药用原植物以及麻醉药品和精神药品实行管制。除本条例另有规定的外，任何单位、个人不得进行麻醉药品药用原植物的种植以及麻醉药品和精神药品的实验研究、生产、经营、使用、储存、运输等活动。

《麻醉药品品种目录（2013年版）》收录121种（含罂粟壳），《精神药品品种目录（2013年版）》收录第一类68种、第二类81种。

（五）生物制品批签发管理办法

2020年12月11日，国家市场监督管理总局公布《生物制品批签发管理办法》，自2021年3月1日起施行。

第一条：为了加强生物制品监督管理，规范生物制品批签发行为，保证生物制品安全、有效，根据《药品管理法》《疫苗管理法》有关规定，制定本办法。

第二条：本办法所称生物制品批签发，是指国家药品监督管理局对获得上市许可的疫苗类制品、血液制品、用于血源筛查的体外诊断试剂以及国家药品监督管理局规定的其他生物制品，在每批产品上市销售前或者进口时，经指定的批签发机构进行审核、检验，对符合要求的发给批签发证明的活动。

未通过批签发的产品，不得上市销售或者进口。依法经国家药品监督管理局批准免予批签发的产品除外。

（王治平　王健壮）

第三章　生药学

第一节　概　述

一、生药学的研究内容及任务

凡具有医疗、诊断、预防疾病和保健作用的物质，统称为药物。研究各类常用药物的来源、性质与应用等的学科，称为药物学。

我们的祖先在长期与疾病作斗争的过程中，积累了丰富的药物应用知识。记载这些药物知识的著作，大多称为"本草"，也就是我国古代的药物学。习惯上，将世界各民族历史上传统应用的医药学理论或知识，统称为"传统医学"。在我国，也只是在近代，当现代医学从欧洲传入之后，由于称西方现代医学为"西医"、西医所使用的药物为"西药"（绝大多数为人工合成的化学药物，少数是从天然药物中提取的粗制剂或分离到的纯化合物），所以，把我国自古以来传统应用的医药学理论和知识分别称为"中医"和"中药"。

中药是指收载于我国历代诸家本草中，并依据中医学理论和临床经验应用于医疗保健的天然药物。绝大多数是植物药，少数是动物药和矿物药。中药又包括中药材、饮片和中成药（成方制剂）。其中，中药材是指供切制成饮片用于调配中医处方或磨成细粉直接服用或调敷外用，以及供中药厂生产中成药或制药工业提取有效成分的原料药。

"草药"一般是指民间医生用于治病或地区性口碑相传的民间药物，绝大多数是历代本草无记载的天然药物，如垂盆草、金荞麦等。随着药源普查和对草药的不断研究，一些疗效好的草药也逐渐被中医所应用，或作药材收购，如穿心莲等。于是又将中药和草药统称为"中草药"。还将我国少数民族聚居地区使用的民间药物称为"民族药"。绝大多数生药均取自植物界，少数来源于动物或矿物，包括药用植（动）物的全体（益母草、紫花地丁、全蝎）、部分（人参、肉桂、鹿茸）、分泌物或渗出物（苏合香、没药、蟾酥）或加工品（血竭、儿茶）。

在国外，生药的种类要少得多，它是指取自生物、只经过简单加工而未精制的药物。其中一些是我国中医不使用的天然药物，如洋地黄、麦角；还包括从植物中制取的淀粉、黏液质、挥发油，自植物、动物中制取的油脂、蜡类，以及一些医用敷料如棉、毛与滤材滑石粉、石棉、白陶土等。

（一）生药学的研究内容

生药学是应用本草学、植物学、动物学、化学、药理学和中医学等学科知识，来研究生药（药材）的名称、来源、生产、采制、鉴定、化学成分和医疗用途的科学。生药学科已逐步扩展到应用植物化学、植物化学分类学、生物化学、细胞生物学、植物生理学、遗传学等学科知识来研讨天然药物的来源、分类、资源开发、生产、品质评价、生物合成、药效药理、毒性等内容。

（二）我国生药学科的研究任务

1. 加强中药材质量标准规范化的研究　中药材是生产中药饮片和中成药的重要原料，保证中药材质量是保证中药饮片和中成药质量的关键和基础，中药材质量标准的规范化研究是中药复方药物标准化研究的基础和先决条件。在明确有效成分、指标性成分的基础上，建立、完善中药材质量标准，使之达到科学化、标准化、与国际接轨，具有十分重大的意义。

2. 绿色中药材生产与中药资源的可持续发展 绿色中药材必须保证是无污染的、农药残留和重金属含量应在十分安全的范围内，药效物质基础的含量稳定、可靠，并有严格的质量标准加以控制。21世纪，人类为了自身的生存和发展，将共同携手对环境精心的保护，更加关心各项资源的可持续利用。在 1992 年联合国环境与发展大会上，各国首脑共同签署了《生物多样性公约》，发表了《21 世纪议程》。这两个纲领性文件呼吁：各国应在保护环境和生态不受破坏的前提下发展经济，并强调这是关系到人类前途和发展、全球均应共同关注的重大课题。

中药材特别是野生药材，由于受到价格和市场的影响，常易招致资源产生毁灭性的破坏，例如冬虫夏草、哈士蟆、山乌龟（罗通定的原料）、肉苁蓉等资源数量均已急剧下降。《国家重点保护野生药材物种名录》收录 76 种动植物药材。因此必须积极采取引种、栽培、种质保存、宏观调控等一系列挽救、研究及合理利用等综合措施。

3. 研究开发现代中药，参与国际市场竞争 现代中药是指来源于传统中药的经验和临床实践、依靠现代先进科学的方法和手段，遵循严格的规范标准研制出的优质、高效、安全、稳定、质量可控、服用方便并具有现代剂型的新一代中药，符合并达到国际医药主流市场对产品的指标和要求，因而有较强的竞争力，可以在国际广泛流通。

选择那些在调整人体机能和西医难治的常见病方面具有明显疗效的单味中药或复方制剂，如抗衰老、老年性疾病（骨质疏松、更年期综合征、阿尔茨海默病、糖尿病等）、心脑血管疾病、免疫性疾病、肿瘤、艾滋病及其他病毒性疾病等。研制的现代中药应充分发挥中药复方的多靶点、多层次、对机体整体治疗的优势，并注意采用现代的制剂工艺和新的剂型。

4. 生物技术在生药学研究中的应用 生物技术已深入生药学领域。首先，生物技术可以在保存和繁殖珍稀濒危的药用动、植物方面发挥巨大作用。其次，生物技术和基因重组可以在培育常用中药的优良品种方面发挥积极作用。特别是当搞清了中药有效成分和有效部位以后，可以培育出优质、抗病力强、产量高的新品种，不断提高中药材的质量。最后，生物技术还能对中药品种进行更深入和客观的鉴定研究，可选择合适的 DNA 分子遗传标记技术，如 RFLP（限制性内切酶片段长度多态性）、RAPD（随机扩增多态性 DNA）、DNA 测序等方法，根据 DNA 分子不同程度的遗传多样性，在中药属、种、亚种、居群或个体水平上对研究对象进行准确的鉴别。

二、我国生药学的研究进展

20 世纪 30 年代，由赵燏黄（1883～1960）开始生药学的教学和研究。赵氏于 1934 年与徐伯鋆合编了《现代本草学——生药学》上册，1937 年叶三多编写了《生药学》下册。这两本书是当时介绍近代生药学的中文著作，也是生药学课程的教材。

1949 年以后，在党的中医中药政策指引下，中医中药事业得到发展，药学院系的生药学课程得到加强，各省市先后设立了中医学院中药系和中医药研究机构，并在药品检验所内成立中药室，加强了教学、研究和质量检验工作。50 余年来，我国中医药科技工作者对中草药开展了多学科的研究，取得了显著的成就。

（一）资源调查及整理

1949～1979 年，我国的生药学研究比较集中于中草药资源和经验鉴别的调查整理和研究，1970～1975 年掀起了群众性的中草药运动，各地医药卫生人员上山下乡，调查采集中草药，为农民防治疾病。在此过程中，编写多种地方性中草药手册；并经整理研究，编写出版了《全国中草药汇编》及彩色图谱、《中药大辞典》，《中药志》第二版Ⅰ～Ⅵ册。这一时期调查总结的对象由常用中药扩大到民间药，中草药数量有很大增加，内容也较前丰富。此后又相继出版了《新华本草纲要》《中国本草图录》《中国民族药志》《中药资源学》等。

我国于1983～1987年组织专业队伍，开展了中药资源普查工作，取得了丰硕成果，1994年出版了《中国中药资源丛书》，作为一套系统的专著，有较高的参考价值。

2011～2022年的第四次全国中药资源普查，共调查了全国2702个县，凝聚了一批从事中药资源工作的人员队伍，共有5万多人参与普查工作。获取了一批调查数据和标本实物，调查记录2800多万条，采集标本实物100余万份。创新性成果中药资源学学科得到发展。2011年以来各省新成立与中药资源相关的研究所27个、研究院11个，有近2/3的技术牵头单位增设中药资源专业或方向；发表中药资源相关研究论文1200多篇；出版《中国中药资源大典》全国卷，分省卷等中药资源相关专著220多部。2019年出版的《新资源的发现及功效研究》，对普查期间发现的79个新物种进行植物亲缘学等的研究，结果显示60%以上的新物种有潜在药用价值。各地发现的新物种有163个，其中广西、云南、安徽、湖南、湖北等发现的新种数量较多。《全国中药资源普查技术规范》统一了全国中药资源普查工作任务和要求，获得中华中医药学会科学技术奖一等奖。2021年发布《全国中药材生产统计报告（2020）》，对全国中药材生产情况、各省域不同类型中药材生产情况等进行统计分析，从多个维度展示了全国中药材生产的基本情况，是新时代第一个全国范围的中药材生产统计报告。加强中药材种质资源库建设，依托道地药材国家重点实验室，设置开放课题，启动中药材种质资源收集、保存和评价研究。

（二）栽培与饲养

1949年以后，科技人员对一些重要中药材的栽培技术进行了深入研究。药用植物引种、野生变家种的研究取得较大的进展，全国重要的植物园和药用植物园，已引种药用植物4000余种。已运用杂交、诱变、多倍体、试管授精、原生质融合、花药培养等生物学技术，获得浙贝母、延胡索、地黄、吴茱萸、薄荷、枸杞、乌头、薏苡仁、百合、猪苓、虫草等高产优质的新品种。许多重要的进口药材也引种栽培成功，例如西洋参、白豆蔻、丁香、番红花、胖大海、非洲萝芙木等，有些已达到大面积生产规模。

1993年我国第一座药用植物种质资源库在浙江省中药研究所建成。

一些珍贵的动物性药材，已研究了它们的饲养方法，例如麝、熊、蝎子、蛤蚧、中华鳖等。已成功地进行了饲鹿锯茸、养麝取香、活熊引胆、河蚌育珠等工作。

中药栽培涉及多学科、多领域研究的综合运用。中药栽培与化学研究结合，对药材进行不同部位、不同采收期、不同栽培方法的有效成分的测定，从而提高中药质量和有效成分的含量。结合植物的生理，提高植物光合作用效率，开展抑制光呼吸作用的研究；用电子遥感技术，对病虫害进行预报，开展病虫害无公害防治技术的研究，根据药用植物特点合理使用化肥、农药；采用自动喷灌法灌溉植物；用无土栽培法进行药用植物培植；利用组织培养进行药用植物快速繁殖，培育无病株等新技术、新方法的应用，都将极大地推动中药栽培事业向现代化方向迅速发展。

（三）中药鉴定和质量研究

中药品种繁多，产地广阔。由于历代本草记载、地区用药名称和使用习惯的不同，类同品、代用品和民间用药的不断出现，中药材的同名异物、品种混乱现象普遍存在，直接影响到药材质量。所以对来源复杂的常用中药材进行系统的品种整理和质量研究，是保证和提高药材质量，促进中药标准化，发展中医药事业的重要课题。

（四）中草药活性成分研究

近年从常用生药和民间药中分离到多个治疗阿尔茨海默病，防治心血管疾病、抗肿瘤、抗艾滋病毒

（HV）、抗肝炎、抗过敏、抗脂质过氧化、降血糖、止血、抗菌、消炎和免疫促进等活性成分。中药活性成分的研究对于阐明中药治病的物质基础、中药的标准化和质量控制以及新药开发均有重大意义。

（五）中药炮制研究

中药炮制的目的是去除或减少药的毒性或副作用，以及增加药物的疗效。如乌头炮制减毒是由于双酯型生物碱水解为相应的单酯型生物碱及胺醇。

（六）现代生物技术在生药研究中的应用

生物免疫技术主要利用的是抗原抗体复合物，这种复合物由抗原抗体特异性结合而成，可以检测中草药样本中的特异性蛋白以辨别其品质。所有药材都含有为数不少的抗原大分子物质，生物免疫技术能够借助药材中的抗原大分子物质制备特异性抗体，从而鉴别药材中的成分。该技术的优势明显，包括精准度高、耗时短等。

此外，对民族药研究开发利用，也取得不少成绩。我国是一个多民族的国家，各民族都有自己悠久的历史，对人类的医药事业都作出了自己的特殊贡献。

第二节　生药的分类与记载

一、生药的分类

我国天然药物种类繁多，为了便于应用、研究和参阅，必须按照一定的系统，分门别类予以叙述。不同的书籍，为了不同的目的，可以采用不同的分类方法。现代记载生药的书籍所采用的分类方法可大致分为下列 5 种。

1. 按字首笔画顺序编排　依生药的中文名笔画顺序，以字典形式编排。例如，与生药学教学、科研密切相关的《中国药典》（一部）、《中药志》等。这是最简单的一种编排法，主要便于查阅，但各生药之间缺少相互联系。

2. 按药用部分分类　首先将生药分为植物药、动物药和矿物药，植物药再按药用部分的不同分为根类、根茎类、茎木类、皮类、叶类、花类、果实类、种子类、全草等。这种分类便于比较各类生药的外部形态和内部构造，有利于学习生药的性状鉴别和显微鉴别，尤其是各类粉末生药的鉴定，也有利于学习和提高传统的药材性状鉴别经验。其缺点是，同类生药的不同药物间在化学成分方面缺少联系，不利于学习和研究生药的理化鉴别和品质优良度鉴定。

3. 按化学成分分类　根据生药所含有效成分或主要成分的类别来分类，如含生物碱类生药、含挥发油类生药、含苷类生药等。这种分类有利于学习和研究生药的有效成分和理化鉴别、品质评价以及有效成分与功效和生药科属来源之间的关系。但是，生药中的化学成分十分复杂，许多生药的有效成分不止一种。

4. 按功能分类　按生药的中医用途分为清热药、泻下药、解表药、活血化瘀药等；按生药的药理作用分为中枢神经兴奋药（如麝香、马钱子）、镇痛药（延胡索、阿片）、抗菌药（黄连、鱼腥草）或作用于胃肠道药、循环系统药等类。这种分类有利于学习和研究生药的作用和效用，指导临床用药。

5. 按自然分类系统分类　根据生药的原植（动）物在分类学上的位置和亲缘关系，依门、纲、目、科分类排列，如伞形科、唇形科、姜科、百合科等。这种分类方法的优点，在于同科属的生药在植物形态、生药性状、组织构造、化学成分和功效方面常有相似之处。便于学习和研究这些共同点，比较其特异点，以揭示其规律性；也有利于从同科属中寻找类似成分、功效的植（动）物，以扩大药物资源。

二、生药记载大纲

一般生药学各论中生药的记载大纲，大体有以下几项。

1. 名称 包括中文名、拉丁生药名、英文名。

2. 来源 或称基原包括生物来原和地理来源。生物来源包括原植（动）物的科名、植（动）物名称、拉丁学名和药用部位。多数生药的名称与原植（动）物名称是一致的，有些生药名称与原植物名不同，如大青叶的原植物名称为菘蓝，金银花的原植物名为忍冬。地理来源指生药的主产地，对栽培植物来讲，是指主要的栽培地区；对野生植物来讲，是指主要的采收地区，多数野生植物的分布区比较广，而采收地区比较窄。

3. 植（动）物形态 叙述原植（动）物的主要外形特征及生长习性。便于野外采集，也有助于生药性状的理解，尤其是全草类生药。对植物形态的详细描述，应查考《中国药用植物志》《中国植物志》《中药志》以及各省市所编的植物志与中药志等。

4. 药用植（动）物的培育 了解药用植物的栽培和药用动物的饲养，对于指导生药的生产、提高产量和品质等有很大的意义，这是提供和保证临床用药的重要措施。

5. 采制 简述生药的采收、产地加工、干燥、贮藏和炮制的要点和注意点。对需要特殊采制的生药则作有关介绍。

6. 产地 对有特殊经济效益的生药介绍其主产区。

7. 性状 叙述生药的外部形态、颜色、大小、质地、断面特征和气、味等特点。利用感观或借助扩大镜正确掌握和熟悉生药的性状特征，这对于识别和鉴定生药具有重要的意义。

8. 显微特征 记载生药在显微镜下能看到的组织构造和粉末特征，或显微化学反应的结果。熟悉生药的显微特征，对于鉴定外形相似及碎片或粉末的生药具有特别重要的意义，这是生药真实性鉴定的手段之一。在生药学教学中，生药的显微观察、显微特征的描述及绘图技术是重要的基本技能。

9. 化学成分 记述已知化学成分或活性成分的名称、类别及主要成分的结构与含量，并记述其在植物体内的生物合成、分布、积累动态及其与生药栽培、采制、贮藏等的关系。生药的化学成分，尤其是活性成分或有效成分是生药产生疗效的物质基础，也是生药理化鉴定与品质评价的依据。

10. 理化鉴定 记载利用物理或化学方法对所含化学成分所做的定性与定量测定。现在较普遍应用薄层色谱法、气相色谱法和高效液相色谱法。理化鉴别是生药品质评价的重要手段之一。

11. 药理作用 记述生药及其化学成分的现代药理实验研究结果。有利于联系其功能、主治，有利于理解其临床疗效的作用原理。

12. 含量测定与品质 扼要记述生药有效成分含量测定的基本原理和方法以及生药品质的判断指标。主要根据中国药典（一部）的规定，也有选择地参考有关研究资料。

13. 功效 包括性味、归经、功能、主治、用法与用量等。性味、归经与功能是中医对中药药性和药理作用的认识，主治是指生药应用于何种疾病或医学上的价值。对于生药的功能，既要记载中医传统用药的经验，也要记载现代医学的内容。

14. 附注 记叙与该生药有关的其他内容，如类同品、同名异物的生药、掺杂品、伪品等，或同种不同药用部位的生药及其化学成分，或含相同化学成分的资源植物等。

三、生药的拉丁名

生药的拉丁名是国际上通用的名称，能为世界各国学者所了解，因此具有国际意义，便于国际的交流与合作研究。

生药拉丁名的组成与生药的原植（动）物学名不同，通常由药用部分名（第一格）和生药名（第二格）组成。药用部位的名称，用第一格表示，常见的有：根 Radix、根茎 Rhizoma、茎 Caulis、木材 Lignum、枝 Ramulus、树皮 Cortex、叶 Folium、花 Flos、花粉 Pollen、果实 Fructus、果皮 Pericarpium、种子 Semen、全草 Herba、树脂 Resina、分泌物 Venenum 等。生药名为原植（动）物的属名，或种名，或属种名，如黄连 *Coptidis* Rhizoma、人参 *Ginseng* Radix、秦艽 *Gentianae Macrophyllae* Radix 等，名词的第一字母均需大写。

有些生药的拉丁名中没有药用部位的名称，直接用原植（动）物的属名或种名。某些菌藻类生药，如海藻 Sargassum（属名）、茯苓 Poria（属名）；由完整动物制成的生药，如斑蝥 Mylabras（属名）、蛤蚧 Gecko（种名）；动植物的干燥分泌物、汁液等无组织的生药，如麝香 Moschus（属名）、芦荟 Aloe（属名）。有些生药的拉丁名采用原产地的土名或俗名，如阿片 Opium、五倍子 Galla。

矿物类生药的拉丁名，一般采用原矿物拉丁名，如朱砂 Cinnabaris、雄黄 Realgar。

《中国药典》（2020 年版）一部，生药拉丁名的药用部位名称放在属、种名之后。

第三节　生药的炮制

生药必须经过炮制才能入药，是中医用药的特点之一。炮制是根据中医药理论，依照辨证施治用药的需要和药物自身性质，以及调剂、制剂的不同要求所采取的制药技术。

一、中药炮制的目的

1. 降低或消除药物的毒性或副作用　如川乌用浸、漂、蒸、煮、加辅料制等方法降低毒性；如相思子、蓖麻子、商陆等加热炮制可降低其毒性；柏子仁欲宁心安神，则去油制霜可消除其致泻的副作用。

2. 改变或缓和药物的性能　如麻黄蜜炙后辛散作用缓和，止咳平喘作用增强；蒲黄生用活血化瘀，炒炭止血；甘草清热解毒，蜜炙后能补中益气。

3. 增强药物的疗效　如决明子、芥子、苏子、青葙子等炒后种皮爆裂，有效成分便于煎出；款冬花、紫菀等蜜炙后，润肺止咳作用增强。羊脂炙淫羊藿增强其治疗阳痿的功效；胆汁制南星能增强其镇痉作用。

4. 便于调剂和制剂　矿物类、贝壳类及动物骨甲类药物，必须经煅、煅淬、砂烫等炮制方法，使其质地变为酥脆，易于粉碎和煎出有效成分。

5. 改变或增强药物作用的部位和趋向　如大黄为下焦药，酒制后药效可达上焦；柴胡、香附等醋制后有助于引药入肝；小茴香、橘核等经盐制后，有助于引药入肾。

6. 有利于贮藏及保存药效　如动物类药物经蒸、炒等能杀死虫卵，防止孵化，如桑螵蛸等。植物种子类药物经炮制后，能终止种子发芽，如苏子、莱菔子等。含苷类药物经炮制后，可"杀酶保苷"。

7. 矫臭矫味，便于服用　动物类药物或具有特殊臭味的药物，经炮制后，能起到矫味矫臭的效果。如酒制乌梢蛇、紫河车；麸炒僵蚕、椿根皮；醋制乳香、没药；长流水漂洗人中白等。

8. 提高药物净度，确保用药质量。

二、生药炮制的方法

根据现代炮制经验，炮制方法可分为以下的炮制方法。

（一）修制

1. 净选 用挑、拣、簸、筛、刮、刷等方法，去掉泥沙、杂质及非药用部分等，使药物清洁纯净。如拣去连翘果柄，刷除枇杷叶背面绒毛，刮去黄柏的栓皮等。

2. 粉碎 采用捣、碾、镑、锉等方法，使药物粉碎。如牡蛎、龙骨捣碎便于煎煮，川贝母捣粉便于吞服，羚羊角镑成薄片或锉成粉末便于制剂和服用。

3. 切制 采用切、铡的方法，将生药切制成一定形状和规格的"饮片"，使有效成分易于溶出，并便于进行其他炮制以及干燥、贮藏和调剂。根据生药的性质和医疗需要，饮片有很多规格。如天麻、槟榔宜切薄片，泽泻、白术宜切厚片，鸡血藤宜切斜片，桑白皮、枇杷叶宜切丝，麻黄宜切段，茯苓、葛根宜切块等。

（二）水制

用水或其他液体辅料处理生药的方法称为水制法，主要用于清洁药材、软化药材、调整药性。常用的有淋洗、泡、漂、浸、润、水飞等。

1. 润 又称闷或伏。根据药材质地软硬，加工时的气温、工具，用淋润、洗润、浸润、盖润、露润、伏润、包润等多种方法，使清水和液体辅料徐徐入内，在不损失或少损失药效的前提下，使药材软化，便于切制饮片。如淋润荆芥、酒洗润当归、姜汁浸润厚朴、伏润天麻等。

2. 漂 将生药置水中浸渍一段时间，并反复换水（或置长流水中），以去除腥味、盐分的方法。如漂去昆布、盐附子之盐分、紫河车之腥味等。

3. 水飞 是借药物在水中沉降的性质用于分取生药极细粉末的方法。将不溶于水的生药粉碎后置于乳钵或研槽内加水共研，再加多量水搅拌，粗的粉粒下沉，细的粉末混悬于水中，倾出；粗粒再研再飞，倾出的混悬液沉淀后，分出沉淀物，干燥即得极细的粉末。如水飞朱砂、水飞炉甘石等。

（三）火制

1. 炒 将净选或切制后的生药置锅内加热，不断翻炒的方法称为"炒"。炒又因加与不加辅料以及加的辅料不同分为清炒、麸炒、土炒、米炒等。

（1）清炒 为不加辅料的炒制，根据炒的程度不同，分为炒黄、炒焦、炒炭三种。炒黄是用文火炒至药材表面微黄；或有爆裂声，溢出药物固有的香气；或膨胀鼓起。如炒苏子、杏仁、山楂、麦芽等。炒黄是为了矫臭，并使其体积膨胀疏松，易于煎出有效成分，亦能破坏酶的活性，保存药效。炒焦是用中等火力炒至药材表面焦黄或焦褐色，但不炭化。如炒山楂、神曲、栀子等。炒焦是为了缓和药性或增强健脾消食功能，多用于消导药的炮制。炒炭是用武火炒至药材冒烟，表面焦黑色，内部黄褐色（存性），随即喷淋清水熄灭火星，取出晒干。如大黄炭、地榆炭、侧柏炭等。炒炭能缓和药物的烈性或副作用，增强收敛止血的功效。

（2）麸炒 利用麸皮在与药材共同加热时发生的浓烟将药材熏黄的方法，称为麸炒。取麸皮撒入热锅内，趁冒浓烟时，加入药材，翻炒至药材表面呈均匀的黄色时取出，筛去麸皮，放凉即得，如麸炒山药、泽泻、枳壳、僵蚕等。麸炒能除去药材中部分油分，减少刺激性和燥性，并能除臭矫味，和中安胃。

（3）土炒 利用土粉与药材共同加热的方法，称为土炒。取伏龙肝（灶心土）或赤石脂细粉，锅内炒烫，待土粉有波动感时，加入药材，翻炒至药材表面深黄色，筛去土粉，放凉即得，如土炒白术等。土炒能增强补脾和胃、止呕、固涩、止泻等作用。

2. 烫 利用河砂、蛤粉（或滑石粉、煅牡蛎粉）等与药材共炒的方法称"烫"。烫法的温度较高，一般在 200～300℃。烫的时间宜短，以药材表面发生变化，而内部不烫焦为度。常用的有砂烫、蛤粉烫、滑石粉烫等。砂烫能使质地坚硬的药材酥脆，易于煎出有效成分，如烫龟板、鳖甲等；部分药材可通过砂烫除去非药用部分，如骨碎补、金毛狗脊。蛤粉烫尚可矫臭，减少含胶质药材的黏性，如蛤粉烫阿胶。

3. 煨 将药材直接置火灰中加热或用面粉、湿纸包裹后加热的方法，称为煨。如煨姜、煨牙皂，纸裹煨木香、葛根，面裹煨肉豆蔻等。煨的目的主要是为了除去刺激性或有毒物质以缓和药性。如煨肉豆蔻以除去其有毒挥发性成分肉豆蔻醚。

4. 煅 将药材直接放入无烟炉火中或适宜的耐火容器中煅烧的方法称为煅。煅红后，趁热投入液体辅料或冷水中称为淬。可分为明煅（如龙骨、牡蛎等）、闷煅（如煅血余炭、陈棕炭等）和煅淬（如磁石、赭石、自然铜等）。煅的目的是改变药物的原有性状，使其质地疏松，易于粉碎和煎煮；同时也改变了药物的理化性质，减少副作用，增强疗效。

5. 炙 将药材加液体辅料拌炒，使辅料渗入药材内部的方法称为"炙"。根据所用的辅料不同，又可分为蜜炙、酒炙、醋炙、盐炙和药汁炙等。

（1）**蜜炙** 其操作方法有两种：拌蜜炒与先炒药后加蜜。前者适用于质地轻松、吸蜜较快的花类、叶类药材；后者适用于质地坚实、吸蜜较慢的茎、节或种子类药材。蜜炙可增强药物的润肺止咳作用，故多用于止咳平喘类生药，如款冬花、紫菀、枇杷叶、马兜铃、百部、甘草等。

（2）**酒炙** 用适量水将黄酒稀释，与药材拌匀后，稍闷，待酒被吸尽，置锅内用文火炒干。酒炙可缓和药物的寒凉之性，增强活血通络功效；使有效成分易于煎出，提高疗效。多用于活血药和清热药，如川芎、当归、白芍、黄芩、大黄、丹参等。

（3）**醋炙** 方法与蜜炙相似。但对树脂类生药如乳香、没药等则不宜先用醋拌，需先将药材炒至发亮，再洒醋，拌炒至干；否则易黏结成块。醋制可增强药物疏肝理气、散瘀止痛的作用，如醋制延胡索、柴胡、香附、乳香等；尚可降低药物的毒性，如甘遂、大戟等。

（4）**盐炙** 是将药材加盐水拌炒，方法与前两种相似。盐炙能增强药物清热凉血、软坚散结的作用，并能引药入肾经。多用于补肾固精、滋阴降火药，如补骨脂、菟丝子、知母、黄柏、杜仲等。试验证明，盐炒杜仲可增强降压作用。

（5）**药汁炙** 是将生药煎汁或榨汁作辅料。多半是为了纠正药物的偏性，如吴茱萸炙黄连；或为了增强药效，如甘草炙远志。

（四）水火共制

1. 蒸 是将药材拌辅料蒸或直接清蒸。常用的辅料有酒、醋等。蒸制可改变药物的性味和功效，如蒸何首乌、大黄、地黄、五味子、女贞子等；或杀死酶，以保持生药有效成分不被分解，如黄芩、天麻等；或使药材软化，便于加工切片，如厚朴。

2. 煮 是将药材与辅料加水共煮或不加辅料单煮。常用的辅料有酒、醋、豆腐等。药材经长时间加热，辅料成分可渗入药材内部，以降低药物的毒性或刺激性，或改变药性，增强药效。如豆腐煮乌头、甘遂，酒煮何首乌，醋煮延胡索等。

3. 焯制 种子类生药用热水浸泡或稍煮以去皮的方法，称为焯，如焯杏仁等。

（五）其他制法

1. 制霜 霜是指药物体轻成粉而色白之意。制霜的方法有：去油成霜，多用于种子类生药，如巴豆、杏仁等；加工成霜，如西瓜霜、柿饼霜；或为副产物，如鹿角霜是在鹿角熬制鹿角胶时留下的骨质粉末。

2. 发酵 利用酶的作用，在适宜温度下，并给予充足的养料而发酵成曲，如神曲。

3. 发芽 将净选后的新鲜成熟的果实或种子，在一定的温度和湿度条件下，促使萌发幼芽的方法称为发芽法，古代称为"蘖法"。发芽的主要目的通过发芽使其改变原有的性能，产生新的功效，扩大用药品种，如麦芽。

4. 复制　取药物和规定的辅料，按特定的炮制程序或炮制要求进行炮制，称为复制。多用于有毒生药，如法制半夏、胆汁制胆南星等。

第四节　中药的产地、采收与产地加工

一、生药的采收

生药的合理采收对保证生药品质，保护和扩大药物资源，具有重要意义。药材质量的好坏与其所含有效成分的多少密切相关。有效物质含量的高低除取决于药用植物种类、药用部位、产地、生产技术外，药材的采收年限、季节、时间、方法等直接影响药材的质量、产量和收获率。如甘草在生长初期甘草酸（甘草甜素）的含量为6.5%，开花前为10.5%，开花盛期为4.5%，生长末期为3.5%。中药材的适时采收是生产优质药材的重要环节。对此，历代本草早有记载。如"凡诸草、木、昆虫，产之有地；根、叶、花、实，采之有时。失其地，则性味少异；失其时，则气味不全。"

生药采收的合理性主要体现在采收的时间性与技术性。其时间性主要是指采收期和采收年限；其技术性主要是指采收方法和药用部位的成熟程度等。两者是相辅相成的，绝不可孤立看待。因为他们直接决定了药材商品的形态、色泽、组织构造、有效成分含量、性味、功效以及产量等。因此，为了获得药材的优质丰产，应当根据药用植（动）物的生长发育状况和有效成分的变化规律，以及地区差异等因素，决定适宜的生药采收期和采收方法。

现代科学认为，生药疗效高低取决于其有效成分含量多少，在含量最多时采收，便可得到优质的药材。然而，研究结果表明，不同药材品种、不同药用部位以及不同物候期的药材所含有效成分的含量是不同的，加之受地理环境不同、栽培条件不同以及其他因素的制约，药材体内化学物质积累的变化也是不同的。因此，采收中药时应对诸多因素加以综合考虑。

在自然条件相对稳定的条件下，要确定适宜的采收期，必须把有效成分的含量、药材的产量以及毒性成分的含量这3个指标结合起来考虑。要进行有效物质动态积累的研究，这是GAP一项重要研究内容。每个指标的确定应根据具体情况加以分析研究，以找出适宜的采收期。

各类生药的一般采收原则：药用植物的根、茎、叶、花、果实和种子等不同部位在不同生长期所含有效成分的种类和含量是不同的，故采收时间应根据中药的品种和入药部位不同而有所不同。

（一）植物类药材

1. 根及根茎类药材　一般在秋、冬季节植物地上部分将枯萎时及春初发芽前或刚露苗时采收，此时根或根茎中贮藏的营养物质最为丰富，通常含有效成分和产量均比较高。

2. 茎木类药材　一般在秋、冬两季采收，此时通常有效物质积累较多。

3. 皮类药材　一般在春末夏初采收，此时树皮养分及液汁增多，形成层细胞分裂较快，皮部和木部容易剥离，伤口较易愈合。少数皮类药材在秋冬两季采收，如苦楝皮此时有效成分含量较高。肉桂则在春季和秋季各采一次。杜仲、黄柏等可采用"环状剥皮技术"，与传统的砍树剥皮方法相比，既可缩短药材的生长周期，又保护了生态环境。

4. 叶类药材　多在植物光合作用旺盛期，叶片繁茂，颜色青绿，开花前或果实未成熟前采收，此时往往有效成分含量高。

5. 花类药材　一般不宜在花完全盛开后采收，开放过久几近衰败的花朵，不仅会影响药材的颜色、气味，而且有效成分的含量也会显著减少。花类中药，在含苞待放时采收的如金银花、辛夷、丁香、槐米等；在花初开时采收的如红花、洋金花等；在花盛开时采收的如菊花、番红花等。对花期较长、花朵陆续开放的植物，应分批采摘，以保证质量。

6. 果实种子类药材　一般果实多在自然成熟或将近成熟时采收。少数采收幼果，如枳实、青皮等。种子类药材需在果实成熟时采收。

7. 全草类药材　多在植株充分生长，茎叶茂盛时采割，如青蒿、穿心莲、淡竹叶等；有的在开花时采收，如益母草、荆芥、香薷等。

8. 藻、菌、地衣类药材　药用部位不同，采收时间不一。如茯苓立秋后采收较好；冬虫夏草在夏初子座出土孢子未发散时采收；海藻在夏秋二季采捞；松萝全年均可采收。

（二）动物类药材

因原动物种类和药用部位不同，采收时间也不相同。

1. 昆虫类　入药部分含虫卵的，应在虫卵孵化前采收，如桑螵蛸应在深秋至次年 3 月中旬前采收，过时卵已孵化，降低质量。以成虫入药的，均应在活动期捕捉，如土鳖虫等。有翅昆虫，宜在清晨露水未干时捕捉，因此时不易起飞，如斑蝥等。

2. 两栖类、爬行类　多数宜在夏秋两季捕捉采收，如蟾酥、各种蛇类药材。亦有在霜降期捕捉采收的，如哈蟆油等。

3. 脊椎动物　大多数全年均可采收，如龟甲、鸡内金、牛黄、马宝等。但鹿茸需在 5 月中旬至 7 月下旬锯取，过时则骨化；麝香活体取香则多在 10 月份进行。

（三）矿物类药材

全年均可采收，大多结合开矿采掘。

二、生药的产地加工

中药材采收后，除少数要求鲜用外，如生姜、鲜石斛等，绝大多数要经过产地加工，形成干药材。

（一）产地加工的目的

（1）除去杂质及非药用部位，保证药材的纯净度。

（2）按药典规定进行加工或修制，使药材尽快灭活、干燥，保证药材质量。对需要鲜用的药材进行保鲜处理，防止霉烂、变质。

（3）降低或消除药材的毒性或刺激性，保证用药安全。有的药材毒性很大，通过浸、漂、蒸、煮等加工方法可以降低毒性，如附子等。有的药材表面有大量的毛状物，如不清除，服用时可能刺激口腔和咽喉黏膜，引起发炎或咳嗽，如狗脊、枇杷叶等。

（4）有利于药材商品规格标准化。通过加工分等，对药材制定等级规格标准，使商品规格标准化，有利于药材的国内外交流与贸易。

（5）有利于包装、运输与贮藏。经过产地加工，应使药材形状符合商品要求，色泽好，香气散失少，有效成分含量高，水分含量适度，纯净度高，保证药材的质量和用药的安全。

（二）常用的加工方法

1. 洗涤与挑选　洗涤主要是洗除药材表面的泥沙与污垢，多用于根及根茎类药材。直接晒干或阴干的药材多不洗，如人参、北沙参、明党参、天门冬、桔梗、山药等；具有芳香气味的药材一般不用水淘洗，如薄荷、细辛等。挑选主要是清除药材中的杂质或非药用部分，同时初步分级，利于分别加工和干燥。如牛膝去芦头、须根，远志去木心等。

2. 修整切制　是运用修剪、切削、整形等方法，去除非药用部位等不合规格的部分，使药材整齐，利于捆扎、包装，如剪去芦头、须根、进行切片、切瓣、截短等。修整工艺要根据药材的规格、质量要求来制定，有的应在干燥前完成，有的则在干燥后完成。例如较大的根及根茎类、坚硬的藤木类和肉质的果实类药材大多趁鲜切片，以利干燥，如大黄、鸡血藤、木瓜；而剪除残根、芽孢、切小或打磨表面使平滑等，则在干燥后完成。但对具挥发性成分和有效成分易氧化的则不宜切成薄片干燥，如当归、川芎等。目前药材多在产地加工切制。

3. 去皮、壳　是对果实种子或根及根茎类药材以及皮类药材去除表皮或外壳，以使药材表面光洁，符合药材的商品特征，有利于干燥和贮藏。如桔梗、山药、白芍、杜仲、黄柏、肉桂等药材通常需要手工去皮使其表面光洁，以符合其性状要求。一般把果实采收后，晒干去壳，去除种子，如车前子、菟丝子等；或先去壳去除种子而后晒干，如白果、苦杏仁、桃仁等。

4. 蒸、煮、烫　是对某些药材经蒸、煮或烫后再进行干燥。含黏液汁、淀粉或糖较多的药材，不易干燥，经蒸、煮或烫处理后，则易干燥。加热时间的长短及采取何种加热方法，视药材的性质而定。如白芍、明党参煮至透心，天麻、红参蒸透，红大戟、太子参至沸水中略烫等。药材经加热处理后，不仅容易干燥，有的便于刮皮抽心，有的能杀死虫卵，防止孵化，保持药效，如桑螵蛸、五倍子等；有的熟制后能起滋润作用，如黄精、玉竹等；有的不易散瓣，如菊花。同时一些药材中的酶类失去活力，不至分解药材的有效成分。

5. 熏硫　有些药材为使色泽洁白，防止霉烂，常在干燥前后用硫黄熏制，如山药、白芷、川贝母等。但研究表明，药材经熏硫后硫化物残留，影响药材的安全性，有些药材熏硫后有效成分大为下降，如白芷等。同时熏硫造成环境污染，故应对此方法加以限制。

6. 发汗　将药材在晒或用微火烘至半干或微煮（蒸）后，堆置起来发热，使其内部水分析出的方法习称"发汗"，可使药材变软、变色、增加香味或减少刺激性，有利于干燥，如厚朴、茯苓等。

7. 干燥　即除去药材中的大量水分，避免发霉、虫蛀以及有效成分分解和破坏，利于贮藏，保证药材质量。常用的有以下方法。

（1）晒干　利用阳光直接晒干，是一种最简便、经济的方法。多数药材用此方法干燥。需注意：含挥发油的药材不宜采用此法，以避免挥发油散失，如薄荷、金银花等。药材的色泽和有效成分受日光照射后易变色者，不宜用此法，如白芍、黄连、大黄、红花及一些花类药材等。有些药材在烈日下晒后易爆裂，如郁金、白芍、厚朴等。药材晒干后，要凉透，才可以包装，否则将因内部温度高而发酵，或因部分水分未散尽而造成局部水分过多而发霉等。

（2）烘干　是利用加温的方法使药材干燥。一般温度以 50～60℃ 为宜，此温度对一般药材的成分没有大的破坏作用，同时抑制了酶的活性，因酶的最合适温度一般在 20～45℃。对含维生素 C 的多汁果实药材可用 70～90℃ 的温度以利迅速干燥。含挥发油或需保留酶的活性的药材，不宜用此法，如苦杏仁、薄荷、白芥子等。富含淀粉的药材如需保持粉性，烘干温度应缓缓升高，以免新鲜药材遇高热淀粉粒发生糊化。

（3）阴干　是将药材放置或悬挂在通风的室内或荫棚下，避免阳光直射，利用水分在空气中自然蒸发而干燥。主要适用于含挥发性成分的花类、叶类及草类药材，如薄荷、荆芥、紫苏叶等。有的药材在干燥过程中易与皮肉分离或空枯，因此必须进行揉搓，如党参、麦冬等。有的药材在干燥过程中要进行打光，如光山药等。

（4）焙干　与烘干方法相似，只是温度稍高，且置于瓦、陶器上加热。多用于某些动物药，如蛤蚧等。

（5）远红外加热干燥　是利用远红外波穿透药材，使药材内部组织吸收电磁波的能量后，产生自发的热效应，快速有效地除去药材中的过多水分。此法具有干燥快速、加热均匀、热效率高、不影响药材品质、对细菌虫卵有杀灭作用等优点。

（6）微波干燥　是用高频电磁波加热药材，使药材中的水分吸收微波的能量后转化成热能，使水分析出的干燥方法。此法比常规干燥时间缩短几倍至几百倍以上，且能杀灭微生物及霉菌，具消毒作用。经试验对夜交藤、山药、生地、草乌及中成药六神丸等效果较好。

《中国药典》规定药材产地加工的干燥方法如下：烘干、晒干、阴干均可的，用"干燥"表示；不宜用较高温度烘干的，则用"晒干"或"低温干燥"（一般不超过60℃）表示；烘干、晒干均不适宜的，用"阴干"或"晾干"表示；少数药材需要短时间干燥，则用"暴晒"或"及时干燥"表示。

8. 挑选分等　是对加工后的药材划分规格等级的方法，是产地加工的最后一道工序。药材的规格等级是药材的质量标准，应注重实用而合理。由于各地传统划分方法不一，目前仅有部分生药商品有全国统一的规格等级标准，其他药材的统一标准正在制定中。

目前的规格、等级标准是在传统习惯的基础上，结合产地现状制定的，其中也有不甚合理之处，有待以后逐步修订。药材收购的原则是"以质论价"，收购人员必须熟知商品规格、等级标准，把住药材进入流通领域的第一道质量关。

（三）药材产地加工通则

1. 植物药类　除少数如鲜生地、鲜芦根等鲜用外，大多数药材在采收后需要根据不同药用部位进行适当加工。

（1）根及根茎类　药材根及根茎类药材一般与采挖后去尽地上茎叶、泥土和须毛等，迅速晒干、烘干或阴干；有的须先刮去或撞去外皮使色泽洁白，如沙参、桔梗、山药；有些质地坚硬或较粗，需趁鲜切片或剖开而后干燥的，如天花粉、苦参、地榆、狼毒、商陆、乌药；有的需要抽去木心，如远志；有些富含黏液质和淀粉类药材，如天麻、百部、延胡索、白及、郁金等，晒前须用开水烧烫或蒸后再干燥。

（2）皮类药材　一般在采收后须切成一定大小而后晒干；或加工成单卷筒、双卷筒，如厚朴等；或先削去栓皮，如关黄柏、丹皮等。

（3）叶类及全草类药材　这类药材含挥发油的较多，故采后置通风处阴干；有的则须先行捆扎，使成一定重量或体积，而后干燥，如薄荷。

（4）花类药材　在加工时要注意花朵的完整和保持色泽鲜艳，一般是直接晒干或烘干，并应注意控制烘晒时间。

（5）果实类药材　一般采后直接干燥；有的经烘烤、烟熏等加工过程如乌梅；或经切割加工使成一定形态，如枳实、枳壳、化橘红；有的为了加速干燥，事先在沸水中微烫后，再捞出晒干，如五味子等。

（6）种子类药材　通常采收果实干燥后去果皮取种子，或直接采收种子干燥；也有将果实干燥贮存，使有效成分不至散失，用时取种子入药，如砂仁。

2. 动物药类　药用动物捕获后进行产地加工的方法多种多样，往往因动物种类不同或相同动物因产地、时间的不同，其产地加工方法也有差异。但就药用动物的特性而言，一般要求加工处理必须及时得当，常用的方法有洗涤、清选、干燥、冰冻或加入适宜防腐剂等，特别是干燥处理很重要。如全蝎的产地加工通常是用盐水浸泡、加热煮沸至全蝎脊背抽沟，全身僵挺，色泽光亮时取出，置通风干燥处晾干即得。一般动物鳞甲、骨骼等必须在干燥前去筋肉，如鳖甲、龟甲等；对于药用虫卵或虫瘿者，则需经过蒸煮后，杀死内部虫体，以免来年春暖花开时孵化成虫，破坏药材，影响疗效，如桑螵蛸、五倍子等。

3. 矿物药类　矿物药类的产地加工主要是清除泥土和非药用部位，以保持药材的纯净度。

第五节　生药资源及道地药材

一、我国生药资源概况

"资源"是指可供利用的天然物质资源和能量资源。生药资源包括植物药资源、动物药资源和矿物药资源。广义的生药资源，还包括栽培和饲养的药用植物和动物以及利用生物技术繁殖的生物个体和活性有效物质。我国幅员辽阔，蕴藏着极其丰富的天色药物资源。据全国中药资源普查表明：我国现有生药达 12807 种，其中药用植物 11146 种，占 87%；药用动物 1581 种，占 12%；矿物类药 80 种，不足 1%。

丰富的野生天然中药资源既是提供中药材商品的重要保证，也为药材生产和品种改良提供了优质种质资源。某些野生状态下生长的药用动植物、其优良的生物效应和药用品质，常常是人工栽培品难以比拟的。因此，保护野生中药资源品种及其赖以生存的生态环境，是保证我国中药材生产可持续发展的一项长期的重要任务。

为了保护野生中药资源，国务院于 1987 年颁布了《野生药材资源保护管理条例》。条例规定国家重点保护的野生药材物种分为三级。一级为濒临灭绝状态的稀有珍贵野生药材物种；二级为分布区域缩小，资源处于衰竭状态的重要野生药材物种；三级为资源严重减少的主要常用野生药材物种。

一级保护野生药材物种禁止采猎，二级和三级保护野生药材物种的采猎，必须按照县以上医药管理部门会同同级野生动物、植物管理部门规定的计划，报上一级医药管理部门批准后执行。本条例自 1987 年 12 月 1 日起施行。其中 76 种重点保护的野生药材物种如下。

一级保护物种（4 种）：虎、豹、赛加羚羊、梅花鹿。

二级保护物种（27 种）：马鹿、林麝、马麝、原麝、黑熊、棕熊、穿山甲、中华大蟾蜍、黑眶蟾蜍、中国林蛙、银环蛇、乌梢蛇、五步蛇、蛤蚧、甘草、胀果甘草、光果甘草、黄连、三角叶黄连、云连、人参、杜仲、厚朴、凹叶厚朴、黄皮树、黄檗、剑叶龙血树。

三级保护物种（45 种）：川贝母、暗紫贝母、甘肃贝母、棱砂贝母、新疆贝母、伊犁贝母、刺五加、黄芩、天门冬、猪苓、条叶龙胆、龙胆、三花龙胆、坚龙胆、防风、远志、卵叶远志、胡黄连、肉苁蓉、秦艽、麻花秦艽、粗茎秦艽、小秦艽、北细辛、汉城细辛、细辛、新疆紫草、紫草、五味子、华中五味子、蔓荆、单叶蔓荆、诃子、绒毛诃子、山茱萸、环草石斛、马鞭石斛、黄草石斛、铁皮石斛、金钗石斛、新疆阿魏、阜康阿魏、连翘、羌活、宽叶羌活。

对任何野生药材，都必须适度采猎，不能超越生态系统的负荷能力，以免资源增长失调，破坏生态平衡。植物类药材一般应在种子成熟后采挖、动物类药材应在繁殖期后收猎；注意轮采、轮育、采育结合，有条件的地方最好能封山育药，给野生药材以恢复、再生之机。矿物药属于不能再生的资源，更应该计划采掘，避免浪费，为子孙后代保留药源。

二、道地药材

药材质量的优劣除与药材的品种、种质密切相关外，其有效成分在药用动、植物体内的形成和积累与其产地关系亦很密切，药材的产地对药材质量优劣影响很大。古人对此早有认识。如《神农本草经》在序录中载："土地所出，真伪新陈，并各有法"；陶弘景在《本草经集注》中指出："诸药所生，皆有境界"，并列出 40 多种中药材生于何地、何种土壤者良；《新修本草》载："离其土，则质同而效异"；

李时珍曰:"性从地变,质与物迁";均充分认识到产地与药材质量的密切关系。

我国疆域辽阔,许多常用中药材产地广布,但因产地东、西、南、北、中各不相同,其地势、土壤、气候(气温、光照、降雨)、水质、生态环境各异,造成不同产地的同种药材质量上的差异,有时这种差异甚至是巨大的。如防风(防风的干燥根),原产东北及内蒙古,引种到南方后,其药材常分枝,且木化程度增高,与原有的性状特征象差甚远。《中药材生产质量管理规范》要求规范化种植中药材,在选址时一定要注意选择该药材生长最适宜的地方建立种植基地,是科学的,完全有必要的。

"道"是古代行政区划名,如唐代将全国分为关南道、河东道等10余道。道地本指各地特产,后演变为"货真价实、质优可靠"的代名词。道地药材(或称"地道药材")是指那些历史悠久,品种优良,产量宏丰,疗效显著,具有明显地域特色的中药材。道地药材具有明显的地域性和品种、质量的优良性。在特定的生产区域内,受气候、土壤、水质和生态环境的影响,加上优良的种植、加工技术,生产出品种优良,质优效佳的中药材。

在道地药材形成的同时也逐渐形成了各地区道地药材的集散地,并发展成各地区的药材交易市场,简称药市。传统集散地的形成与道地药材产地、名医和药王的影响、便利的交通和集市庙会的群众基础有关。如安国产祁白芷、禹州产禹白附,安徽亳州是名医华佗的故乡,百泉、樟树每年举行大型的药材交易庙会。药市是我国道地药材交易最集中、成交额最大的地方。历史上传统的四大药市有河北安国、江西樟树、河南百泉、河南禹州。

目前全国在传统药市的基础上形成了一批有影响的中药材专业市场,其中有的建立了现代化的交易管理电子信息系统。中药材专业市场是经国家中医药管理局、医药局、卫生部和国家工商行政管理局检查验收批准,并在工商行政管理部门核准登记的专门经营中药材的集贸市场。一部三局正式批准的17个中药材专业市场有:安徽省亳州市、湖南省邵东县廉桥、湖南省岳阳市、广州市清平、广东省普宁市、广西玉林市、重庆市解放路、昆明市菊花路、江西省樟树市、河北省安国市、山东省鄄城县舜王城、河南省禹州、兰州市黄河、西安市万寿路、成都市荷花池、哈尔滨市三棵树、湖北省蕲州十七个中药材专业市场。

三、生药资源的开发利用

"资源的开发"是指人们对资源进行劳动,以达到利用采取的措施。"资源的利用"是指人们对已开发出来的资源进行一定目的的使用,如进行加工和制成新产品等。"生药的开发利用"主要是以药物为主并进行其他如保健品、饮料、化妆品、香料、色素、矫味剂、农药等多方面、多层次的开发和综合利用。

(一)生药资源的药物开发

1. 以亲缘关系密切与化学成分相近开发新药源 根据"植物亲缘—化学成分—疗效相关性"的基本理论从同科属中寻找生药的新资源,找到了一些进口药材的国产资源,如新疆阿魏、萝芙木等资源。柴胡属(Bupleurum)中除大叶柴胡有毒性不可供药用外,同属多种植物根中柴胡皂苷含量均高于北柴胡而供药用;忍冬属(Lonicera)多种植物花蕾中均含抗菌有效成分氯原酸和异氯原酸,灰毡毛忍冬、细毡毛忍冬的总氯原酸含量均高于忍冬;淫羊藿属(Epimedium)多种植物均含有相似的化学成分和药理作用。此外,川贝母、党参、枸杞、黄芩等均发现新的药源。

2. 扩大药用部位,增加新品种 在中医中药传统经验的应用中,对药用植物往往仅采用某一个部位,但经研究发现,同一种药用植物的其他部位也含有类似的药用成分和相同的药理作用。如中药杜仲为杜仲科植物杜仲的干燥树皮,据研究杜仲叶所含成分,其药理作用以及临床应用与杜仲皮相似,有的地区用2倍量的杜仲叶代替杜仲皮用于临床。银杏从只用种子(白果)到用叶子,银杏叶制剂广泛用于治疗心脑血管疾病。

3. 利用有效成分、有效部位开发药物品种　天然药物的有效成分、有效部位开发具有广阔的前途，是当代国内外开发天然药物的主要途径之一。自发现甾体激素类药物用于治疗风湿性关节炎、心脏病、艾迪生病、系统性红斑狼疮，抗肿瘤及用于避孕药之后，我国科学工作者在深入调查中发现了资源极为丰富、甾体激素含量高的原料植物薯蓣，最主要的种类为盾叶薯蓣及穿龙薯蓣。由其中提取的甾体化合物已开发为新药，主要用于治疗冠心病、心绞痛。能降低总胆固醇、甘油三酯、胆固醇，提高高密度脂蛋白－胆固醇水平，对纠正脂质代谢紊乱，防治动脉粥样硬化起到有益的作用，并能降低全血及血浆黏度，有利于改善冠心病的高黏状态，该项药物现已广泛应用于临床。

（二）生药资源多方向开发利用

随着人们日益增长的物质生活需求及文化素养、科学水平的不断提高，随着医疗模式逐步由治疗型向预防保健型方面的转变，生药资源开发利用的领域也在不断扩大。逐渐渗入人们日常生活的各个方面，如保健食品、美容化妆品、药膳、药浴、天然香料、天然色素、矫味剂、卫生用品等。此外，有些植物的提取物还可作为低热量、安全性高、甜味浓、风味独特的天然甜味剂，还有不少生药或某些动植物的加工品可用于纺织、制革、烟草、建筑、化工等多种工业部门，因此，生药资源的开发利用，不仅有利于医药事业的发展，而且还可为人类生活水平的日益提高服务。

第六节　生药的鉴定

生药鉴定就是依据国家药典，部颁和地方药品标准以及有关资料规定或记载的生药标准，对商品生药或检品进行真实性、纯度、品质优良度的检定。

生药真实性鉴定，包括原植（动）物鉴定、性状鉴定、显微鉴定、理化鉴定及生物检定等项。生药纯度检定是检查样品中有无杂质及其数量是否超过规定的限度。杂质包括生药原植（动）物的非药用部分、有机杂质和无机杂质。无机杂质的检查一般采用过筛及灰分、酸不溶性灰分定量等方法来测定。生药品质优良度检定是包括水分、浸出物、有效成分含量等的测定以确定检品的质量是否合乎规定的要求。

一、生药鉴定的目的和意义

生药鉴定可为生药品种的确定和质量标准的制订提供准确的科学依据，以保证生药品种的真实性及用药的安全有效，同时在发掘利用新药资源等方面，也具有十分重要的意义。

（一）发掘中医药学遗产，整理中药品种

我国幅员辽阔，中药种类繁多。由于历代本草记载、地区用药名称和使用习惯的不同，类同品、代用品和民间用药的不断出现，生药中同名异物、同物异名，品种混乱现象普遍存在，直接影响药材质量，影响研究的科学性，生产的正确性及临床疗效。例如商品药材白头翁来源达 20 种以上，分属于毛茛科、蔷薇科、石竹科、菊科等不同的植物来源。贯众的同名异物竟达 58 种，其中有的是同科属植物，临床上已习惯应用，功效尚相似；有的是同科不同属或者不同科，其化学成分、药理作用和临床疗效则不尽一致；有的甚至没有疗效或者作用完全不同。生药同物异名现象中，因产销地区不同，同一药物各地都有不同的地方土名和习用名称，如益母草，在东北叫坤草，在江苏某些地区称为天芝麻或田芝麻，四川叫血母草，广东名红花艾。因此，有必要对同名异物或同物异名的生药，通过调查研究，加以科学鉴定，澄清品名，进行品种整理，尽量做到一药一名，互不混淆，保证生药品种的真实性、疗效和用药

安全。

（二）制订生药质量标准，促进生药标准化

生药品种的真实性，直接关系到临床疗效、实验研究和人员生命安全。因而生药真伪优劣的鉴别十分重要。生药在商品流通与临床应用中以假冒真或掺伪的情况时有发生，特别是贵重药材中发现较多。如以亚香棒虫草、香棒虫草、地蚕、人工伪制虫草以及用白僵蚕冒充冬虫夏草等，其中服用亚香棒虫草者，普遍出现头晕、恶心、呕吐等不良反应并出现白细胞和中性粒细胞减少的趋势。牛黄为珍贵药材之一，为牛的胆结石或胆管、肝管结石，近几年在国产及进口牛黄中屡有伪品出现，其中有用淀粉加工的或用果实种子包以黄土等伪充的，甚至有用其他动物的结石冒充的。其他如栽培、产地、采收加工方法的不同，也直接影响生药的质量。因而正确开展生药的鉴定研究，制订生药质量标准，使生药标准化、规范化，对保证和提高生药的品质，具有十分重要的意义。

（三）寻找和利用新药资源，发展中药事业

随着我国医药事业的蓬勃发展，全国广泛开展的中药资源普查、民间用药调查整理，以及对常用生药品种整理和质量研究工作的深入开展，不断涌现出疗效确切、资源丰富的新品种，如满山红、九里香、雷公藤、绞股蓝、两面针等。根据植物亲缘关系及地理分布，发掘本国资源，对过去长期依赖进口的生药，在国内已发现其亲缘植物或其代用品，并已投入生产。如血竭，系棕榈科植物麒麟竭，产于印度尼西亚等地，为我国长期依赖进口的药材，后经考察发现，剑叶龙血树在我国云南使用迄今已有 500 余年历史，经鉴定研究，以"龙血竭"为名入药。

二、中药鉴定的依据

《药品管理法》第 32 条规定："药品必须符合国家药品标准"。国务院药品监督管理部门颁布的《中华人民共和国药典》和药品标准为国家药品标准。国家药品标准为法定的药品标准。除国家药品标准外，各省、自治区、直辖市颁发的中药饮片炮制规范亦为法定药品标准。另外，各省市、自治区、直辖市颁发的中药材标准，也可作为中药鉴定的依据。

（一）国家药品标准

1.《中华人民共和国药典》　简称《中国药典》，是国家监督管理药品质量的法定技术标准。它规定了药品的来源、质量要求和检验方法。是全国药品生产、供应、使用和检验等单位都必须遵照执行的法定依据。

2.《中华人民共和国卫生部药品标准》　简称《部颁药品标准》，与药材相关的标准包括：《中华人民共和国卫生部药品标准》（中药材第一册）、《中华人民共和国卫生部药品标准》（藏药第一册）、《中华人民共和国卫生部药品标准》（蒙药分册）、《中华人民共和国卫生部药品标准》（维吾尔药分册）、《43 种进口药材质量标准》等。部颁药品标准也由国家药典委员会编纂出版，是补充在同时期该版药典中未收载的品种或内容，与《中国药典》同属国家药品标准，也是全国各有关单位必须遵照执行的法定药品标准。

（二）地方药品标准

各省、自治区、直辖市制订的中药材标准，收载的药材多为国家药品标准未收载的品种，为各省、自治区或直辖市的地区性习惯用药，该地区的药品生产、供应、使用、检验和管理部门必须遵照执行，而对其他省区无法定约束力，但可作为参照执行的标准。其所载品种和内容若与《中国药典》或部颁药品标准有重复或矛盾时，首先应按《中国药典》执行，其次按部颁药品标准执行。

值得指出的是，我国中药资源丰富，品种繁多，在鉴定时有许多品种是国家药品标准未收载的，没

有药用法定依据。但为了研究其品质及药用价值，以利于开发利用，也可根据有关专著进行鉴定。

按药品管理法规定，中药饮片的鉴定必须按照国家药品标准执行，国家药品标准没有规定的，必须按照省、自治区、直辖市人民政府药品监督管理部门制定的炮制规范执行。

三、生药鉴定的方法

生药鉴定常用的方法有：来源（原植物、动物和矿物）鉴定法、性状鉴定法、显微鉴定法及理化鉴定法等。生药鉴定的样品非常复杂，有完整的中药材，也有饮片、碎块、粉末和中成药。各种鉴别方法有其特点和适用对象，可单独使用，但大多数中药需要几种方法配合进行鉴定，才能得到准确结果，这需要根据检品的具体条件和要求灵活掌握。

（一）来源鉴定法

又称基原鉴定法，是应用植（动、矿）物的分类学知识，对中药的来源进行鉴定，确定其正确的学名，以保证在应用中品种准确无误。来源鉴定的内容包括：原植（动）物的科名、植（动）物名、拉丁学名、药用部位，矿物药的类、族、矿石名或岩石名。

除经典的分类学方法外，近几十年来，随着植物化学、分子遗传学和分子生物学的发展，许多新的分类学如化学分类学、细胞分类学、数值分类学、DNA 分类学等现代分类方法和技术均可用于中药的来源鉴定。

（二）性状鉴定法

用眼观、手摸、鼻闻、口尝、水试、火试等十分简便的方法来鉴别药材的外观性状，这些方法在我国医药学宝库中积累了丰富的传统鉴别经验，它具有简单、易行、迅速的特点。性状鉴定与来源鉴定一样，除仔细观察样品外，有时亦需与标准药材标本和文献核对。传统鉴别经验与现代动植物分类学和形态组织学相结合，使性状鉴定更加准确与科学，是保证药材质量行之有效的重要鉴定方法之一，也是中药鉴定工作者必备的基本功之一。性状鉴定的内容包括：形状、大小、色泽、表面特征、质地、折断面的特征、气、味、水试、火试等。

1. 形状　不同类别的药材有各自不同的形状，制成饮片后，根及根茎、木本茎大多为类圆形切片，如甘草、大血藤的饮片，草本茎多为段状，圆柱形的如金钱草饮片，方柱形的如薄荷饮片，中空而节明显的如淡竹叶饮片；皮常为弯曲或卷曲的条片状，如肉桂、厚朴的饮片；叶一般为丝条状，如枇杷叶饮片，或保持原形，如番泻叶饮片，或皱缩，如艾叶饮片，或碎片状，如桑叶饮片；果实、种子一般为类圆球形，大者常切成类圆形片状等，如木瓜、槟榔的饮片。

2. 大小　《中国药典》（2020 年版）一部规定，饮片的规格有片、段、块、丝等。

3. 表面　是饮片最具鉴别特征的地方，切片的饮片可分为外表面和切面。有的饮片外表面显得较为光滑，如百部、金钱草、陈皮的饮片；有的饮片外表面显得较为粗糙，有时呈鳞片状剥落，如甘草、苦参的饮片；根茎类饮片，如黄连、石菖蒲、香附的饮片外表面有环状横纹、须根、鳞叶残痕。饮片的切面大多为横切面，特征较多。双子叶植物根、根茎、茎有环状形成层和放射状环列的维管束，饮片切面显环纹和放射状纹理，如丹参、羌活的饮片；放射状纹理的密疏形成了"菊花心"，如黄芪、甘草的饮片，或"车轮纹"，如防己、大血藤的饮片。黄芪、板蓝根、桔梗的饮片切面皮部白色，木部黄色，习称"金井玉栏"等。

4. 质地　常有硬、脆、韧、实、轻、重、松、粉、黏、角质等区分，这与细胞组织的结构、细胞中所含的成分、炮制加工方法等有一定的关系。

5. 折断面　常有平坦、纤维性、颗粒性、分层、刺状、粉尘飞扬、海绵状、胶丝等，同样与细胞组织的结构、细胞中的内含物有着密切的关系。以薄壁组织、淀粉为主的饮片折断面一般较平坦，如牡丹皮饮片。

6. 气 饮片的气和味常因其含不同的化学成分而有所不同。木兰科、伞形科、唇形科的中药饮片常因含挥发油，有明显而特殊的香气，如辛夷、厚朴、白芷、川芎、当归、薄荷、广藿香、紫苏的饮片等。

7. 味 是中药口尝的味觉，常有酸、甜、苦、辣、咸、涩、淡等。木瓜、乌梅饮片含有机酸而味极酸；枸杞子含糖、甘草含甘草酸（甘草甜素）而味甜；穿心莲含穿心莲内酯而味极苦；干姜含姜辣素而味辣；海藻饮片含钾盐而味咸；地榆、五倍子、槟榔的饮片含鞣质而味涩；五味子果肉味酸，种子破碎后味辛而微苦。味与饮片的炮制方法有关，如盐制法的饮片，常有咸味；蜜制法的饮片常有甜味；醋制法的饮片常有醋酸味等。

（三）显微鉴定法

是利用显微技术对中药进行显微分析，以确定其品种和质量的一种鉴定方法。显微鉴定主要包括组织鉴定和粉末鉴定，通过显微镜观察药材的组织构造、细胞形状及内含物的特征、矿物的光学特性；用显微化学方法，确定细胞壁及细胞内含物的性质或某些品种有效成分在组织中的分布等，用以鉴别药材的真伪与纯度甚至品质，以及对中成药是否按处方规定投料进行鉴定。显微鉴定时可根据检品的不同情况（完整药材、破碎药材、粉末或中成药等）选择具有代表性的供试品，根据各品种的显微鉴别项制作相应的制片，进行显微观察和鉴别。

（四）理化鉴定法

利用某些物理的、化学的或仪器分析方法，鉴定中药的真实性、纯度和品质优劣程度的方法，统称为理化鉴定法。用理化鉴定法分析药材中所含的有效成分或主要化学成分的有无和含量的多少以及有害物质的有无及含量等。中药的理化鉴定法发展很快，新的分析手段和方法不断出现，已成为中药质量控制，指导中药生产，寻找和扩大新药源，制订中药质量标准等不可缺少的重要内容。常用的理化鉴定方法如下。

1. 物理常数的测定 包括相对密度、旋光度、折光率、硬度、黏稠度、沸点、凝固点、熔点等的测定。这对挥发油类、油脂类、树脂类、液体类药（如蜂蜜等）和加工品类（如阿胶等）药材的真实性和纯度的鉴定，具有特别重要的意义。药材中如掺杂其他物质时，物理常数就会随之改变。

2. 荧光分析 是利用中药中所含的某些化学成分，在紫外光或常光下能产生一定颜色的荧光的性质进行鉴别。样品应置紫外光灯下约10cm处观察，除另有规定外，紫外光灯的波长为365nm，如用短波（254～265nm）时，应加以说明，因两者荧光现象不同。进行荧光分析时，可直接取中药断面、饮片、粉末或浸出物在紫外光灯下进行观察，如黄连折断面在紫外光灯下显金黄色荧光，木质部尤为明显；秦皮的水浸出液在自然光下显碧蓝色荧光。有些中药本身不产生荧光，但用酸、碱或其他化学方法处理后，可使某些成分在紫外光灯下产生可见荧光，例如芦荟水溶液与硼砂共热，即起反应显黄绿色荧光。

3. 显微化学分析 是将药材的切片、粉末或浸出物等置于载玻片上，加某些化学试剂后产生沉淀或结晶，在显微镜下观察其形状和颜色进行鉴别。如丁香切片滴加3%氢氧化钠的氯化钠饱和溶液，油室内有针状丁香酚钠结晶析出。利用显微和化学方法，确定中药有效成分在中药组织构造中的部位，称显微化学定位试验。如北柴胡横切片加1滴无水乙醇－浓硫酸（1∶1）液，在显微镜下观察可见木栓层，栓内层和皮层显黄绿色至蓝绿色，表示其有效成分柴胡皂苷存在于以上部位。

4. 泡沫指数和溶血指数的测定 利用皂苷的水溶液振摇后能产生持久性的泡沫和溶解红细胞的性质，可测定含皂苷类成分药材的泡沫指数或溶血指数作为质量指标。

5. 色谱法 是中药化学成分分离和鉴别的重要方法之一，由于现代色谱技术具有分离和分析两种功能，非常适合成分复杂的中药的品质评价。如气相色谱法最适用于含挥发油及其他挥发性成分的药材及中成药的分析，用于药品的鉴别、杂质检查、水分测定、农药残留量测定和含量测定；蛇类药材及其伪品，西洋参、人参及其伪品，山药及其伪品的鉴别用蛋白电泳色谱法。

6. 分光光度法　是通过测定被测物质在特定波长处或一定波长范围内的吸光度或发光强度，对该物质进行定性和定量分析的方法。

紫外-可见分光光度法具有灵敏、简便、准确，既可作定性分析又可作含量测定等优点，适用于大类成分的含量测定，如总黄酮、总生物碱、总蒽醌等。

原子吸收分光光度法的特点为专属性强，检测灵敏度和精度均高，测定速度快，是目前用于测定中药中重金属及有害元素、微量元素最常用的方法。

7. 色谱、光谱和质谱联用分析法　气相色谱-质谱与计算机联用，充分发挥了气相色谱的高分离效能和质谱的高鉴别能力的特点，在含挥发性成分的中药分析中已得到广泛的应用。质谱-质谱联用技术在国外已有报道（称"串联质谱"），分析时不需要对中药提取分离，可直接以粉末进样，对粉末药材的分析鉴定非常适用。

（五）纯度与品质

1. 水分　《中国药典》（2020年版）规定的水分测定法有四种，即烘干法、甲苯法、减压干燥法和气相色谱法。

2. 灰分　《中国药典》（2020年版）规定的灰分测定法包括总灰分测定法和酸不溶性灰分测定法。

3. 膨胀度　是药品膨胀性质的指标，系指按干燥品计算，每1g药品在水或其他规定的溶剂中，在一定的时间与温度条件下膨胀后所占有的体积（ml）。主要用于含黏液质、胶质和半纤维素类的天然药品。药材中含有的黏液质、果胶、树胶等成分，有吸水膨胀的性质，其吸水膨胀的程度和其所含的黏液等成正比关系，可通过测定膨胀度进行鉴别。南葶苈子和北葶苈子外形不易区分，北葶苈子膨胀度不低于12，南葶苈子膨胀度不低于3，两者的膨胀度差别较大，通过测定比较可以区别二者。又如哈蟆油膨胀度不低于55，伪品的膨胀度远低于此，可做区别。

4. 酸败度　是指油脂或含油脂的种子类药材，在贮藏过程中发生复杂的化学变化，产生游离脂肪酸、过氧化物和低分子醛类、酮类等分解产物，因而出现异臭味，影响药材的感官和内在质量。通过酸值、羰基值或过氧化值的测定，以检查药材的酸败程度。如药典规定郁李仁的酸值不得过10.0、羰基值不得过3.0、过氧化值不得过0.5。

5. 色度　在贮藏过程中易变色、走油的药材，利用比色鉴别法检查药材在贮藏过程中有色杂质的限量，了解和控制其走油变质的程度。如《中国药典》（2020年版）一部白术项下规定白术的酸性乙醇提取液与对照液相比较显色不得较深。

6. 有害物质　药物的安全性和有效性是同等重要的。在中药品质研究和评价中，对有害物质的检查和控制是一项长期而艰巨的任务。中药的有害物质主要有内源性的有害物质和外源性的有害物质。

7. 浸出物　对某些暂时无法建立含量测定项的中药，或已有含量测定项的中药，为了更全面地控制中药的质量，一般可根据该中药已知化学成分的类别，结合用药习惯、中药质地等，选用适宜的溶剂为溶媒，测定中药中可溶性物质的含量，用以控制中药的质量。通常选用水、一定浓度的乙醇（或甲醇）、乙醚作溶剂，用冷浸法或热浸法做中药的浸出物测定。

8. 含量测定　生药含有多种成分，其临床疗效通常是多种成分协同作用的结果。所以在中医药理论指导下，结合现代科学研究，选择具有临床疗效的主要化学成分或指标性成分，进行含量测定，用以评价中药的质量，是现阶段行之有效的方法。

含量测定的方法很多，既有经典分析方法（滴定法、重量法等），又有现代仪器分析法（如紫外-

可见分光光度法、高效液相色谱法、薄层扫描法、气相色谱法等）。可根据各药材的具体情况选用适当的方法进行。

（六）其他鉴定技术

随着现代自然科学技术的发展，许多高新实验技术和新学科理论不断渗透到中药鉴定领域，使中药鉴定学成为多学科的汇集点，并向高速化、信息化、标准化方向迈进。如 DNA 分子遗传标记技术对近缘中药品种、动物类中药、名贵药材与混伪品、药材道地性、中药野生品与栽培（养殖）品的鉴定有很好的鉴定效果；中药指纹图谱鉴定技术能客观地揭示和反映中药内在质量的整体性和特征性，用以评价中药的真实性、有效性、稳定性和一致性。

（刘基柱　高华宏）

第四章 中药学与天然药物学

第一节 概 述

一、中药与中药学

中药（Chinese material medica）是指在中医理论指导下，用于预防、治疗、诊断疾病并具有康复与保健作用的物质。中药主要来源于天然药及其加工品，包括植物药、动物药、矿物药及部分化学、生物制品类药物。由于中药以植物药居多，故有"诸药以草为本"的说法。

中药学是研究中药的基本理论和临床应用的学科，是中医药各专业的基础学科之一。内容包括中药、中药学的概念，中药的起源和发展；中药的产地与采集，以及在保证药效的前提下，如何发展道地药材；中药炮制的概念、目的与方法；中药药性的概念、中药治病的机制；中药配伍的目的、原则及药物"七情"的概念、中药配伍应用规律；用药禁忌的概念及主要内容；用药剂量与用法，剂量与疗效的关系，确定剂量的依据及中药煎服法等。

二、天然药物与天然药物学

天然药物是指经现代医药体系证明具有一定药理活性的动物药、植物药和矿物药等。天然药物不等同于中药或中草药。天然药物学是一门研究天然药物的科学。它是应用本草学、植物学、动物学、矿物学、化学、药理学、中医学等知识和现代科学技术来研究天然药物的名称、来源、采收加工、鉴定、化学成分、品质评价、功效应用、资源开发等内容。

随着社会的发展，化学药品给人类健康及生活环境带来的负面影响越来越受到关注；保护环境、回归自然已成为一种处理人类和环境关系的潮流思想。包括植物药、动物药和海洋药物的天然药物的研究和开发顺势大力发展，对天然药物的各种人为禁制也趋于宽松。天然药物是极为重要的药物开发资源，系统生物学与合成生物学的技术发展，高通量生物技术提供了天然药物分子筛选的重要方法，转基因生药可以改造天然药用成分的表达水平与方式，2003 年美国成功采用合成生物技术使青蒿素在酵母细胞内表达，从而开辟了天然药物分子的微生物工程制药的新途径。

三、中药生态农业简介

中药生态农业（ecological agriculture of Chinese materia medica）是应用生态学原理和生态经济规律，以社会、经济、生态综合效益为指标，结合系统工程方法和现代科学技术，因地制宜地设计、布局、生产和管理中药农业生产的发展模式。

中药农业是我国现代农业的重要组成部分，更是整个中药产业的源头。历史上，中药材栽培一直处于小农经济的种植模式，多数品种种植历史短、规模小，产区局限，栽培技术落后。近年来，伴随着大健康产业的快速发展，中药材需求量剧增，为了满足不断增长的医疗需求，历史上很多以野生或少量栽培为主的中药材开始大面积种植。截至 2020 年底，全国中药材种植总面积（含野生抚育）约 9000 万亩，常见栽培品种达到 300 多种。

调查显示，已实现人工栽培的药用植物中，95% 以上具有连作障碍。中药材的连作障碍不仅表现为重茬，还表现为多年生同种药用植物随栽培年限增加，自毒作用显著加剧，如栽培 4 ~ 5 年后的人参随栽培年限增加，发病率显著上升。连作障碍导致中药材产量和质量下降，病虫害高发甚至绝收。为克服连作障碍，中药材生产中大量使用化肥农药。但这种做法不但不能有效改善中药材生长状况，还会造成土壤和药材中农残及重金属超标，既危害人民的用药安全，又污染生态环境。近年来，中药材生产质量管理规范（GAP）的推行，特别是固定产地和单品种机械化的规范种植，导致中药材可持续种植与环境（尤其是连作土壤环境）的矛盾异常突出。

中药生态农业的理念及生产实践正是在这种背景下产生的。"有效恢复中药材生产立地条件与土壤微生态环境修复技术"是首次在国家层面立项探索栽培中药材立地条件恢复及土壤微生态环境修复的项目，其对中药生态农业的研究和实践起到的作用是重大而深远的。该课题针对当前中药材栽培中普遍存在的土壤退化，连作障碍严重及土壤农残重金属超标的现象，选择栽培生产立地条件要求高、适宜用地紧张、土壤退化严重、连作障碍突出的大宗常用中药材，开展中药生态种植研究及土壤立地条件综合治理。相关研究初步形成了中药生态种植的技术体系，包括病原微生物防治技术、自毒作用克服技术、农残重金属污染防治技术、土壤理化性质改良及土壤综合修复等关键共性技术。

应当看到，相对于大宗农作物生产，当前中药生态农业刚刚起步，中药生态农业的相关理论研究还相当薄弱，生态种植模式与配套技术有待完善；多位一体的产业耦合有待加强；中药生态农业的品质保障体系及优质优价模式有待形成；对中药生态农业示范推广的认识有待提高。

当前，大力宣传和普及中药生态农业的理念，形成中药生态农业和可持续发展的共识，是中药生态农业发展面临的首要任务。除此之外，还应加强全国规划布局，因地制宜发展中药生态农业；继承与创新并重，加强中药生态农业理论与实用技术的研究；加强产业耦合，实现中药生态农业从生产型向多位一体的复合型模式转变；强化标准及品牌，构建中药材生态产品品质保障体系。

综上所述，开展中药生态农业已具备了较强的理论与实践基础，虽然发展道路上仍存在一定问题，但能够找准发展方向，是具备非常大经济和社会效益的中药农业发展领域。

第二节　中药资源学

一、中药资源学学科形成与发展

中药资源的开发和利用，由来已久。如《诗经》《神农本草经》《本草经集注》《新修本草》《本草纲目》《本草纲目拾遗》《本草崇原》《植物名实图考》等，这些本草著作对近代中药资源学科的形成奠定了丰厚的基础。

进入 20 世纪，随着现代中药学科的不断分化和完善，生药学、植物学、动物学、生态学、土壤学等相关学科得到迅速发展，推动了中药资源研究的进程，为中药资源学科的发展和中药资源学的形成奠定了坚实的基础。中药资源学科的形成和发展经历了 4 个阶段。

1. 中药资源研究起步阶段　1949 年以后，百废待兴，中药资源研究刚刚起步。中药资源的存储量不清楚，中药市场混乱，中药的年交易量、发展趋势等情况不清楚，给中药资源规划带来难度。这个时期研究的重点主要集中在"中药资源有多少"的问题上，弄清楚中药资源的分布，明确知道各地区资源分布特点，是这个时期面临的主要问题。针对这个问题，相关研究人员做了大量的工作。1958 年，中国医学科学院药物研究所肖培根应卫生部要求，以他为首，利用两年时间完成了全国主要药用植物调查，对常用中药的原植物、生药、成分、炮制和效用等方面进行了系统而科学的总结。1960 年，为了摸清全国中药资源基本分布、蕴藏量、用量等情况，卫生部发出《关于普查野生药源的通知》，发起第一次全国中药资源普查。此次普查在 3 年时间内基本上摸清了全国野生药材的资源，从药材的物种、生药学、化学成分、炮制方法等方面对 500 种全国常见的中药进行了系统的科学调查和总结。通过此次调查，编撰了一些地方性中药志和中药材手册。1961 年肖培根整理并汇总了新中国首部中药专著《中药志》。

2. 中药资源研究缓慢发展阶段　经第一次全国性资源普查后，对全国野生药材的资源有了一个初步了解，但还远远达不到资源的充分利用，许多问题尚需解决。第一，尽管第一次资源调查对我国常用药材进行了资源的摸底，但由于条件有限，所调查中药种类的范围相对较小，所以很多中药的资源和利用情况还不是很清楚。第二，野生中药资源开发的力度不够，资源没有充分利用。全国性资源普查虽然取得了非常大的成果，但也产生了一些问题。因而专家学者提出了采药要留种，避免滥砍滥伐，提倡通过引种移植来扩大药源等见解，开始有了中药资源开发和保护的意识。1965 年，国家号召"把医疗卫生工作的重点放到农村去"的指示，即"六二六"指示。1966 年，第二次全国中药资源普查开始，此次普查重点对部分区域进行系统调查并收集整理民间中草药资源。此次中药资源普查大力发展了常用中药的种植，推动了中药栽培的发展，并积累了大量的中药类文献资料。《中草药手册》《全国中草药汇编》《中药大辞典》就是此次普查的重大成果，其中《中草药手册》从植物形态到功能主治做了一次系统总结，涉及范围广，为中草药的发展起到了很大的推动作用。

3. 中药资源研究的快速发展以及中药资源学科的建立　20 世纪后期，随着人口的剧增及中药产业的快速发展，中药资源需求不断增大，野生资源蕴藏量迅速枯竭。虽然我国中药资源种类丰富，但野生中药资源的分布范围和资源储存量日益缩减。如 20 世纪 80 年代甘草的蕴藏量比 20 世纪 50 年代减少了 40% 以上；1992 年《中国植物红皮书》收载的 398 种濒危植物中，药用植物 168 种，占 42%。中药材需求量的继续加大，使中药资源面临更加严峻的挑战。为了中药资源的长足发展，各地积极开展野生变家种试验，大规模地扩大中药材的种植面积，补足了野生资源的不足，但是不规范、不系统地扩大中药材种植给中药可持续发展带来了不少问题。1984 年颁布的《药品管理法》首次允许中药材在城乡集市贸易出售，流通领域的自由买卖引发了个人种植药材的热潮，提高了药材产量，缓解了中药材短缺和流通不畅的现象，但是无序的分散生产和栽培技术不规范使药材质量大幅度滑坡。

4. 中药资源研究及中药资源学科突飞猛进的发展　21 世纪以来，中药资源研究快速发展，中药资源研究思路和研究内容也日益丰富，大多采用了物种生物学、遗传学、分子生物学、中药化学等多学科综合手段，针对目前濒危、奇缺、珍稀的中药和药用植物资源的保护、优化再生和可持续利用等领域，进行了大量的研究。面对中药野生资源的不足，各地积极开展野生变家种、引种栽培、选育等工作，以期提高药材的产量和质量。目前，天麻、丹参、防风、桔梗、太子参、栀子、知母、柴胡等品种野生变家种已经获得成功，甘肃党参、江苏浙贝母、河南金银花引种栽培也相继获得成功。2002 年《中药材生产质量管理规范（GAP）指导原则》颁布后，中药材的生产走上了正规化道路。2019 年，共有 167 个 GAP 基地 196 个中药材品种通过国家 GAP 认证。GAP 标准种植，对保证中药材、中药饮片、中成药质量具有十分重要的意义。

中药资源研究的发展，以合理利用中药资源为核心，保障中药资源可持续发展为目的，满足人类对中药资源不断增长的需求。中药资源研究发展，是在不断面临挑战和解决挑战的过程中进行的，所面临的问题的解决是多学科共同联手、共同协调合作的结果。进入 21 世纪，中药资源学科建设和研究工作都有了长足的进展，教育部批准开办中草药栽培与鉴定和中药资源与开发两个中药资源学科的本科生专业，并培养中药资源专业的博士研究生，中药资源学科正式被列为中药学科下的二级学科。

三、中药资源学研究进展及发展趋势

随着中药资源学研究的不断深入，在传统理论学派的基础上，研究者们提出了一些新理论、新概念，这些理论和概念逐步发展为新的分支学科。植物的引种驯化是指通过人工栽培、自然选择和人工选择，使野生植物、外地或国外的植物适应本地自然环境和栽培条件，成为能满足生产需要的本地植物。引种与驯化是一个过程的两个不同阶段。引种是将野生植物移入人工栽培条件下种植或将一种植物从一个地区移种到另一地区；驯化则是通过人工措施使引入的植物适应新的生活条件。

一般而言，植物引种驯化的主要目的是通过栽培实现植物资源量扩增，以满足人类的需要，其引种驯化成功的一般标志是从种子到种子。药用植物与普通植物的主要区别在于药用植物具有防病治病的功能，它的全株或一部分可供药用或作为制药工业原料使用。因此，药用植物的引种驯化与普通植物的引种驯化既有相似的地方，也存在许多不同之处。药用植物的引种驯化过程中强调原有药效成分是否能够维持或提高，以确保药用功效不减弱或不丧失，其引种驯化成功的标志是从"药效"到"药效"。为此药用植物的引种驯化更强调对引种材料、引种地点的选择，驯化条件的营造等以充分促进药用植物药效成分的形成与积累，维持或提升其原有药效。因此，药用植物的引种驯化成功的评价标准除了需要满足从种子到种子的标准外，还需要进行引种驯化后的药效成分的定性定量分析，并通过生物实验和临床效果判断药效，实现从"药效"到"药效"的目的。

现有的引种驯化理论大多建立在农作物、园林植物等引种驯化的经验上，它们对药用植物的引种驯化并不完全适用。一些药用植物驯化后药效出现剧烈变化，难以作为原有药材使用。造成这种现象的主要原因在于现有药典对药用植物要求的指标成分不完全是真正的药效成分，大多数药用植物的药效成分不清楚，导致缺乏即时反应药效的明确指标，需要经过长期的临床检验才能确认药效的好坏，在驯化中难以按药效去选择药用植物。药用植物引种驯化的主要目的是保证驯化后的药用植物药效稳定，并使其能够稳定地传递给后代。考虑到绝大多数的药用植物药效成分不清楚，药理机制不清楚，导致驯化上难以直接对药效进行选择，因此为保证其药效的稳定应以药用植物发源中心为引种依据，选择中心内部的药用植物为引种来源，选择与其近似的地方为引种地。药用植物引种驯化过程中需要遵循药用植物的药效形成与稳定机制，引种时要注意引种数量和居群的选择，驯化时要注意生态因子与药效的关系，采用适当的栽培措施来诱导药效的形成和稳定。

药用植物发源中心假说是以药效为核心的药用植物引种驯化新理论。药用植物的引种驯化原理研究需关注药用植物的发源，通过谱系地理学，基因组的分析揭示药用植物的形成、进化、药效基因的起源、分化等历史，确定药用植物的发源中心，找出控制药效的主要基因与生态因子。基于高通量测序技术，通过泛基因组学、转录组学、代谢组学和组学联合分析，揭示药用植物药效的形成与调控的具体机制是未来药用植物研究的主要方向。在原理研究的基础上还要建立新的检测、栽培、药效评价等技术以服务于药用植物的引种驯化。

中药资源学理论不断丰富。如段金廒团队依据社会、行业发展需求及区域社会经济发展水平，以科学地生产中药资源，合理地利用中药资源的学科发展总目标，将药用生物资源学与天然产物化学交叉融合创立中药资源化学新兴交叉学科，该学科应用多学科知识与方法技术，以药用植物、菌物、动物、矿物等再生和非再生资源为研究对象，揭示其资源性化学成分的性质、分布、积累与消长规律，服务于药材生产加工全过程；以药材生产过产生的传统非药用部位及中药制药等深加工产业化过程产生的固体及液体废弃物及副产物为研究对象，多途径挖掘其多元化潜在利用价值，努力提高资源的利用效率和经济效益，推动中药资源产业的绿色发展。中药资源化学学科的创立及其理论基础的日臻完善，进一步丰富了我国中药资源学理论体系和学科体系的创新发展，推动了药材规范化生产与品质提升、促进中药资源全产业链的提质增效和绿色发展。该新兴交叉学科现已建设成为国家中医药管理局重点学科。

黄璐琦、郭兰萍团队将中药资源学和现代生态学交叉融合,形成了中药资源生态学研究理论与方法技术体系。中药资源生态学主要研究内容包括中药资源自身的生态学理论与方法、中药资源品质形成的生态学研究、中药资源生产的生态学研究、中药资源保护与生态修复。在中药资源生态学研究理论框架构建的基础上,进一步深入分析中药生态农业现有理论与实践成果,提炼出中药生态农业的原理、存在的问题及今后发展的建议。为了深入阐释中药品质及与生态环境关系及机制,提出了中药品质生态学研究方向,中药品质生态学研究内容包括中药品质形成的生物学成因、药用生物分布、产地与生态因子的关系、优质药材产地生态适宜性与区划、生态系统调控对中药品质的影响等。

第三节 中药鉴定学

一、中药鉴定学学科形成与发展

中药鉴定学是在古代本草学和现代生药学的基础上发展起来的。1949 年后,我国中药事业进入迅速发展的时期。1953 年《中国药典》出版;李承祜(1952 年)、楼之岑(1955 年、1964 年)、徐国钧(1957 年)等多版生药学教材出版;1955~1965 年,由裴鉴、周太炎编著了《中国药用植物志》共八册;1959~1961 年中国医学科学院药物研究所等编著了《中药志》;随后又有《药材学》《中药鉴别手册》《中草药学》《中药大辞典》等著作问世。这些著作从不同侧面对中药的来源鉴别、性状鉴别、显微鉴别、理化鉴别作了详细的论述,为中药鉴定学的确立打下了坚实的基础。

1956 年,我国成立了北京、上海、广州、成都 4 所中医学院,以后相继建立 20 多所中医院校,中医药教育从此不断扩大和提高。1959 年,各学校相继成立了中药系,开设了中药专业,1964 年开设了"中药鉴定学"课程,并被确立为专业课。

1977 年,成都中医学院主编了我国第一本高等院校《中药鉴定学》教材,明确了中药鉴定学"是研究和鉴定中药的品种和质量,寻找和扩大新药源的学科",确定了中药鉴定学的任务和四大鉴别方法。其体例与内容记叙方式为以后的版本所采用,为中药鉴定学教材的更新打下了基础。从此,我国有了独立的中药鉴定学科。

此后,随着中药鉴定研究的发展、中药标准化的进程和《中国药典》的不断改进,《中药鉴定学》也不断发行新版本对内容进行充实和改进。多样性的教材繁荣了中药鉴定学的学科建设和发展。2002 年张贵君主编的《中药鉴定学》明确提出了制定中药质量标准是中药鉴定学的任务之一,因此,中药鉴定学包含继承中药学遗产并整理中药品种、鉴定中药的品种和质量、制定中药标准、寻找和扩大新药源四大任务。

1988 年,中国中医药学会成立了中药鉴定学会,以后召开了多次全国中药鉴定学术研讨会,推动了学术交流。1990 年,湖北中医学院和成都中医学院在武汉联合举办了第一次全国中医院校中药鉴定学教学研讨会。

在中药鉴定研究和学科发展的过程中,植物系统分类学、植物化学、生物化学、细胞生物学、遗传学及现代仪器分析等多学科理论和技术的应用,衍生和发展了一些新的学科,如中药资源学、分子生药学、中药材商品学、中成药分析、药用植物学、药用动物学、药用矿物学等,形成了中药鉴定学蓬勃发展的学科群。其中,中药资源学由于涉及资源品种、产量、生态和分布调查,涉及资源保护、资源生产和资源利用,尤其是涉及资源活性成分的生物转化和生物工程,正在发展成为一个新兴的产业学科。1949 年以来,在全国建立并完善了各级中药生产、监督和管理机构,对中药材、饮片和中成药的生产、销售进行质量管理。中药鉴定学等药学专业为这些机构培育了大量人才，并使教学与中药的生产实践和科研实践密切相结合，促进了学科的不断发展。

二、中药鉴定学研究进展及发展趋势

（一）中药鉴定学研究进展

1. 基原鉴定和本草考证 用系统分类学方法确定中药的原植物或原动物来源物种是中药鉴定方法的基础。古代本草或其他文献中所载的药物来源是当代用药的依据之一，对古今中药品种考证并探讨其历史的演变，实地对药材形态和原植物进行分类鉴定、结合临床应用和现代药理药化研究进行品种整理研究是发展临床用药的重要方法。1949 年以来经过本草考证的中药材品种有当归、黄芪等 200 多种。

在中药品种考证和整理的基础上，中药资源近缘种及系统分类也得到快速发展，例如，北京中医药大学完成了"八角茴香类和地枫皮类药的系统研究"，中国科学院西北高原生物研究所完成了"中国龙胆科植物的研究"。现代分子技术用于厚朴、芍药、苍术、白芷、栝楼、明党参、半夏、栀子、车前草等诸多药材的种内及种间关系研究，为中药资源的系统分类提供了遗传学证据。

《中国药典中药材及原植物彩色图鉴》收载植物来源的常见中药 491 种，精选植物及药材彩色图片共计 2300 余幅，真实、准确地反映了原植物生境、形态、药材性状，突出了原植物的鉴定特点，能大大提高读者对中药材原植物鉴别的认识水平，对从事药品检验教学、科研和生产、流通、使用等方面的机构和人员具有重要的参考价值。

2. 中药性状鉴定方法 经过我国历代医药工作者不断地积累和总结，形成了丰富的中药材性状（形、色、气、味）鉴别经验和方法。受国外生药学发展的影响，中药性状鉴定的知识和方法得到了进一步地完善与发展。20 世纪 50 年代后，融入了经验鉴别的中药性状鉴定方法成为中药鉴定方法的首选，并在传统经验鉴别的基础上，上升到现代中药性状鉴定的理论，形成如《中药材手册》《药材资料汇编》《药材学》《现代中药材商品通鉴》等著作。自 1953 年始《中国药典》均收载了药材的性状标准，为中药性状鉴定提供了法定依据。1977 年版《中药鉴定学》将现代生物形态学、分类学理论知识与传统药材的经验鉴别相结合，建立了中药性状鉴定方法的理论体系，把药材性状鉴定特征的鉴别要点归纳为形状、大小、表面、颜色、质地、断面、气、味 8 个方面。自 20 世纪 50 年代至今，我国学者出版了大量的药材及饮片彩色图谱，其内容详实，使中药性状鉴定的图文鉴定发展到了全盛时期。至今，中药性状鉴定方法仍为实用、快捷、有效的中药材鉴定方法。

随着计算机技术和仿生技术等的发展，许多新方法如仿生识别、三维图像鉴定等方法相继应用到中药材的鉴别中。如中药材三维组织结构的重建技术，将模式识别的原理和模式分类方法引入多目标识别过程，实现了中药形态组织三维动态显示及其形态学参数测定；中药微性状系统鉴定法利用体视显微镜、生物显微镜和袖珍显微镜等结合适合的电脑软件，观察、拍摄药材表面的细微特征信息，根据药材表面反映出的不同信息特征实现中药材鉴别的方法；新型微形态特征发掘，如双子叶植物的叶脉特征具有分类学价值，如鬼针草与易淆品白花鬼针草的鉴别。

仿生识别是模仿动物的某一功能，把被认识的一个个事物转化为一组数，对应为某特定高维空间的一些点，然后用高维空间几何方法来计算这些点的位置关系，并加以对同一类事物分布点的几何计算分析和最佳化点覆盖识别。中药材传统的感官鉴定，经验和主观性强，难以客观化和标准化界定。现有的仿生识别技术可弥补这方面的不足，如嗅觉仿生（电子鼻）、味觉仿生（电子舌）、视觉仿生等。

嗅觉仿生技术是根据动物嗅觉原理，将传感器技术与电子学和计算机技术结合，模仿人类后脑部嗅上皮细胞的工作模式，实现对气味的检测。中药材气味的香臭浓淡，是传统鉴别的重要依据。已成功应用电子鼻技术区分了茯苓、牡蛎、龙骨、八角茴香、白豆蔻、川芎、丁香、荆芥、肉桂、防风类、柴胡类、人参与西洋参等药材。

味觉仿生技术是模仿人类味觉细胞和受体传感的工作模式，实现对液体"味道"的检测。感受到的不同的化学物质，采集各种不同的信号输入计算机，计算机代替生物系统中的大脑功能，通过软件进行分析处理，从而针对不同的物质进行区分辨识，最后给出各个物质的感官信息。传感器阵列中这种味觉传感器具有高灵敏性、可靠性、重复性，同时可以对一些成分含量进行测量。电子舌可对酸、甜、苦、辣、咸 5 种基本味感进行有效的识别，目前，该技术在饮料鉴别与区分、酒类产品区分与品质检测、农产品识别与分级、航天医学检测、制药工艺研究、环境监测等中有较多应用。但在中药材鉴定方面报道较少。

视觉仿生是一种基于仿人眼视觉特性的视觉检测和目标识别体系结构及感知计算模式。利用色差计内部的标准光源照明被测物体，在整个可见光波长范围内进行一次积分测量，得到透射或反射物体色的三刺激值和色品坐标，并通过计算机系统给出两个被测样品之间的色差值。《中国药典》（2000 年版）开始将色差法测定药品溶液颜色收入附录中。对于中药材鉴定的研究目前集中于中药炮制品的描述判别，如槟榔及其炒制品判断的数学判别模型。目前，各种仿生识别方法还处于探索阶段，在中药材真伪鉴定和质量检测方面还有很多基础工作需要研究，但显示了较好的应用前景。

3. 显微鉴定方法　细胞的生物学地位确定后，显微镜逐渐成为植物药鉴别的重要手段。显微鉴定的方法包括观察组织结构和粉末特征，是植物类中药鉴定研究的重要内容。1951 年徐国钧发表了 101 种药材粉末鉴定的检索表，开创中药粉末鉴定的先河；此后陆续对 400 余种中药进行了显微鉴别研究，并将其技术运用到中成药的鉴别中。1986 年，《中药材粉末显微鉴定》正式出版。

《中国药典》（1977 年版）开始收载显微鉴别内容。《中国药典》（2010 年版）较 2005 年版新增显微鉴别 374 项，达到总共 713 项。随着现代电子仪器的广泛应用，偏光显微镜、扫描电子显微镜等技术的迅速发展，显微鉴定技术近几年已从原来普遍使用的单一放大技术，发展成为将多种显微及电子技术相互结合的一种综合型新技术，能够对中药材进行多元素、多角度地分析，并已逐渐应用于中药材显微鉴定与质量控制中，为中药显微鉴定提供了新的依据。

4. 中药化学鉴定　中药的物质基础是其所含的化学成分。中药材所含成分复杂多样，化学鉴定通常选择少数有特征的化学成分或者以化学成分的整体构成特点作为鉴定依据。早期的中药理化鉴定多依据一类成分具有的化学特性，如特定的显色反应等。薄层色谱（TLC）方法采用对照品、对照药材或对照提取物进行随行对照鉴定，得到应用和普及。随着色谱分离、分析技术的发展，高效液相色谱法（HPLC）、气相色谱法（GC）、高效毛细管电泳（HPCE）等方法及与光谱联用技术的发展，可更精细和准确地反映中药材化学组分数和量等特征。成为中药材鉴定和质量控制的有效方法。而以混合组分整体特征分析见长的光谱技术，如红外光谱、紫外光谱、荧光光谱、拉曼光谱等技术在中药材鉴定中也显露出其独特的优势。

5. 中药分子鉴定　一般是指依据大分子（核酸和蛋白）特征的鉴定。按鉴定特征可分为核酸分子鉴定和蛋白质分子鉴定两大类，由于中药样品的特殊性，核酸分子鉴定主要集中于 DNA 分子鉴定。DNA 分子鉴定需要解决的问题有：中药材 DNA 提取试剂盒以及 PCR 扩增试剂盒的研发；制定中药材 DNA 条形码鉴定的技术标准，完善条形码数据库和鉴定平台；建立 DNA 条形码转换为二维码的技术标准，并将其推广应用到中药生产、流通和药品监管等领域。由于中药品种复杂多样，其他分子鉴定方法，如蛋白鉴定方法、基因芯片、特异引物 PCR 鉴定技术等，也将在中药材鉴定中发挥重要作用。

6. 中药生物鉴定　是对中药所含化学物质的生物效应（药效、活力或毒力）测定或对生命信息物质（DNA、蛋白质、细胞结构等）的识别，以达到品质鉴定目的的一种方法。常用的方法有免疫鉴定法、细胞生物学鉴定法、生物效价测定法、单纯指标测定法、DNA 遗传标记鉴定法、mRNA 差异显示鉴定法等。不同动植物药材含有不同的特异蛋白，免疫鉴别即用动植物所含的特异蛋白制备的特异抗体与待检品中的特异抗原结合产生沉淀反应来鉴别药材的真伪。该技术适用于亲缘关系比较接近的动物药的鉴别。国内学者采用免疫电泳法及琼脂免疫扩散法准确鉴定了虎、豹等多种动物的骨骼，还能将豹骨进一步鉴定为雪豹、石豹或金钱豹，这说明免疫鉴定方法是一种特异性很强的鉴别法。对活性物质不明确的中药，生物效应测定是评价质量常用的方法。常用的有抗菌效价和溶血指数测定等。肖小河等依据中药药性理论和热力学理论，提出基于生物热动力表达的中药质量生物效价评价方法。不同中药作用于微生物生长代谢的热功率谱图和热动力学参数可作为中药生物检测的定量指标。以大肠埃希菌、金黄色葡萄球菌、痢疾杆菌等细菌为观察对象，研究了不同种质的板蓝根、不同产地的黄连对菌株的不同生物热力学表达影响，表明该方法可用于鉴定不同品种、不同产地、不同生长年限的药材等。在《中国药典》（2010 年版）一部中，用抗凝血酶活性来评价水蛭药材的有效性，并规定每 1g 水蛭抗凝血酶活性应不得低于 160U，柳叶蚂蟥和蚂蟥的活性应不低于 30U。

（二）发展趋势

传统的药材鉴定方法（来源鉴定、性状鉴定、显微鉴定和理化鉴定）在保证临床用药安全有效方面有着不可替代的重要作用，对推动中药鉴定学的发展有非常重要的影响。近年来分子鉴定技术在中药基原植物和药材鉴定方面取得了突出成绩。由于中药品种复杂多样，分子鉴定方法将在中药材鉴定中发挥重要作用。中药鉴定随商品生产的发展而不断发展，鉴定技术随物理、化学、数学、生物学和计算机学科的发展而不断提高，在当前我国大力加强中药研究和加速中药现代化的进程中，中药的准确鉴别仍然是确保中药科学研究的结果可靠，确保中药材和中成药质量可靠必不可少的工作。随着现代科学的不断发展和新技术的不断出现，中药鉴别工作者应在保留和继承传统的、有价值的鉴别技术的基础上，不断研究和发展中药的现代鉴别技术，使中药鉴别研究的内容更为丰富、更为完善，以不断满足整个中药事业发展的需要，为中药现代化作出应有的贡献。

第四节　中药制剂学

一、中药制剂学学科形成与发展

1949 年后，政府高度重视中医药事业，制定了以团结中西医和继承中医药学为核心的中医政策，提出了发展中医药的"系统学习，全面掌握，整理提高"的方针，中医药事业发展取得了巨大成就。在中医药大发展的背景下，中药药剂学作为完整的学科概念也得以在 20 世纪 50 年代被提出，80 年代中期，由北京中医药大学主编的首部全国中医院校统编教材《中药药剂学》问世，使得中药药剂学正式成为中药专业的主干和桥梁学科。近年来，随着现代科学技术的发展和国际学术交流的深入，药剂学的分支学科如工业药剂学、物理药剂学、生物药剂学和药物动力学也在不断渗透，使中药药剂学科内涵不断充实。尤其是"九五"以来，"十五""十一五""重大新药创制"等一系列重大科技计划的实施，促进了中药药剂学术水平的不断提高，推进了科教与生产实践的结合，在提高中成药研究生产水平，促进中成药走向世界等方面起到了重要作用。

二、中药制剂学研究进展及发展趋势

中药药剂学学科紧紧围绕中药制剂的设计、制备技术、评价技术等方面的关键科学问题，在中医药理论指导下，充分借鉴现代药剂学的技术方法，形成、完善和突破了一批具有推广应用价值的关键共性技术和理论，提高了中药药剂学的理论内涵与技术水平，推动了中药药剂学学科的发展进步。如构建了基于"证（病）-方-剂"对应思想的中药复方多元释药设计理论、基于"组分结构"的中药多元释药系统设计理论、中药生物药剂学分类系统学说；构建了基于中药特性的系列释药技术。如中药多组分缓释制剂技术、中药经皮给药制剂技术、中药纳米晶体给药技术、中药脉冲给药技术、中药结肠定位技术、中药靶向给药技术等。

中药多组分缓释制剂技术根据中药多成分复杂体系的特点，利用多元控制技术调控药物的胃肠道吸收转运，程序化地释放到靶部位，同时保证药物的吸收，使各成分释药单元在靶部位发挥最大化整体效应。中药多组分缓控释制剂技术既符合了中医药多成分的整体观，又体现了各成分性质差异化释放的特点。

中药微/纳米粒载体给药技术为改善药物的口服吸收，提高其口服生物利用度，形成了微乳、微球、脂质体、纳米粒子等微载体递送技术，开展了丹参酮ⅡA、盐酸小檗碱、榄香烯、水飞蓟宾、灯盏花素等中药有效成分的微粒给药系统研究。然而，中药口服微载体递药系统的研究仍然以中药单体成分为主，进一步深入以有效部位或复方作为中药微载体制剂研究更具有现实意义，同时更能体现中药的特色优势。

第五节　中药药理学

一、中药药理学学科形成和发展

20世纪70年代，药理学家周金黄教授提出"向中西医结合的药理学前进"的口号，呼吁创立中西医结合药理学，指出要从中医中药理论出发，研究和阐明中药药理作用的思想。此时中国在单味中药的药理研究方面已积累了大量的知识。1982年，国家组织编写了《中药药理学》教材，把中药药理学正式列为一门重要专业课程，推动了学科的发展。1985年10月，中国药理学会的中药药理专业委员会正式成立，同时确立了中药药理研究的方向。1985年，王筠默编著出版了《中药药理学》，标志着中药药理学科正式形成。1990年，国家教委正式批准中药药理学科本科专业。1992年由成都中医药大学、南京中医药大学在全国首批招收五年制中药药理专业本科生，这标志着中药药理学科教育体系的建立。

几十年来，研究人员厘清了该学科与中医药理论结合的紧密性，并由此制定了在中医药理论指导下探讨发现中药及其复方药理作用的指导方针。在方法上突破了药理学固有的模式，创立了符合中药自身特点的药理研究方法和技术、血清药理与血清药化学的结合技术、中药复方药代动力学的研究技术等。

自20世纪末，清华大学介入中药现代化研究，利用自身综合学科优势，在分子生物学技术与信息技术的支撑下，探讨了青蒿素、小檗碱、栀子苷等药理作用的分子靶点，探索并建立了网络中药作用分子靶点整合模式等，上述成果在国外学术界产生了较大的影响。

二、中药药理学研究进展及发展趋势

中药药理学科的建立与发展，极大地推动了中药的现代研究，使得许多过去已临床使用的经验得到了试验数据的支持，极大地加强了国际学术界的交流性。与此同时，通过中药药理研究，一些中药及其经内复方还获得了新的发现。创新药物的研究离不开中药药理的技术。一些有价值的中药新药的研究与发现，也推动了我国的中药制药产业，中药制药业GDP不断提升，表明其在促进国民经济的发展中所起到的重要作用。

在早期中药药理学者们解决的药效作用的确证及特点的基础上，目前更突出其分子机制的研究，同时更强调与中医药理论结合，并能在一定程度上阐明中医药相关理论。由此，中药的药性理论，符合中医证候的中药药理等将是今后一段时间内着重探讨的命题。

第六节　天然药物化学

一、天然药物化学学科形成和发展

天然药物来自植物、动物、矿物，并以植物来源为主。《本草纲目》（明·李时珍）中记载了1892种天然药物。《本草纲目拾遗》（清·赵学敏）又补充了1021种。随着科学技术的进步，医疗实践的发展以及各国家、地区和民族间文化交流的扩大和渗透，天然药物的数量还在不断增加。如《中药大辞典》共收载中药5767味。其中包括植物药4773味、动物药740味、矿物药82味以及传统作为单味药物使用的加工制成品（如升药）等172味。此外，近年来，人们对占地球表面积2/3的海洋中所含的天然药物资源给予了更大关注，出现了许多可喜的苗头。又如随着生命科学的进步、人体自身功能调节系统的不断阐明，许多内源性生理活性物质相继被发现。

天然药物之所以能够防病治病，物质基础（即通常所说的有效成分）是其根本。一种天然药物可能含有结构不同、性质各异的多种化学成分。如中药麻黄中含有左旋麻黄素等多种生物碱以及挥发油、淀粉、树脂、叶绿素、纤维素、草酸钙等化学成分；中药甘草中则含有甘草酸等多种皂苷以及黄酮类、淀粉、纤维素、草酸钙等成分。左旋麻黄素具有平喘、解痉作用；甘草酸则具有抗炎、抗过敏、治疗胃溃疡等作用。上述两种化学成分分别被认为是中药麻黄和甘草的代表性有效成分。而天然药物中所含的淀粉、树脂、叶绿素等则被认为是无效成分或杂质，在加工过程中应设法除去。研究天然药物中的化学物质及其问题的这门学科，称为天然药物化学（medicinal chemistry of natural products）。

众所周知，生物与环境的相互作用造就了生态系统的平衡。自然选择成为生物进化的动力。人与自然环境的和谐统一，谓之"天人合一"。此"统一"也造就了人体内的阴阳统一，如果失衡，人就要生病。天然药物的作用机制之一就是纠正"失衡"，恢复"平衡"或通过此过程而达成新的"平衡"。在此过程中，生命对生命、生命对非生命的适应起到了重要作用。生存环境的变化、植物病虫害、动物疾病和人类疾病等使人们自觉和不自觉地采取某些手段恢复这些不正常的状态，药物就是其选择手段之一。自古以来，人类就在自然界中寻找着被称为"药"的一类物质，这种来自天然的"物质"就是所谓的"天然药物"（natural medicines）。

天然药物化学发展的初期阶段是以发现和分离化学成分为特征的。早在公元281年至341年，晋代葛洪就总结了"炼丹术"，写出"抱卜子"，实为天然药物化学的奠基人。明代李梴的《医学入门》（1575）中记载了用发酵法从五倍子中得到没食子酸的过程："五倍子粗粉，并矾、曲和匀，如作酒曲样，入瓷器遮不见风，候生白取出"。《本草纲目》39卷中则有"看药上长起长霜，药则已成矣"的记载。此处的"生白""长霜"均为没食子酸生成之意，故为世界上最早制得的有机酸。后来，瑞典科学家舍勒（K. W. Schelle）于1769年将酒石酸转化为其钙盐，再用硫酸分解制得酒石酸。其后，此人又相继完成了苯甲酸（1775）、乳酸（1780）、苹果酸（1785）、没食子酸（1786）的分离；1806年人们从阿片中分离出吗啡；1815年发现蔗糖和酒石酸的光学活性；1820年从金鸡纳树皮中分离奎宁（quinine）；1826年从血液中分离氯化血红素；1828年从烟草中分离烟碱（nicotine）；1832年从人参中分离胡萝卜素（carotene）；1885年从麻黄中分离麻黄碱（ephedrine）；1901年获得肾上腺素（adrenaline）结晶；1910年发现维生素B_1；1928年发现青霉素（penicillin）等。依米丁（emetine）、士的宁（strychnine）、秋水仙碱（colchicine）、小檗碱（berberine）、阿托品（atropine）、可卡因（cocaine）等生物碱也是在19世纪发现的。

19 世纪末，化学家开始分离、纯化和最终分析活细胞中产生的化合物。结构信息主要是通过反应模式、元素分析及降解到已知结构碎片等步骤获得的。而上述工作的完成通常需要合成化学的配合，由此也带来了化学合成技术上的革命。一系列新的合成路线的设计和特异进行的天然化合物的化学合成极大地促进了有机合成的发展。此阶段天然药物化学最突出的贡献就是对生物合成物质的识别。天然产物化学家和有机化学家对于已确定的大量天然化合物的结构按照生源、生物活性或结构类别进行分类，在快速而正确地鉴定结构过程中，朦胧时期的生物信息学发挥了重要作用。化学家们的创造性和直觉不断地揭示出不同化合物的生物合成途径，如萜类化合物的生物合成基本单元——甲戊二羟酸的阐明，生物碱源自 α – 氨基酸等。因此，各类天然化合物的生物合成奥秘被逐渐揭示，不同类别的次生代谢产物具有不同的生物合成途径。而前体化合物和中间体的鉴定，则可揭示细胞内酶催化的反应均有其相应的物质基础，其机制可以通过已知的有机化学反应机制来解释，甚至发现新的反应机制。

色谱技术用于天然化合物的分离、分析和生物活性试验则是 20 世纪天然药物化学迅速发展的主要特征。早在 1906 年，俄国植物学家茨维特（Tsweet）以碳酸钙为吸附剂，石油醚为洗脱剂，通过柱色谱技术分离纯化植物叶的化学成分，得到 6 个色带，并首次提出了"色谱"概念。1931 年德国的 Kuhn和 Lederer 再现了茨维特的试验，并用氧化铝和碳酸钙分离了 α – 胡萝卜素、β – 胡萝卜素和 γ – 胡萝卜素，从此色谱技术开始得到重视。1940 年人们发明了液 – 液色谱法。1941 年提出用气体代替液体作流动相。由于 James 和 Martin 提出了从理论到实践的气 – 液色谱技术，获得 1952 年的诺贝尔化学奖。

1957 年，毛细管柱气相色谱问世。20 世纪 60 年代末发明高效液相色谱法，80 年代初出现超临界流体色谱法，90 年代发明了毛细管区带电泳法。毋庸置疑，上述色谱技术的发明和发现将在 21 世纪的天然药物化学领域发挥其不可替代的重要作用。

1944 年，Perkin – Elmer 公司生产了世界上第一台红外光谱仪，并于 20 世纪 50 年代初开始应用于天然化合物的结构研究，开创了现代谱学技术应用于天然化合物结构研究的第一个里程碑。1952 年从蛇根木中分离得到利血平（reserpine）。其后美国化学家 Woodward 在其发表的利血平论文中附带 30 多幅红外光谱图。目前，各种型号傅里叶变换红外光谱仪的相继问世，使检测样品量少至微克级。

20 世纪初叶，第一台质谱仪诞生，从 EI、CI 到 FAB、ESI、MALDI 等软电离技术的出现及后两者与 TOF 检测的搭配，质谱仪对于测定天然化合物的分子量和分子组成的不可替代性已得到人们的普遍认可。

第一台 30MHz 连续波核磁共振波谱仪于 1953 年诞生，20 世纪 70 年代初人们又推出脉冲傅里叶变换核磁共振波谱仪，300、400、500、600、800、900MHz 已在天然药物化学领域广泛应用。虽然仅 50多年的发展历史，但其发明者已两次获得诺贝尔奖：1952 年布洛赫（Felix Bloch）因为"发展了核磁精密测量的新方法以及一些有关的发现"与珀塞尔分享诺贝尔物理学奖；1991 年恩斯特（Richard R. Ernst）由于"在高分辨率核磁共振波谱学研究中作出的划时代的贡献"而再度获诺贝尔化学奖。由于 NMR 可以用多核、多维 NMR 方法来确定小分子化合物、蛋白质、多糖、核酸等的三维空间构象，故目前几乎没有一个新的天然化合物的结构确定不是由 NMR 来完成的。

近年来，多种色谱和光谱技术的联用又为天然药物化学成分的结构鉴定提供了更快捷、有效的手段。如气相色谱 – 傅里叶变换红外光谱联用技术（GC – IR）、气相色谱 – 质谱联用技术（GC – MS）、高效液相色谱 – 傅里叶变换红外光谱联用技术（LC – IR）、高效液相色谱 – 质谱/质谱联用技术（LC – MS/MS）、高效毛细管电泳与电喷雾电离质谱的在线耦合、高效液相色谱 – 核磁共振波谱联用技术（LC – NMR）等已在天然药物化学研究中得到越来越多的应用。

总之，世界科学技术的持续发展为天然药物化学发展创造了极为有利的条件，孕育了天然药物化学学科的诞生，更促进了该学科的快速发展。

二、天然药物化学的研究内容

天然药物化学是运用现代科学理论与方法研究天然药物中化学成分的一门学科。其内容包括各类天然药物化学成分（主要是生理活性成分和药效成分）的结构特点、物理/化学性质、提取/分离方法以及主要类型化学成分的结构鉴定知识。此外，也涉及主要类型化学成分的生物合成途径等内容。

（一）常见的天然药物化学成分

1. 苯丙素类　天然成分中有一类苯环和 3 个直链碳连在一起为单位（C_6—C_3）构成的化合物，统称苯丙素类（phenylpropanoids）。主要类别包括苯丙烯、苯丙醇、苯丙酸及其缩酯、香豆素、木脂素、木质素。如绿原酸（咖啡酸与奎宁酸结合成的酯）属苯丙酸类，具有抗菌、保肝活性；秦皮中的七叶内酯及其苷属于香豆素类，具有治疗痢疾的作用；蛇床子中的奥斯脑可抑制乙肝表面抗原。

2. 醌类　分为苯醌、萘醌、菲醌、蒽醌四类。用于治疗心脏病、高血压、肿瘤等疾病的辅酶 Q_{10} 就属于苯醌类，具有抗菌、抗癌作用的胡桃醌就属于萘醌类，丹参中具有抗菌及扩张冠状动脉的有效成分丹参醌 II A 就属于菲醌类，大黄中具有抗菌消炎的有效成分大黄酸就属于蒽醌类。

3. 黄酮类　是一类重要的天然有机化合物，分布广、数量大，其不同的颜色为天然色素家族添加了更多的色彩，生理活性也是多种多样。如槐米中含的芦丁有维生素 P 样作用、大豆中的大豆素具有雌激素样作用。

4. 萜类和挥发油　凡是由甲戊二羟酸衍生、且分子式符合 $(C_5H_8)_n$ 通式的衍生物均称为萜类化合物，其烃类化合物常称之为萜烯。开链萜烯具有 $(C_5H_8)_n$ 通式，碳原子数一般为 5 的倍数，而氢的比例多数不是 8 的倍数。绝大多数萜类化合物为含氧衍生物，包括醇、醚、酮、酸、酯、内酯、亚甲二氧基等含氧基团。有的萜类化合物以苷的形式存在，如环烯醚萜苷类成分；有的萜类化合物分子中含有氮原子，称为萜类生物碱，如乌头碱。萜类化合物在自然界分布十分广泛，种类繁多，是各类天然物质中最多的一类成分。

萜类化合物的生物活性也十分重要。如香叶醇，有抗菌作用；薄荷酮有平喘、止咳、抗菌的作用；龙脑有发汗、兴奋、镇静、驱虫等作用；紫杉醇为 20 世纪 90 年代国际上抗肿瘤药三大成就之一，临床用于治疗卵巢癌、乳腺癌和肺癌疗效较好，颇受医药界重视，临床需求量较大。

挥发油又称为精油，是存在于植物中的一类具有芳香气味、可随水蒸气蒸馏出来而又与水不相混溶的挥发性油状成分的总称。挥发油为混合物，其组分较为复杂，一种挥发油常常由数百种成分组成。

5. 三萜及其苷类　多数三萜类衍生物的基本骨架是由 6 个异戊二烯单位、30 个碳原子组成的。有的以游离的形式存在，有的则与糖结合成苷的形式存在，该苷类化合物多数可溶于水，水溶液振摇后产生似肥皂水溶液样泡沫，故被称为三萜皂苷，该类皂苷多具有羧基，所以有时又称之为酸性皂苷。在植物界中分布广泛，种类繁多，大部分分布于五加科、豆科、桔梗科、远志科等。具有抗炎、抗肿瘤、抗菌和抗病毒、降低胆固醇、抗生育等生物活性。

6. 甾体及其苷类　甾体是天然存在的一类化学成分，种类很多，但结构中都具有环戊烷骈多氢菲的甾核。具有抗炎、抗肿瘤、抗生育等方面的活性，如剑麻皂苷元。

7. 生物碱　是一类重要的天然含氮类化合物。多数教材将生物碱定义为一类来源于生物界（以植物为主）的含氮的有机物，多数生物碱分子具有较复杂的环状结构，且氮原子在环状结构内，大多呈碱性，一般具有生物活性，如麻黄碱、小檗碱。

（二）天然药物化学成分的提取分离方法

一般来说，天然药物化学的研究都是从有效成分或生理活性成分的提取、分离工作开始的。当然，在开始研究工作之前，还应对所用材料的基原、产地、药用部位、采集时间与方法等进行考察，并系统查阅文献，以充分了解前人工作，避免重复劳动，提高工作效率。

从天然药物中提取天然活性成分的方法有溶剂提取法、水蒸气蒸馏法、升华法等。提取后再根据活性成分的性质，采取不同的精制方法。如用碱提酸沉法提取黄酮、蒽醌类酚酸性成分；大孔树脂吸附分离技术已成功地应用于天麻、赤芍、灵芝等中草药的提取、分离工作等。

（三）天然药物化学成分的结构研究方法

从天然药物中分离得到的单体即使具有很强的生物活性和很低的毒性，但如果其化学结构不清楚，则无法进一步开展其药效学、毒理学、药理学、药学等相关研究，也不可能进行人工合成、结构修饰或改造，故结构研究是天然药物化学的一项重要内容。

天然药物化学成分的结构研究难度较大，这是因为与合成化合物相比，后者起始原料已知，在一定反应条件下可预知其反应产物。但天然药物化学成分则不然，即使不是新化合物，其"未知"因素仍然很多。另外，对于某些超微量生理活性物质来说，因为得量甚少（有时仅几微克），故难以采用经典的化学方法进行结构研究，而不得不主要依靠光谱学分析的方法解决问题，并充分利用文献数据进行比较鉴别，以推断天然药物单体的化学结构。

天然药物化学成分结构研究的基本顺序如下。①初步推断化合物类型：一般包括化合物的理化性质测定，文献调研以及配合使用 TLC/PC 等方法。②测定分子式，计算不饱和度：可首先选用元素组成分析，如 C、N 等元素的测定。如果条件允许，也可选用高分辨质谱（high resolution MS，HR - MS）测试法等。③确定分子中含有的官能团/结构片段/基本骨架：一般来说，可选择 IR、UV、MS、NMR 等谱学方法来推测分子中含有的结构片段或基本骨架。④推断并确定分子的平面结构：首先应进行文献调研，然后进行光谱测试，综合分析后往往可得到初步结果。⑤推断并确定分子的立体结构：目前，天然药物化学成分的立体结构确认难度已大大降低，人们利用 CD（circular dicroism，圆二色谱）/ORD（optical rotatory dispersion，旋光光谱）、NOE/NOESY/2D - NMR、X - ray 等技术和方法，往往可达到确认其立体结构之目的。

（四）天然药物化学的任务

天然药物悠久的应用历史和临床经验，为天然药物化学的发展奠定了坚实的基础。随着人类社会的进步和科学技术的飞速发展，特别是计算机、信息技术和分子生物学等相关学科的诞生、发展及在天然药物化学中的应用，赋予了本学科新的内涵，使其成为一门极具发展潜力和生机的学科。天然药物化学的主要任务有以下五点。

1. 探明天然药物中作为药效物质基础的化学成分 探讨天然药物中所含有的具有防病治病作用的有效成分，揭示天然药物防病治病的物质基础，为保证天然药物的临床疗效、安全用药、质量控制提供理论依据。

2. 研究天然药物化学成分的类型、理化性质 寻找快捷、有效、先进的天然药物活性成分的提取、分离方法，为选择合适的天然药物剂型和分析检验方法提供科学资料。

3. 研究天然药物化学成分的结构鉴定方法 在分子水平上揭示天然药物中化学成分的结构信息，了解其有效成分的化学结构与机体细胞间的相互作用的关系，即构效关系，为创制高效、低毒、安全可控的临床新药奠定理论基础。

4. 新药研制 在研究清楚天然药物活性成分构效关系的基础上，探索研制开发新型药物的途径和方法，包括必要的结构改造和化学修饰，乃至全合成，已成为药物学家、化学家的首要任务，也是中药现代化的重要目标之一。

5. 阐明天然药物中主要有效成分的生物合成途径 此项任务十分重要，但由于此项研究属于基础或应用基础研究，需要多学科合作和政府有关部门的大力支持。近年来，我国科学家已经开始涉足该领域，并已取得初步成果。

三、天然药物化学与中药现代化

广义的中药现代化的内容应包括：①研究的对象是中药（天然药物），且仍然是在中医理论指导下应用的；②中药现代化需要对中药的基本内容给予现代科学的宏观阐述和微观解释。总之，中药现代化就是将传统的中医药理论、优势及特色与现代科学技术相结合，并借鉴国际通行的医药标准和规范，研究开发安全、有效、可控、符合国际市场准入要求的中药产品，以适应当代社会发展的需求。狭义的中药现代化是指：根据中医药理论，应用现代科学技术、新工艺、新辅料、新设备，研究现代中药。

围绕实现中药现代化这一目标，专家们一致认为可以采取下述措施。

1. 加强中药药效物质基础的研究　中药药效物质基础是制约中药现代化发展的瓶颈，也一直是中药科研的热点和难点。任何一种中草药所含成分成百上千乃至上万，更不用说中药复方成分的复杂性了。因此，可采取"去粗取精、去伪存真"的方法筛选中药活性物质，在肯定其药效的情况下，可采用现代分离方法除去无效及有害成分，最大限度地保存中药的有效成分。

2. 加强中药提取、分离、分析共性技术平台的建设　建立规范化的中药提取、分离、分析共性技术平台，是中药现代化的重要基础，也是中药现代化的重要标志。在中药现代化中，一方面不仅要积极采用新方法、新技术、新工艺，而且要加强对新技术应用的科学性和合理性等的基础研究；另一方面对简单易行的中药传统提取分离分析技术实现规范化、自动化和智能化改造和提升，以保证制剂质量和临床疗效的稳定性。

建立中药系列标准和规范，可以借鉴国际通用的医药标准和规范，逐步使之建立并成为传统药物研究开发的国际标准与规范。

3. 加强新药开发的临床试验　在中药研制和审评中，重基础（药学、药理、毒理）、轻临床的现象较普遍，新药临床试验的中心地位尚未得到应有的重视，新药上市后的临床再评价更是稀有。鉴于中医药的优势与劣势，目前中药新药临床试验普遍采用与西药并无二致的临床试验策略，可能会抹杀中医药治病的特色和优势，损害中医药医疗地位和作用。为了突出中医药的特色和优势，中医药临床适应证定位及临床试验方案设计非常重要。中药临床试验治疗方案既可采取单独治疗，又可考虑联合治疗（特别是与西药联合）；既可重在对抗治疗，也可强化辅助治疗；既可采取序贯治疗，也可考虑替代治疗（中药替代西药）。中医药治疗指数既要重视有效性，也要重视安全性；既要考察近期效果，更应考察远期效果。

因此，天然药物化学在继承和发扬祖国传统医药学中具有举足轻重的作用，占有极其重要的地位。

（周　群　罗娇艳　郑俊霞）

第五章 药物化学

第一节 概 述

一、药物与药物化学

药物是指用于预防、治疗、诊断疾病，或调节人体功能，提高生活质量，保持身体健康的具有明确功效的活性物质。根据药物的来源和性质不同，可分为中药、化学药和生物药。其中，化学药是目前临床应用占比最高的药物，也是药物化学研究的主要对象。

药物化学是建立在多种化学学科和生命科学学科基础上，设计、合成和研究用于预防、诊断和治疗疾病的药物的一门学科，是连接化学与生命科学并使之融合为一体的交叉学科。药物化学是一门发现与开发新药、设计和合成化学药物、阐明药物化学性质、研究药物分子与机体生物大分子之间相互作用规律，以及药物的化学结构与生物活性（如药理活性、毒性等）之间的关系（构效关系，QSAR）等多方面的综合性学科，是药学领域中重要的学科。随着现代科学技术的快速发展，特别是近年来信息学、计算机及分子生物学等学科的发展成果又充实了药物化学的内容，使其成为一门极具生气的朝阳学科。

二、药物化学的研究内容

药物化学是在药学领域对药物及其活性进行研究的一门重要学科，其研究内容主要包括以下几个方面：基于生物学科研究所揭示的潜在药物作用靶点（target）并参考其内源性配体或已有活性物质的结构特征，设计新的药物结构分子；研究化学药物的制备原理、合成路线、工艺及其稳定性；研究化学药物的化学结构与生物活性（毒性、代谢）之间的关系等；寻找和发现新药。

三、药物化学的任务

药物化学的研究任务主要包括：寻找和发现新药，不断探索新药研究和开发的途径与方法；综合运用多种学科的理论知识，研究化学结构与生物活性之间的关系，研制出疗效好、毒副作用低的药物；为生产药物提供先进、合理、经济的方法和工艺；为合理、有效利用已知的化学药物提供理论基础；通过研究药物的理化性质和化学稳定性，为后续工作如药物剂型的设计、药物的分析检验以及保管贮存等提供理论依据；通过对药物代谢产物进行分离鉴定，为进一步认识药物在体内的动力学过程，明确代谢产物及其可能产生的生物效应提供化学基础。

四、药物化学的发展历史

人类对药物的使用由来已久，可以追溯至几千年前。人类祖先不但利用植物治疗疾病，还从动物、矿物、微生物中寻找药物。不过在这期间，人类只能原始地利用自然条件，满足医学治疗的需求，直到19世纪，人们才从植物中寻找到有效成分，为"药物化学"的形成建立了基础。1805年，从阿片中提取了吗啡，随后陆续提取了许多生物碱类化合物，包括木鳖碱、胡椒碱、咖啡因、秋水仙碱、阿托品等。尽管如此，在19世纪中叶以前，纯生物碱仍然很少被人们使用。

1899 年，解热镇痛药阿司匹林的上市，标志着化学合成药物的诞生。

随着生物化学、药理学的发展，药物化学家开始研究药物结构与药效之间到底存在什么样的关系，提出了"药效团"和"构效关系"的概念。寻找药效团，对复杂的天然化合物进行结构改造，以期发现更理想的药物。例如，人们在吗啡结构基础上，进行结构修饰和改造，寻找到了一些成瘾性低的半合成及全合成镇痛药；为了克服可卡因的成瘾性和不稳定性，对其结构进行改造，发现了苯甲酸酯类局部麻醉药；20 世纪 40 年代，采用生物电子等排体原理，设计了具有酰胺结构的利多卡因，开始了酰胺类局部麻醉药的发展，至今已有多种该结构类型的药物。从 20 世纪 30 年代到 60 年代，是药物化学飞速发展的时期，大量合成药物上市。

在这一期间，从动物体内分离出一些内源性生物活性物质，为研究药物的作用机制提供了很大帮助，也为后来的药物设计提供了一些先导化合物。20 世纪 80 年代，基因工程技术用于药物生产，对医药工业产生了深远影响。经历了 100 多年的发展，目前药物化学已经成为一门综合性学科。

1929 年，美国弗来明（Fleming）博士报告发现了青霉素；1932 年，Raistrick 博士报告青霉素提取方法；1941 年，Forey、Chain、Heatley 等博士先后发现青霉素粗制品有抗感染效果。随后，青霉素被应用到临床治疗感染性疾病。1942 年，Waksman 在美国细菌学会提出"抗生素"一词，至此，抗菌药物时代来临。1945 年至 1947 年以后，青霉素开始在临床普遍使用。在青霉素临床应用的同时，科研人员先后于 1944 年发现链霉素，1947 年发现氯霉素，1948 年发现金霉素，1949 年发现土霉素，1951 年发现红霉素。这些新型抗菌药物都来自细菌和真菌。后来，随着化学合成技术的发展，在弄清自然来源的抗生素的结构后，人们开始生产半合成抗生素，许多半合成抗生素加入了抗感染队伍中。

近代药物化学的迅速发展还得益于合理的药物设计。药物进入生物体内后，随着体液转运到作用部位，与相应的靶点结合形成复合物，从而引起人体微环境产生与药效有关的一系列生理效应。合理药物设计就是依据靶点的三维结构直接设计与其结构相匹配的活性配体，或者根据点的内源性配体的结构特征寻找设计合理的药物分子。随着分子生物学、免疫学、遗传学、结构化学以及计算机等学科的发展，合理药物设计具有了一定的理论基础，也成为现代药物化学寻找先导化合物的一个有效途径。H 受体拮抗剂，如西咪替丁、雷尼替丁的发现就是合理药物设计的一个成功范例。

第二节 药物的名称

每种药物都有它的特定名称，药物的名称是药物规范化、标准化的主要内容之一，同时也是药物质量标准的重要组成部分。大部分药物都至少有 3 个名称：通用名、化学名（中文及英文）和商品名。

一、通用名

通用名也称国际非专利药品名称（international non – proprietary names for pharmaceutical substance，INN），是由世界卫生组织（World Health Organization，WHO）审定和制定的名称。中华人民共和国卫生部药典委员会编写的《中国药品通用名称》（CADN）是中国药品通用名称（Chinese approved drug names）命名的依据，基本是以世界卫生组织推荐的 INN 为依据，结合我国具体情况而制定的。CADN 由国家药典委员会负责组织制定并报送国家药品监督管理局备案。

一个药物只有一个药品通用名，它是新药开发者在新药申请时向政府主管部门提出的正式名称，不受专利和行政保护，是任何该产品的生产者都可使用的名称，也是所有文献、资料、教材以及药品说明书中标明的有效成分的名称。目前，INN 名称已被世界各国采用，也是药典中使用的名称。CADN 主要包括下述规则：中文名尽量和英文名相对应，可采取音译、意译或音译和意译相结合，以音译为主。长音节可简缩，且顺口，如 valacyclovir 译作伐昔洛韦；简单化合物如乙醚、甲醇等可用化学名称。INN 中对同类药物常采用同一词干，而 CADN 对这种词干规定了相应的中文译文，这种命名方法给医学或药学工作者使用和记忆带来了方便。

二、化学名

化学名是根据药物的化学结构式按照系统命名规则进行的命名，表达药物的确切化学结构，是最准确的系统名称。英文化学名是国际通用的名称，它符合由国际纯粹化学和应用化学联合会（IU‐PAC）制定的命名规则，一般药物的化学名非常冗长。英文化学名的命名多以美国化学文摘（Chemical abstracts service，CAS）为依据，对药物首先认定其基本母核，其他部分均看成是取代基；中文化学名的命名原则可参考《英汉化学化工辞典》（科学出版社）。

三、商品名

药品作为特殊商品，可以和商标一样进行注册和申请专利保护。为加强药品监督管理，维护公共健康利益，规定药品商品名称应当符合《药品商品名称命名原则》的规定，并获得国家药品监督管理局批准后方可使用。药品的商品名只能由该药品的注册者使用，代表着制药企业的形象和产品的声誉。因此，含有相同药物活性成分的药品在不同的国家、不同的生产企业可以用不同的商品名称销售。按照中国新药评审的要求，对商品名称有一些要求，如商品名应规范、高雅、不庸俗，不能暗示药品的作用和用途，要简易顺口等。

第三节　药物的化学结构与药效的关系——构效关系

一、药物的基本结构

根据药物在体内的作用方式，把药物分为结构非特异性药物和结构特异性药物。结构非特异性药物的活性，取决于药物分子的各种理化性质，如全身麻醉药，有卤代烃类、含氧醚类等，它们的化学结构各异，但其麻醉作用只与药物的脂水分配系数有关。结构特异性药物的生物活性主要依赖于药物分子特异的化学结构，即药物与靶点相互作用产生药理活性的关键是药物分子和靶点在结构上相互匹配，药物的化学结构稍微变化不仅会影响其理化性质而且直接影响其药效学性质。结构特异性药物中与特定的生物靶标产生适宜的相互作用，从而引发或阻断生物效应所必需的立体和电性特征的集合体称为药效团（pharmacophore）。

药物从给药到产生药效的过程可分为药剂相（pharmaceuticsl phase）、药代动力相（pharmacokinetic phase）和药效相（pharmacodynamie phase）三个阶段。药物的结构对每一相都产生重要影响，理想的药物应该具有安全性、有效性和可控性，而这些特性与药物的化学结构密切相关。

受体（receptor）是一种能够识别和选择性结合某种配体（信号分子）的大分子物质，多为糖蛋白，一般至少包括两个功能区域：与配体结合的区域和产生效应的区域。当受体与配体结合后，构象改变而产生活性，而配体（药物）与受体结合是指分子中的特定结构即药效团与受体活性位点的结合，对结构特异性药物，药效团则指相同作用类型药物的相同化学结构部分。

药物在体内的基本过程包括药代动力相的给药、吸收、转运、分布、排泄和药效相的药理作用（包括副作用）；而药物的代谢过程在上述的每一步都可能发生，分布到作用部位并且在作用部位达到有效的浓度是药物产生活性的重要因素之一。药物的转运过程与其物理化学性质有关，药物在作用部位与靶点的相互作用则是产生药效的另一个重要因素。所以影响药物产生活性作用的主要因素包括两方面：药物的理化性质及到达作用部位的浓度，药物与受体的相互作用。

二、理化性质对药效的影响

药物的理化性质决定了结构非特异性药物的生物活性。药物转运到作用部位且达到有效浓度是药物与受体结合的前提。由于没有适宜的理化性质，不能通过转运达到靶标位置，所以一些与受体结合良好的药物，在体内并不一定表现出很强的生物活性。如某些酶抑制剂，因脂水分配系数不适宜，无法到达酶所在的组织的部位，体外试验虽然有很强活性，但在体内几乎无效。因此，在新药设计过程中，综合考虑化合物的理化性质非常重要。

药代动力学性质包括药物的吸收、转运、分布、代谢和排泄，直接影响药物在体内作用部位的浓度。药物的溶解度、分配系数、解离度、氧化还原势、热力学性质和光谱性质等理化性质决定了药物的药代动力学性质，其中溶解度、分配系数和解离度的影响较大。

机体的水相环境包括体液、血液和细胞质，药物要转运扩散至血液或体液，要求药物具有一定的水溶性（又称为亲水性）。而药物在通过各种生物膜包括细胞膜时，这些膜是由磷脂所组成的疏水环境，因此又需要一定的脂溶性（又称为亲脂性）。药物亲水性或亲脂性过高或过低都将影响药效。

药物的水溶性与药物结构中能形成氢键的原子或基团数目有关，药物结构中的氢键给予体或氢键接受体官能团的数目越多，药物的亲水性越强，水溶性越高，这类官能团主要有羟基、氨基和羧基等，这些基团的数目可以大致作为判断药物溶解度的指标。分子中如含有亲脂性的烷基、卤素和芳环等，一般会增加药物的脂溶性。对于作用于不同系统的药物，对亲脂性的要求不同。例如，靶点在中枢系统的药物需要穿过血-脑屏障，适当增加药物亲脂性可增强药物在靶标位置附近的浓度，从而增加药物的活性，该类药物适宜的分配系数 $\lg P$ 一般在 2 左右。此外还与药物离子化的难易程度有关，易离子化成盐的药物，有较大的水溶性，可以做成针剂注射给药。总之，药物的脂水分配系数应有一个适当的范围，才能显示最好的药效。

由于机体的 70%～75% 是由水组成的，药物在体内处于富水环境，大多数临床上使用的有机药物为弱酸或弱碱，药物的酸碱性对药效有很重要的影响，同时还影响药物的吸收、转运、分布和排泄。药物在人体 pH7.4 环境中可部分解离，以部分离子型和部分分子型两种形式存在，体内不同部位 pH 会影响药物的解离程度，使解离形式和未解离形式药物的比例发生变化，这种比例的变化与药物的解离常数（pK_a）理论和体液介质的 pH 有关。根据 Brönsted-Lowry 理论，酸碱反应实质是质子从一个物质向另一物质的转移，任何能产生质子（H^+）的物质即为酸，能接受质子的物质即为碱。

根据药物的解离常数（pK_a）可以决定药物在胃和肠道中的吸收情况，同时还可以定量预测药物在胃液和肠液中离子型和分子型的比率。弱酸性药物如水杨酸和巴比妥类药物在酸性的胃液中几乎不解离，呈分子型，易在胃中吸收。弱碱性药物如奎宁、麻黄碱、氯苯那敏、地西泮在胃中几乎全部呈解离形式，很难吸收；而在肠道中，由于 pH 比较高，容易被吸收。碱性极弱的咖啡因和茶碱，在酸性介质中解离也很少，在胃中易被吸收。强碱性药物如胍乙啶在整个胃肠道中几乎是离子化的，还有完全离子化的季铵盐类和磺酸类药物，消化道吸收很差。因此，当药物的解离度增加，药物的离子型浓度上升，未解离的分子型减少，可减少在亲脂性组织中的吸收。而解离度过小，离子浓度下降，不利于药物的转运。总之，一般具有最适解离度的药物，才具有最佳的活性。

三、电子密度分布对药效的影响

结构特异性药物的生物活性取决于药物与靶标（受体）的相互作用，外源性药物与生物靶点的作用主要表现在药效团与靶标（受体）间的键合作用，键合形式有共价键和非共价键两大类，药物与受体的结合方式主要是非共价键，包括离子键、氢键、离子偶极、偶极－偶极、范德华力、电荷转移复合物和疏水作用等，这种结合是可逆的。

共价键键能高达 $50 \sim 150kcal/mol$，非常稳定，主要是由药物和受体的原子间通过共用电子对形成的，使药物与受体不可逆地结合，最终导致受体功能的破坏。细胞功能的恢复必须合成新的受体。如青霉素与黏肽转肽酶发生酰化反应从而阻断细菌细胞壁的合成；氮芥类药物的抗肿瘤作用是在 DNA 的碱基部位发生了烷基化作用，形成共价键，被烷基化的 DNA 发生了变形或链断裂而丧失复制功能，从而产生细胞毒性等作用。

离子键是因静电引力而产生的电性作用，键能变化范围为 $5 \sim 10kcal/mol$，与正负离子间距的平方成反比，原子形成离子键的能力取决于其电负性的大小。主要由药物带正电荷的正离子与受体带负电荷的负离子之间相互吸引产生，药物分子与受体结合能力明显增强，导致药物的活性增加。药物分子或生物大分子中常含有的氟、氯、羟基、巯基以及羧基的电负性都比氢原子强，都可以形成离子键；而烷基不能形成离子键。离子键能的强度可保证受体与药物之间的初始瞬间相互作用的发生。

药物分子中的 O、N、S、F 等电负性大的原子可与—NH—、—OH、—SH 等基团中的 H 原子形成氢键。氢键的键能比较弱，一般在 $-5 \sim -3kcal/mol$，约为共价键的十分之一。氢键在生物系统中对稳定 DNA 的双螺旋结构起到重要作用，同时也是药物和生物大分子作用的最基本的化学键合形式，因此氢键被认为是多数药物－受体作用所必需的。单独一个氢键的作用是较弱的，不足以维持药物与受体的相互作用，但如果药物与受体间形成多个氢键，相互作用就更加稳定。某些药物自身结构具有特殊性，使得其可以形成分子间氢键和分子内氢键。一方面可以对药物的物理性质产生影响，如影响溶解度、极性、酸碱性等；另一方面也会影响药物的生物活性。

电荷转移复合物又称电荷迁移络合物，是在电子相对丰富的分子与电子相对缺乏的分子间，通过电荷转移而形成复合物。供体将部分电荷转移给受体，形成复合物的键既不同于离子键，又不同于共价键，键能较低，复合物比较稳定。就本质而言，电荷转移复合物是通过分子的偶极－偶极作用形成的。溶解度小的化合物与溶解度大的化合物形成电荷转移复合物，往往可增加药物的稳定性以及溶解度，并增加药物与受体的结合。抗疟药氯喹的喹啉环呈平面型，可嵌入疟原虫的 DNA 双螺旋的一部分碱基之间形成电荷转移复合物而与其作用。

由于非极性分子或局部非极性区域的存在，表面水分子呈定向排列，在其他水分子包围下保持一种高能状态。当两种非极性基团，如药物的脂溶性基团和受体的非极性基团，分别被定向的水分子包围而靠近时，这些水分子就形成无序状态而试图相互结合。因此，体系中熵增加，导致自由能减少，从而使药物－受体复合物稳定。这种结合就称为疏水键或疏水相互作用。疏水相互作用一般比较弱（$0.5 \sim 1kcal/mol$），疏水相互作用能量的高低取决于疏水基团的大小、烷基链的长短。在蛋白质或酶分子表面有很多非极性链区域，除了某些氨基酸残基的烷基链可参与生成疏水相互作用外，一些芳香氨基酸（如苯丙氨酸）的芳香环侧链也可与药物分子的芳香环形成疏水相互作用。

当药物分子中存在 N、O、S 等电负性大的原子时，诱导作用使分子中的电荷分布不均匀，形成偶极。该偶极与另一个带电离子形成相互吸引的作用称为离子－偶极作用。如果该偶极和另一个偶极产生相互静电作用，称为偶极－偶极键。由于受体和药物分子中元素电负性存在的差异，从而广泛存在偶极键，对维持特异识别和结合有着重要的贡献。

范德华引力来自分子间暂时偶极产生的相互吸引。这种暂时的偶极是来自非极性分子中不同原子产生的暂时不对称的电荷分布，暂时偶极的产生使得分子和分子相互作用时产生弱性的引力。范德华力随着分子间的距离缩短而加强。范德华力是非共价键键合方式中最弱的一种，但普遍存在且具有加和性。

金属离子络合物是由金属离子（路易斯酸）与具有供电子基的配体（路易斯碱）结合而成，一个金属离子可以与两个或两个以上配位体形成络合物。体内的氨基酸、蛋白质大多含 N、O、S 等原子，都有孤对电子，是良好的配位体。金属络合物还可用作金属中毒时的解毒剂，如二巯丙醇可作为锑、砷、汞的螯合解毒剂。

综上所述，药物和生物大分子作用形式多种多样，一般结合位点越多且强度越高，生物活性越强。当一个药物分子结构中的电荷分布正好与其特定受体区域相适应，那么药物与受体特定区域的正负电荷相对应部位产生静电引力，使药物与受体相互接近。分子的其余部分还能与受体通过分子间普遍存在的范德华引力相互作用，这样药物与受体就结合形成复合物。

四、立体结构对药效的影响

蛋白质和其他生物大分子是非对称的，药物与受体分子的识别和结合过程是在三维空间中发生的，立体互补性是实现该过程的重要因素。药物要与受体结合形成复合物，在立体结构上必须互相适应，即在立体结构上有互补性。药物与受体的互补性愈大，其作用愈强。互补性是结构特异性药物分子与受体识别的一个决定因素。它不仅包括药物与受体间电学特性的互补，表现为各种分子间力的形成，而且也包括空间结构的互补，也就是药物的构型与构象也应与受体互补。药物分子中某些有效官能团大小的改变或由不对称中心转换引起的基团空间排列或分子内偶极方向的改变，均能强烈影响药物和受体的结合，对药物活性也有明显影响。立体化学的作用主要介绍几何异构、光学异构和构象异构对药物活性的影响。

当药物分子中含有双键，或有刚性或半刚性的环状结构时，可产生几何异构体。几何异构体的理化性质和生物活性都有较大的差异，如顺式己烯雌酚、反式己烯雌酚。

在雌激素的构效关系研究中，发现两个含氧官能团及氧原子间的距离对生理作用是必需的，而甾体母核对雌激素并非必需结构。人工合成的反式己烯雌酚中，两个羟基的距离为 1.45nm，这与雌二醇两个羟基的距离近似，表现出较强的生理活性。顺式己烯雌酚羟基间距离为 0.72nm，作用大大减弱。

光学异构分子中存在手性中心，两个对映体互为实物和镜像，又称为对映异构体。对映异构体有着相同的物理性质和化学性质，但它们能使偏振光等量地向相反的方向旋转。生物体内的生物大分子都有特定的立体结构，如蛋白质都是由 L–构型的 α–氨基酸组成，因此，蛋白质（受体）也是手性物质。受体与两个对映异构体形成的复合物为非对映异构体，而不是对映异构体，因而它们具有不同的能量和化学性质，这意味着对映异构体药物与受体形成的药物–受体复合物的解离常数可能存在差异，也可能它们有不同的结合部位，在生物学效应方面，对映异构体可能会显示下列不同情况。

（1）一个对映异构体有活性，另一个对映异构体没有活性。例如，氯霉素有两个手性碳，其四个异构体中只有（1R，2R）–（–）异构体有抗菌活性。

（2）两个对映异构体均具有同类型的活性，但活性强度可能相同或不同。例如，左旋和右旋氯喹具有相同的抗疟活性；而在有的药物中，左旋体和右旋体的生物活性则不相同，例如，D–（–）–异丙肾上腺素的支气管扩张作用为 L–（+）–异构体的异丙肾上腺素的 800 倍；D–（–）–去甲肾上腺素的支气管舒张作用为 L–（+）–异构体的 70 倍；D–（–）–肾上腺素的血管收缩作用为 L–（+）–肾上腺素的 12～20 倍，其生物活性的差异反映了光学异构体与受体结合时的立体选择性。一般认为，这类药物需要通过三点与受体结合。

（3）两个对映异构体显示相反的生物活性。例如，多巴酚丁胺（dobutamine）的左旋体可以激动 α_1 受体，而其右旋体却拮抗 α_1 受体。扎考必利（zacopride）是通过拮抗 5–HT_3 受体而起作用，为一类新型的镇吐药，深入地研究证明，扎考必利的 R–异构体为 5–HT_3 受体的拮抗剂，而 S–异构体则为 5–

HT$_3$受体的激动剂。又如 $S-(-)$–依托唑啉（etozolin）具有利尿作用，$R-(+)$–依托唑啉则有抗利尿作用。这类药物中，一个对映体能抵消另一对映体的部分药效。

（4）二个对映异构体显示不同类型的生物活性，例如，异构体奎宁（quinine）和奎尼丁（quinidine），奎宁主要用于解热和抗疟，而奎尼丁用于心房纤颤和心律不齐。右旋丙氧芬（dextropropoxyphene）是镇痛药，而其对映体，左旋丙氧芬（levopropoxyphene）为镇咳药。又如氯胺酮（ketamine），其右旋体 $[S-(+)$–氯胺酮$]$ 是静脉麻醉药（具有催眠止痛作用），而其左旋体 $[$异构体 $R-(-)$–氯胺酮$]$ 则有产生梦幻觉的副作用。

由于对映异构体具有不同的三维结构，可能会产生不同的生物学反应，其原因可能是药物和受体立体互补性（亲和力）的差别。如果含有光学异构体的药物存在立体选择性，由于生物膜、血浆和组织上的受体蛋白和酶，对药物进入机体后的吸收、分布和排泄过程，均有立体选择性地优先通过与结合的情况，也可导致药效上的差别。如胃肠道对 D–葡萄糖、L–氨基酸、L–甲氨蝶呤和 L–$(+)$–维生素 C 等有立体选择性，可优先吸收，主动转运。在药物代谢过程中，代谢酶（多为光学活性的大分子）对药物的立体选择性可导致代谢差异，而出现代谢速率和药效、毒性的差异。因此，当考虑体内活性时，观察到的两个对映异构体的活性差异不完全取决于配体–受体匹配程度，有可能是体内药代动力学过程引起的。

由于碳碳单键的旋转或扭曲而引起的分子中原子或基团在空间的不同排列形式称为构象（conformation）。这种因单键的旋转或扭曲面产生的异构体称为构象异构体。由于旋转所需能量较小，一般低于 5kcal/mol，理论上一个分子可以同时有无数构象式存在，但由于分子中较大基团（或原子）的立体障碍，一些需要克服的立体能垒大的构象存在的可能性较小，大多以分子势能最低的构象存在的可能性最大。人们称分子势能最低的构象为优势构象（preferential conformation），一般由 X 线结晶学测定的构象为优势构象。

因为相互作用能量的影响，药物和受体结合时，药物本身不一定采取它的优势构象。这是由于药物分子与受体间作用力的影响，可使药物与受体相互适应达到互补，即分子识别过程的构象重组，因此人们把药物与受体作用时所采取的实际构象称为药效构象（pharmacophoric conformation），药效构象不一定是药物的优势构象，药物与受体间作用力可以补偿由优势构象转为药效构象时分子内能的增加所需的能量，即维持药效构象所需的能量。

药物分子的基本结构不同，但可能会以相同的作用机制引起相同的药理或毒理效应，这是由于它们具有共同的药效构象，即构象等效性（conformational equivalence），从而以相同的作用方式与受体部位相互作用。构象等效性不仅存在于同系化合物或（和）同型化合物，而且在结构差异很大或化学类型不同的化合物之间，也可能有相同的药效构象。

一些结构相似的药物，往往由于某个部位取代基的变化使化合物的构象发生了重大改变，进而使活性强弱发生改变，甚至显示出不同的生理活性。经典的抗精神病药物是多巴胺受体拮抗剂，要求其构象和多巴胺（dopamine）有一定的构象相似性，才能和多巴胺受体更好的结合发挥效应。氯丙嗪（chlorpromazine）正是由于苯环 2 位的氯原子引起了分子的不对称性，使侧链倾斜于含氯原子的苯环方向（顺式构象），X 线衍射测定表明氯丙嗪这一构象和多巴胺的构象能部分重叠。失去氯原子则不能保持这一构象，化合物也无抗精神病作用。再如，可乐定（clonidine）分子的卤素原子均处于邻位取代，由于空间位阻限制了键的自由旋转，从而使两个芳香环保持相互垂直位置，显示强的降压作用；而可乐定的结构类似物则降压作用微弱。

五、官能团对药效的影响

尽管药物的作用主要依赖于分子整体性，但分子中一些特定官能团可使整个分子结构和性质发生变化,从而影响药物与受体的结合及药理活性。在药物设计中需要考虑这些官能团的影响。一个药物分子中常有多种官能团,每种官能团对药物性质的影响不同,如诺氟沙星分子结构中含有 6 种以上不同性质的官能团,对活性、毒性、药代动力学等产生不同影响及综合影响。

烷基链的改变,例如增加或缩短烷基链、形成支链或改变环的大小,都能深刻影响分子的药理活性和强度。烷基链上仅改变一个—CH_2—的长度,或增加一个支链,都能改变分子的亲脂性,从而改变其吸收、分布和排泄。如果烷基链直接参与受体的相互作用,那么碳链长度或支链的变化,能影响与受体的结合。如果在一个烷基链的关键位置引入一个支链,将使较易改变构象的分子的构象不易改变。构象的变化能影响分子中官能团的空间位置,从而能影响与受体的结合。

烷基的给电子效应会影响化合物中电子的分布,因而影响其解离度,进而影响生物活性。例如磺胺嘧啶,由于嘧啶环的吸电子效应,使磺酰氨基有较大的解离度,磺胺甲嘧啶和磺胺二甲嘧啶,由于嘧啶环上一个甲基和两个甲基的给电子效应,同时甲基的存在阻碍了分子间氢键和偶极 – 偶极相互作用,减少了分子间的缔合,从而使解离度降低。

卤素为电负性大于碳的疏水性原子(脂肪族化合物中氟原子为亲水性的),同时,除氟原子外,卤素的体积均大于氢原子,卤素的电负性随原子序数的增大而减小,而疏水性及体积均随原子序数的增大而增大。卤素的引入多增大脂溶性,但氟原子有些例外,引入芳香族化合物中,增大脂溶性,引入脂肪族化合物中,却降低脂溶性。

卤素取代氢原子形成碳 – 卤键,由于卤素的电负性大于碳原子面显示出吸电子的诱导效应。又由于卤原子有三对未共享电子,可以与 π 体系产生共轭效应。因此,以卤素取代化合物碳原子上的氢时,分子中的电子分布将发生变化,如果化合物的生物活性与电子分布情况有关时,则生物活性将发生变化。例如吩噻嗪类药物,2 位没有取代基时,几乎没有抗精神病作用;当 2 位引入氯原子或三氟甲基时,活性增强。

氟原子体积较小,范德华半径接近于氢原子,且 C—F 键(键能 114kcal/mol)强于 C—H 键(93kcal/mol),常常连接于分子易受代谢攻击的部位,以阻止代谢作用。

由于羟基中的氧原子电负性大于碳原子,且氧原子有两对未共享电子,在脂肪链上羟基表现为吸电子的诱导效应,在芳环上的羟基由于 p – π 共轭效应而成为供电基团,使化合物的理化性质发生了较大变化。引入醇羟基或酚羟基会改变分子的分配系数,使分子的亲水性增加,从而提高其水溶性。用羟基替换氢原子会在很大程度上影响生物活性。例如,山莨菪碱在 C – 6 上比阿托品多一个羟基,其脂溶性降低,对中枢的作用也随之降低。

巯基有较强的亲和力,可与金属离子形成络合物。如卡托普利(captopril)分子中的巯基与酶分子中的锌离子络合,抑制血管紧张素转化酶,而发挥抗高血压作用。

仅有磺酸基的化合物一般没有生物活性,引入磺酸基对活性没有特别的影响。磺酸基在药物设计中常用于增加药物的亲水性和溶解度。

羧酸的水溶性和解离度较磺酸基小,羧基成盐可增加药物的水溶性。由于羧基在体内的 pH 条件下可解离为阴离子,可与碱性氨基酸,特别是人血白蛋白、酶或受体蛋白中的赖氨酸的氨基产生很强的离子性相互作用。先导化合物中含有羧基,易解离,表现为极性较大,在进行结构改造时常采用成酯或成酰胺的方式以优化其药代动力学或药效动力学特性。羧酸成酯后化合物脂溶性增大,易被吸收。

分子中含有氨基和酰胺基的化合物易与生物大分子形成氢键;氨基易与受体蛋白的羧基形成离子键,与受体结合加强,常显示很好的活性并表现出多种特有的生物活性。芳香氨基与脂肪氨基的碱性不同。芳香氨基的氮原子中的未共享电子对,由于参与苯环的共轭,降低了碱性,在体内的解离倾向性较低,多以氢键与受体相互作用。芳胺的活性和毒性强于脂肪胺。氨基酰化可提高化合物的脂溶性,有利于药物在体内的吸收及转运，同时降低了原药的毒性，又由于酰胺在体内可被水解，释放出氨基，因此是做成前药的一种方法。

氧和亚甲基为电子等排体，醚相当于将链烃中的一个 CH_2 用氧原子代替而成的化合物。醚类化合物 C—O 键长及 C—O—C 键角与烃键中的 C—C 键长及 C—C—C 键角相近，因此由链烃转变为醚后，化合物空间构象不会发生显著变化。醚类化合物分子中氧原子的孤对电子能与水形成氢键，有一定亲水性，烃基则有亲脂性，使化合物易于通过生物膜，有利于药物的转运，从而提升药物的转运，从而提升药物活性。

六、研究构效关系的意义

药物的化学结构与生物活性（包括药理和毒理作用）间的关系，简称构效关系，是药物化学研究中的核心议题之一。药物从给药到产生药效是一个非常复杂的过程，包括吸收、分布、代谢、组织结合以及与机体的作用部位发生相互作用等。从本质上看，这种相互作用是药物分子与机体作用部位生物大分子在化学结构及理化性质上相互适配和作用的结果。药物在体内的作用结合位点即为药物靶点（drug target），包括受体、酶、离子通道、核酸等生物大分子。药物分子结构的改变，会引起生物活性强度的变化（量变），也可能改变生物活性的类型（质变）。因此，研究药物的构效关系，有助于解析和认识药物的作用机制（mechanismof action）、作用方式（mode of action），为合理地研究与开发新药提供理论依据和实际指导。

第四节 现代药物化学的发展趋势及重大变化

一、天然活性物质是持续和永恒的药物来源

数千年前，人类就应用动物、植物、矿物治疗疾病，我国人民在与疾病的长期斗争中形成并充实了中医药宝库。100 年前，人类从罂粟中分离得到纯粹的天然活性化合物吗啡，此后，分离纯化天然活性化合物成为化学药物发现的主要手段。20 世纪上半叶，先后发现和分离纯化了青霉素，发现其独特的抗菌作用，拓展了从微生物来源活性天然产物发现药物的研究。至 20 世纪 90 年代，60% ~ 80% 的化学药物来源于天然产物及其衍生物或合成类似物。涵盖的治疗领域十分广泛，如抗菌药物青霉素类、头孢菌素类、四环素类、红霉素类、万古霉素类等；抗寄生虫药物阿维菌素等；抗疟药物奎宁类、青蒿素类等；降脂药物洛伐他汀及其衍生物；免疫抑制剂环孢素、雷帕霉素（西罗莫司）等；抗肿瘤药物紫杉烷类、阿霉素类等；治疗阿尔茨海默病药物石杉碱甲、加兰他敏等。

二、有机合成化学是药物化学发展的重要动力

20 世纪前半叶，有机化学合成技术的快速发展，与生物学研究紧密结合，为大批化学药物问世提供了有力的手段。

有机化学合成技术的进步，推动了天然活性物质的化学合成，满足大量制备药物的要求。如乙酰水杨酸的工业化合成推动了 19 世纪末拜耳公司阿司匹林的问世，成为 100 多年长盛不衰的经典药物，目前年产量约 5 万吨。有机合成技术日新月异的发展，使得许多复杂结构的化合物，包括手性药物均能满足临床需求。

伴随化学工业的发展，一批有机合成化合物被验证其生物活性，逐步应用于临床。如乙醚和三氯甲烷用于全身麻醉、锥虫肿胺治疗梅毒、氨基比林具有退热作用等。20 世纪初，埃里克（Ehrich）提出了

受体的概念，奠定了化学治疗的理论基础。朗缪尔（Langmuir）提出了电子等排的概念，归纳出化合物结构与物理化学性质的关系，为生物电子等排原理奠定了基础；克拉姆·布朗（Crum - Brown）和弗雷泽（Fraser）试图用数学表达式反映一组化合物的生物活性与物理化学性质的关系，可认为是定量构效关系的启蒙研究。

可卡因局麻作用被发现后，通过其水解产物的研究，先后开发了普鲁卡因和利多卡因等 28 个局麻药物。德国人多马克（Domagk）发现红色染料百浪多息可治疗细菌感染的小鼠，进而发现其在肝脏中经还原裂解酶作用生成磺胺产生抑菌活性，在此基础上合成 5000 多个磺胺类化合物，1935～1950 年开发了 30 多种磺胺类抗菌药物，开创了化学治疗的新纪元。在青霉素的基础上，1944～1990 年开发了大量半合成青霉素和头孢菌素类。1962 年合成萘啶酸用于泌尿道感染后，经过 40 多年发展，开发了四代喹诺酮类抗菌药物。

三、生命科学与新药研发的黄金时期

生命科学和医学基础研究的长足发展，从分子水平增进了对疾病发生、发展机制的认识，为新药研究开发提供了依据，推动以生物大分子作为药物靶标的药物化学研究。

20 世纪后半叶，发现选择性作用于药物靶标的活性化合物，进而发展具有特定疾病治疗作用的药物，逐步成为药物化学研究的主要目标。所谓药物靶标，即与疾病发生、发展、调控关系密切的生物大分子，如蛋白质、多糖、脂质、核酸等，通过调控药物靶标的生理活性改善疾病的进程或症状，但不影响正常的生理作用。迄今研究最多的药物靶标是蛋白质，依据其结构包括如下基因家族：G 蛋白偶联受体、离子通道、蛋白激酶、金属蛋白酶、丝氨酸蛋白酶、核受体、磷酸二酯酶等。20 世纪末迅速发展的高通量筛选和化合物库技术，试图通过提升药物筛选和结构多样性化合物制备的速度，提高基于靶标的药物发现能力。

随着分子水平药物作用机制的阐明，具有革命性治疗作用的新药不断涌现，不断刷新"重磅炸弹"药物的纪录。发现组胺 H_2 受体拮抗剂具有阻断胃酸分泌作用后，开发了一系列替丁类药物，其中 1976年上市的西咪替丁是全世界第一个年销售额超过 10 亿美元的药物；1981 年雷尼替丁上市，1988 年全球销售额达到 21 亿美元，连续成为年销售额最大的药物，1995 年超过 35 亿美元。这一纪录被质子泵抑制剂打破，它通过特异性作用于胃黏膜表面的壁细胞，降低壁细胞中 $H^+ - K^+ - ATP$ 酶（即"质子泵"）活性，从而高效而快速地抑制胃酸分泌。1988 年第一个质子泵抑制剂奥美拉唑上市后，一系列拉唑类药物相继问世，其中奥美拉唑曾于 1998 年、1999 年和 2000 年连续 3 年成为全球畅销药之冠，2000 年创造了 62.6 亿美元的峰值。发现 HMG - CoA 还原酶是内源性胆固醇合成关键限速酶之后，1987 年洛伐他汀上市，此后共有 8 个他汀类药物上市，迄今累计总销售额超过 3000 亿美元，其中阿伐他汀占近一半销售额，从 2004 年起成为第一个全球年销售额破百亿美元的药物。又如，β 受体拮抗剂、钙离子通道阻滞剂、血管紧张素转化酶抑制剂、血管紧张素 II 受体拮抗剂及其机制的阐述，一批洛尔、地平、普利、沙坦类降血压药物相继问世，为有效控制血压、降低心脑血管疾病风险作出了重要的贡献。

四、计算机与药物理性设计

20 世纪 60 年代，应用数学方程描述一系列化合物结构与药理活性量变关系的研究开始兴起。计算机科学的发展及其向药物化学领域的不断渗透，为药物理性设计提供了理论和手段。

目前，计算机辅助药物设计已经成为新药发现中不可或缺的重要工具。合理药物设计包括基于配体二维、三维结构和药效团模型的药物设计，基于靶标三维结构与药物分子的对接、基于信号通路的药物分子设计，大大加快了药物发现的进程。

尤其是计算机辅助药物设计与结构生物学、受体和配体结合和解离的动力学、热力学的结合，进一步完善了基于结构的药物设计，衍生出基于优势结构的药物发现、基于片段的药物发现等新兴技术。

五、多学科交叉与信息时代的药物化学发展

在 20 世纪与 21 世纪之交，以人类基因组计划为代表的生命科学取得革命性进展，功能基因组学、蛋白质组学、系统生物学等研究日新月异；转化医学整合医学基础研究、临床研究、药物研究等各方力量；药代动力学和药物安全性研究渗透到药物早期研究等。多学科交叉、渗透、融合，大量信息和数据的整合，赋予药物化学学科新的内涵。

《中华人民共和国药典》是 20 多年来新药研究取得的重要进展之一。发现癌基因、抑癌基因、细胞凋亡、肿瘤血管形成等细胞生物学水平转变，研究开发在分子生物学水平具有靶向性的表皮生长因子受体拮抗剂，针对某些癌基因和癌的细胞遗传学标志物的药物、抗肿瘤血管生成的药物、针对某些特定细胞标志物的单克隆抗体交联小分子药物等，一批重要关键技术日趋成熟。靶向 Abelson（ABL）蛋白、KIT 蛋白和血小板衍生生长因子（PDGF）受体的伊马替尼于 2001 年 5 月被 FDA 批准用于治疗慢性粒细胞白血病、2003 年被 FDA 批准用于治疗胃肠道间质瘤（GIST），以 EGFR 为靶点的用于治疗非小细胞肺癌的吉非替尼，是这一领域最早开发上市的药物。

多学科的交叉、融合，拓展了药物化学学科研究的范围。药物化学不仅关注药物分子的有效性，同时关注潜在的药物分子的成药性；也就是说不仅研究化合物结构和活性的相关性，也同时关注化合物结构与物理化学性质、与吸收分布代谢排泄的相关性，还研究其与安全性的相关性。近年来候选药物的药物代谢性质的优化，显著降低了因药物代谢行为不良而导致的临床研究失败率。

（叶连宝　孙平华）

第六章 药理学

第一节 概　述

一、药理学的概念

药理学（pharmacology）一词由希腊语 pharmacon（药物或毒物）和 logos（道理、原理）组合而成，即药理学是一门研究药物与机体（包括病原体）之间相互作用及作用规律的学科。它主要包括两方面内容：一是药物效应动力学（pharmacodynamics，PD），简称药效学，研究机体在药物作用下发生的变化及机制；二是药物代谢动力学（pharmacokinetics，PK），简称药动学，研究药物在机体内发生的变化和规律，包括吸收、分布、代谢、排泄过程，特别是研究血药浓度随时间变化的规律。

二、药理学的学科性质和任务

药理学是研究药物的学科之一，其研究内容与生药学、药物化学、药剂学等主要研究药物本身的药学学科有明显区别。药理学是结合了生理学、生物化学、病理学、微生物学、免疫学等医学基础理论和药剂学、药物化学、天然药物化学等药学基础理论，为防治疾病、合理用药及研发新药提供了重要的科学依据。药理学是连接药学与医学、基础医学与临床医学的桥梁学科。

药理学的学科任务主要包括：阐明药物的作用、机制及药物在体内的过程，为临床各科制定合理的药物治疗方案，发挥药物最佳作用并降低不良反应提供理论依据；为研究开发新药、发现和证实老药的新用途提供科学的依据。

三、药理学发展简史

药理学起源于古代的本草学及药物学，在药学的基础上发展起来，可概括为本草学阶段、近代药理学阶段、现代药理学阶段。

1. 本草学阶段　已在第一章讲述，这里不再赘述。

2. 近代药理学阶段　药理学的建立和发展与自然科学的发展紧密相关。19 世纪化学、解剖学和生理学的发展促成了实验药理学的形成和发展，这标志着近代药理学的开始。1806 年德国化学家 F. W. Serturner 从鸦片中提取吗啡，并用试验证明了其对狗的镇痛作用。此后，有多种纯度较高的药物从植物中提纯，如奎宁（1823 年）、阿托品（1833 年）等。生理学家在整体动物上观察并证实了这些化学物的作用和毒性，并在此基础上建立了实验药理学。德国 Buchheim 建立了第一个药理实验室并出版第一本药理学教材，标志着药理学作为一门独立学科的建立。19 世纪末，英国生理学家 Langley 发现毛果芸香碱和阿托品对猫唾液分泌的相反作用，提出接受物质（receptive substance），后由德国科学家 Ehrlich 命名的受体（receptor）概念，为受体学说奠定了基础，并被视为现代药理学的开端。

3. 现代药理学阶段　进入 20 世纪后，药学家们通过人工合成化合物或改造天然有效分子的结构，开发了一大批新型、高效的新药。新药的爆炸性发展促使药理学家重点关注药物构效、作用机制和体内代谢过程的研究。随着分子生物学、生物物理学、生物化学、免疫学等学科的迅速发展，以及新技术应用，如组织细胞培养、电子显微镜、各种色谱和生物工程技术，药理学有了迅猛的发展，药物机制研究由原来的整体和器官水平逐渐深入到细胞、亚细胞水平和受体、分子水平。药理学研究逐渐丰富，并形成多个药理学分支，如从交叉学科角度上讲，有临床药理学、生化药理学、分子药理学、遗传药理学等；从不同生理系统上讲，有神经药理学、心血管药理学、生殖药理学等。这些药理学分支从不同方面深入研究药物作用机制，大大丰富了药理学的研究内容。

第二节 药物对机体的作用——药物效应动力学

药物效应动力学简称药效学，是研究药物对人体及病原体产生药物效应动态变化规律的科学。内容包括药物的作用及作用机制、药物的不良反应，影响药物作用的因素等。药效学是药理学的核心内容之一，评价药物防治疾病的有效性和安全性，为临床合理用药提供理论的依据。

一、药物的作用

1. 药物基本作用（drug action） 指在药物作用下，机体功能发生的变化。药物使机体原有功能水平提高称为兴奋，如升高血压、增强心脏功能等；药物使机体原有功能降低称为抑制，如减少腺体分泌、麻醉作用等。

2. 药物作用的选择性（selectivity） 指药物对某些组织器官具有明显作用，而对其他组织器官作用很小或无作用。选择性高的药物作用专一性强、副作用较少，但应用范围小；选择性低的药物作用专一性差、副作用较多，但应用范围广，在病因或诊断未明时可以选择使用。药物作用的选择性出现的原因是：药物作用靶点的种类和分布范围不同、药物在体内分布的不均衡、组织器官的生化功能以及细胞结构的不相同。

二、药物作用的临床效果

药物的临床效果具有两重性，包括治疗效果（therapeutic effect）和不良反应（adverse reaction）。

（一）治疗效果

治疗效果符合用药目的或达到治疗某种疾病的良性效果，治疗效果可分为对因治疗（etiological treatment）和对症治疗（symptomatic treatment）。前者的用药目的在于消除原发致病因子，彻底治愈疾病，如使用抗菌药物杀灭致病菌。后者的用药目的在于缓解或消除症状，如使用解热镇痛药降低过高的体温。对症治疗虽然未能根除病因，但对病因未明或暂时无法根治的疾病却是必不可少的。在某些危重急症如休克、高热、剧痛时，对症治疗比对因治疗更为迫切，所以有"急则治其标，缓则治其本"的说法。

（二）不良反应

不良反应指不符合用药目的、并给患者带来不适或痛苦的药物反应。它们是药物固有的效应，一般的不良反应是可预知的，但有时难以完全避免。少数较严重且难恢复的不良反应称为"药源性疾病"（drug induced disease），如庆大霉素引起的耳聋，肼屈嗪引起的系统性红斑狼疮等。常见的不良反应有以下几种。

1. 副作用（side reaction） 指在规定的治疗剂量下发生的与治疗目的无关的效应，与药物的选择性低有关。如阿托品在解除胃肠道平滑肌痉挛时，引起的口干、无汗、心悸等不良反应。副作用一般比较轻微，患者多可耐受，必要时可通过合并用药减轻症状。选用选择性高的药物，且用量合适，都可避免或减轻副作用。

2. 毒性反应（toxic reaction，toxicity） 指由于短期内药物使用剂量过大导致的急性毒性反应（acute toxicity），或因长期使用导致药物在体内药物蓄积过多时导致的慢性毒性反应（chronic toxicity），这些毒性反应都与血药浓度超过最小中毒浓度有关。此外，毒性反应还包括特殊毒性反应，包括致癌、致畸和致突变作用，简称为"三致"作用，多属于慢性毒性范畴。临床用药时注意药物的禁忌证，适当地调整剂量和用药间隔时间，是防止毒性反应的主要措施。

3. 变态反应（allergic reaction） 又称过敏反应（hypersensitive reaction），指机体对药物产生的异常免疫反应，常见于过敏体质者。反应的性质与药物原有作用无关，不同药物的变态反应表现类似，不能单凭临床表现判断引起过敏的药物。反应的严重程度差异大，可以表现为皮疹、瘙痒、哮喘与喉头发紧、胸闷心慌、口唇发紫、呼吸困难、血压下降。严重者会神志昏迷，若抢救不及，会很快死亡。反应的严重程度与剂量无关，如青霉素在做皮肤过敏试验时，就可导致极个别患者发生过敏性休克。停药后大部分过敏反应可逐渐消失，但再次用药时又可能再发。致敏原可能是药物本身，也可能是其代谢产物或制剂中的杂质。中、西药制剂中都存在过敏反应的问题，化学结构相似的药物，也易引起交叉过敏反应。为防止严重过敏反应，某些药物在使用前可通过做皮肤过敏试验来判断能否使用，对某种药物产生过敏者以后不可再用，用药后若发现皮肤瘙痒，有红斑、发热等副反应，须立即停药就诊。

4. 停药反应（withdrawal reaction） 指长期用药后突然停药引起的不良反应，包括"停药反跳"（rebound reaction）和"戒断症状"（abstinence syndrome）。前者又称回跃反应，表现为原有疾病症状加剧，如长期使用某些抗高血压药或糖皮质激素的患者，突然停药会导致血压激烈回升。后者为机体对药物产生"躯体依赖性"。为避免出现严重的停药反应，停用药物时要缓慢递次减量、停药。

5. 后遗效应（residual effect） 指已停止用药、血药浓度也已降到最小有效浓度以下时，仍然残留的生物效应。产生的原因可能是由于在某些部位药物浓度仍然在有效浓度水平，如服用巴比妥类催眠药次晨出现的乏力、困倦。

6. 特异质反应（idiosyncratic reaction） 指少数特异体质患者对某些药物特别敏感的反应，为先天性遗传异常所致，发病具有家族性特点。如某些红细胞膜先天缺乏6-磷酸葡萄糖脱氢酶的人，若服用磺胺类、阿司匹林、磷酸伯氨喹等药物，易出现严重的溶血性反应。另有些人肝细胞内先天性缺乏乙酰化酶，若服用异烟肼等药物，易出现多发性神经炎。

7. 继发性反应（secondary reaction） 指继发于药物治疗作用的不良后果。如长期使用广谱抗生素，使消化道内寄生的敏感细菌被大量杀灭，打破了消化道内的"菌群平衡"，那些具有抗药性的病菌或霉菌因此失去制约，乘机大量繁殖，体外的有些病菌也乘虚而入。一旦人体免疫力低下，便会致病，如鹅口疮、呼吸道炎、霉菌性肺炎等。这在医学上称为"菌群失调症"，又称"二重感染"。

8. 依赖性（dependence） 指反复使用某种药物后，如果停药可能出现一系列证候，致使患者强烈要求继续服用，这种现象被称为药物依赖性。它包括精神依赖性（或心理依赖性）和躯体依赖性两类，前者是为了达到某种精神上的欣快感，又称为成瘾性；后者在停药后会出现一系列生理功能障碍的戒断症状。大多数作用于中枢神经的药物都可能产生依赖性。

三、药物的作用机制

药物作用机制是解释药物为什么能改变机体功能以及药物如何发挥作用。药物可以通过多种作用机制产生药理效应，分类如下。

1. 非特异性药物作用 与药物的理化性质有关，与药物结构无关，主要通过渗透压、脂溶性、络合作用或简单化学反应产生药理效应，而与药物化学结构无关。如抗酸药中和胃酸治疗消化性溃疡等。

2. 补充机体缺乏的重要物质　治疗缺铁性贫血可以补充铁剂。

3. 影响神经递质释放或激素分泌　麻黄碱促进末梢释放去甲肾上腺素；小剂量碘能促进甲状腺激素合成。

4. 作用于体内特定靶点　药物因具有特异性结构与体内靶点结合，改变机体的生理功能，靶点大致分为以下几类。

（1）作用于受体　为大部分药物的作用机制，在后面章节重点加以介绍。

（2）影响酶活性　多数药物能抑制酶的活性而发挥药理效应，如新斯的明竞争性抑制胆碱酯酶，奥美拉唑不可逆性抑制胃黏膜 H^+，$K^+ - ATP$ 酶（抑制胃酸分泌），而有些药本身就是酶，如胃蛋白酶。

（3）影响离子通道功能　作用于细胞膜的离子通道的抗心律失常药通过影响 Na^+、Ca^{2+} 或 K^+ 的跨膜转运而发挥作用。

（4）作用于核酸物质　干扰 DNA 合成或影响 DNA 结构与功能，某些抗癌药通过此机制发挥作用。如甲氨蝶呤化学结构与叶酸相似，使脱氧胸苷酸合成受阻，影响 DNA 合成。

（5）影响免疫系统　除免疫血清及疫苗外，免疫增强药及免疫抑制药通过影响免疫机制发挥疗效。

（6）基因治疗　导入外源基因，以体内基因为靶点，改造该基因的表达而发挥效应。

四、受体学说

受体多为糖蛋白或脂蛋白，存在于细胞膜上、细胞质或细胞核内，是一种能识别周围环境中某种微量化学物质、与之结合并通过信息传导与放大系统触发相应生物效应的细胞成分。配体是能与受体特异性结合的物质，受体－配体是生命活动中的一种耦合，每一种受体都有其内源性配体，如神经递质、激素、自身活性物等，而能与受体结合的药物是结构与内源性配体相同或相似的外源性配体。

1. 受体的特性

（1）特异性（specificity）　受体分子能准确识别其配体及化学结构相似的药物并与之结合，具有高度立体结构特异性。同一类型的激动剂与同一类型受体结合时产生类似效应。

（2）灵敏性（sensitivity）　受体只需与很低浓度（1pmol/L～1nmol/L）的配体结合，就能产生显著的效应。

（3）饱和性（saturability）　受体数量有限，因此可与之结合的配体数量具有可饱和性，作用于同一受体的配体间存在竞争现象。

（4）可逆性（reversibility）　受体与配体的结合是可逆的，配体与受体结合形成的复合物可解离，也可被其他配体置换。

（5）多样性（multiple variation）　同一受体可广泛分布于不同细胞而产生不同效应，并可进一步分为不同亚型。

2. 受体类型

（1）配体门控离子通道受体（ligand gated ion channel receptors）　由配体结合部位和离子通道耦联而成。当配体与受体结合后，相应的离子通道开放或关闭。如 N 型胆碱受体、GABA 受体、兴奋性氨基酸（谷氨酸、天门冬氨酸）受体等。

（2）G 蛋白耦联受体（G - protein - coupled receptors）　由 GTP 结合蛋白（G 蛋白）组成的受体超家族，由配体结合部位和 G 蛋白耦联而成。当配体与受体结合后，通过相应的 G 蛋白调节效应蛋白（多为酶类）产生效应。如 M 型胆碱受体、α 和 β 型肾上腺素受体。

（3）酪氨酸激酶受体（tyrosine protein kinase receptors）　配体结合区位于细胞外段，经中间段穿透细胞膜与细胞内段的酪氨酸激酶耦联。当配体与受体结合后，能通过磷酸化激活蛋白激酶，增加 DNA、

RNA 或蛋白质的合成。如胰岛素受体及多种生长因子、淋巴因子的受体。

（4）细胞内受体（intracellular receptors）　受体位于细胞质内，与进入胞浆的配体结合后，以二聚体的形式进入细胞核内发挥作用。如皮质激素、性激素、甲状腺激素的受体。

3. 作用于受体的药物分类　按照药物与受体结合产生的效应不同，将作用于受体的药物分为激动剂和拮抗剂。

（1）激动剂　指能与受体结合并产生药理效应的药物，既有亲和力又有内在活性的药物。内在活性强者为完全激动剂（full agonist），内在活性弱者为部分激动剂（partial agonist）。药物的内在活性常用参数 α 来定量描述，α 是受试药物效能与效能最强药物效能的比值。一般以效能最强的药物的内在活性为 1，完全激动剂的 α 大约为 1，部分激动剂的 α 小于 1。

（2）拮抗剂　指能与受体结合但本身不产生药理效应，因占据受体位点而拮抗激动剂或内源性配体作用的药物。与激动剂竞争同样受体的拮抗剂为竞争性拮抗剂（competitive – antagonist），拮抗作用是可逆的，其可使激动剂的量效曲线平行右移，最大效应不变而效价强度降低；对激动剂产生不可逆性拮抗的拮抗剂为非竞争性拮抗剂（noncompetitive antagonist），它使激动剂的量效曲线右移，效价强度降低而最大效应降低。

4. 受体的调节　受体的数量、亲和力及其内在活性不是固定不变的，其经常处于一种动态变化之中，可受多种生理、病理和药物因素的调节，以维持机体内环境的相对稳定。

（1）脱敏（desensitization）　指长期用激动剂后，受体数量减少或反应性下降。如哮喘患者久用异丙肾上腺素治疗可以使疗效降低。

（2）增敏（hypersensitization）　指长期用拮抗剂后，受体数量增加或反应性增强，如高血压患者长期应用普萘洛尔时突然停药可引起反跳现象。

五、药物的量效关系

量效关系（dose – effect relationship）指在一定范围内，药理效应与药物剂量或血药浓度之间存在成比例变化关系。以药理效应为纵坐标，药物剂量或血药浓度为横坐标所做的曲线称为量效曲线（dose – effect curve），可直观地表示药物的量效关系。如将剂量或浓度取对数值，曲线为典型的对称"S"型。

1. 量效关系中效应的类型　量效关系中表达的效应有两类。一类药理效应强弱是连续增减的量变，如血压升降、平滑肌舒缩等，可用具体数量或最大反应的百分率表示，这种反应称为量反应（graded response），其数据资料称为计量资料；另一类药理效应是用阳性或阴性表示，如死亡、惊厥、麻醉、催眠等出现或不出现反应，用阳性率反应结果，这种反应称为质反应（qualitative response），其数据资料称为计数资料。

2. 量反应中的主要评价指标

（1）最小有效剂量（minimal effective dose，ED_{min}）　指刚能引起药理效应的剂量，又称阈剂量（threshold dose）。在实际中应用更多的是最小有效浓度（minimal effective concentration，EC_{min}），或称阈浓度（threshold concentration）。

（2）最大效应（maximal effect，E_{max}）　从最小有效量（浓度）开始，药物的效应随剂量或浓度的增加而增强，当药物剂量或浓度达到某一水平时，药物的效应不再增强，此时的效应为药物的最大效应，又称效能（efficacy）。

（3）效价强度（potency）　药物引起等效反应（常以最大效应的一半为标准）所需要的剂量或浓度为效价强度（potency），其值越小则强度越大。

3. 质反应中的主要评价指标

（1）半数有效量（median effective dose，ED_{50}）　指引起半数个体产生疗效的剂量。

（2）半数致死量（median lethal dose，LD_{50}）　指引起半数个体死亡的剂量。

4. 评价药物安全性指标　药物对机体产生的效应可以是治疗作用，也可能是毒性反应或致死作用，常用治疗指数（therapeutic index，TI），即 LD_{50}/ED_{50} 衡量药物的安全性，比值越大安全性相对越大，反之越小。但以该指标评价药物安全性并不完全可靠。当某药有效剂量与致死剂量之间有重叠时，用 TI 指数并不能全面反映安全性。因此，有时还需要适当参考可靠安全系数（LD_1 与 ED_{99} 的比值）或安全范围（LD_5 与 ED_{95} 的距离）来评估药物的安全性。

六、影响药物效应的因素

药物在机体内产生药理效应是药物和机体相互作用的结果。不同患者使用相同剂量的药物并非都达到相同的血药浓度，即使达到同样的血药浓度也不一定都产生等同的药效，这种因人而异的药物反应称为个体差异（individual variation）。药物反应的个体差异，在大多数情况下表现为"量"的差异，有时还会出现质的差异，即某些患者会出现异常危害性反应。影响药物效应的因素包括药物因素和机体因素。在临床用药时，了解这些因素对药物效应的影响，并结合患者具体情况，选择合适的药物和剂量，才能发挥药物最好药效和达到减少不良反应的目的。

（一）药物因素

1. 药物剂型（preparation）　由于剂型不同，给药途径亦不同，药物吸收速度不同。一般规律是静脉注射 >（快于）吸入 > 肌内注射 > 皮下注射 > 口服 > 直肠 > 贴皮。不同药物剂型的药物剂量可能不同，应用时应注意区分选择。如硝酸甘油常用量为静脉注射 5~10mg，舌下含服 0.2~0.4mg，口服 2.5~5mg，贴皮 10mg，剂量相差很大。近年来药物制剂技术的不断发展，为临床用药提供了许多新的剂型。缓释制剂（sustained – release preparation）利用无药理活性的基质或包衣阻止药物迅速溶出以达非恒速缓慢释放的效果；控释制剂（controlled – release preparation）可以控制药物按零级动力学恒速或近恒速释放，以保持恒速吸收。缓控释制剂可以减少用药次数，使血药浓度维持在比较平稳的范围内，既方便了患者也提高了安全性。

2. 联合用药及药物相互作用（drug interaction）　临床常联合应用两种或两种以上药物，除达到多种治疗目的外都是利用药物间的协同作用（synergism）以增加疗效或利用拮抗作用（antagonism）以减少不良反应。不恰当的联合用药往往由于药物间相互作用而使疗效降低或出现意外的毒性反应。

（二）机体因素

患者的年龄、性别、遗传异常、病理情况、心理因素及机体对药物的反应都会影响药效。比如儿童和老年人用药应特别慎重，由于新生儿与早产儿，各种生理功能包括自身调节功能尚未充分发育，对药物的反应一般比较敏感，而老年人具有特殊生理因素和病理因素，肝肾功能随年龄增长而自然衰退，老人对许多药物反应特别敏感，故临床给这两类人群用药时应适当调整剂量；女性体重轻于男性，在使用治疗指数低的药物时，女性可能需要用较小剂量的药物来维持相同效应；先天性遗传多态性（genetic polymorphism）、疾病本身严重度及患者的心理因素也会影响药物的效应大小；另外长期反复用药后，机体对药物的反应可发生改变，某些药物反复使用会导致机体对药物的反应强度递减至消失，这称为对药物产生耐受性（tolerance）。

第三节　机体对药物的作用——药物代谢动力学

药物代谢动力学（pharmacokinetics）亦称药代动力学，简称药动学。是应用动力学（kinetics）原理与数学模式，定量地描述与概括药物通过各种途径（如静脉注射、静脉滴注、口服给药等）进入体内的吸收（absorption）、分布（distribution）、代谢（metabolism）和排泄（excretion）过程的动态规律的一门科学。了解药物的药代动力学特点对于临床制定合理的给药方案提供了重要手段。

一、药物的体内过程

药物自进入机体到离开机体所历经的过程，包括吸收、分布、代谢和排泄。这是机体对药物的生理处置或广义的药物代谢过程，这些处置从性质上可以概括为药物的转运（吸收、分布、排泄）和药物的生物转化（代谢）。

（一）药物分子的跨膜转运

药物在体内的吸收、分布、排泄、代谢过程中，都必须通过各种生物膜（包括细胞膜和各种细胞器的亚细胞膜），此现象称为跨膜转运，有以下几种方式。

1. 简单扩散（simple diffusion）　指脂溶性物质直接溶于膜的脂质层，由高浓度区域向低浓度区域扩散的跨膜转运方式，是大多数药物的体内转运方式。该类药物可直接溶于膜的类脂相中，不需要载体，无载体饱和性和竞争性，其跨膜转运速度与膜两侧药物浓度差成正比，当膜两侧药物达平衡状态时，转运即停止。由于生物膜的脂质结构特点，所以只允许分子量相对较低的脂溶性物质自由通过，而不让极性高、亲水性强的离子通过。然而，大多数药物均为弱酸性或弱碱性的物质，在体液中会有不同程度的解离。一部分以非解离形式存在，极性低、亲脂性强，可以自由通过生物膜；另一部分则被解离为极性高、亲水性强的离子，不能自由通过生物膜；所以药物的转运速度与药物的解离度呈负相关。

2. 滤过（filtration）　是指水溶性小分子物质通过上皮细胞膜上充满水的微孔（平均半径为0.4～0.8nm），随水一道被吸收入胞内的跨膜转运方式。其转运的速度，受药物分子或离子的大小、浓度以及水的吸收速度影响。

3. 主动转运（active transport）　是指有些药物或体内物质（如氨基酸等）需依赖细胞膜内特异性载体帮助，从低浓度区域向高浓度区域的跨膜转运。主动转运需要能量，是人体重要的物质转运方式，由于它依靠特异性载体的帮助，故具有饱和性和竞争性。药物由肾小管上皮细胞分泌及药物由肝细胞分泌到胆汁的过程均属于主动转运。

4. 易化扩散（facilitated diffusion）　是指一些非脂溶性物质或亲水性物质借助于细胞膜上载体物质的帮助，从高浓度向低浓度扩散的跨膜转运（即顺浓度差转运）方式。易化扩散不消耗能量，但需要细胞膜上的特异性载体参与，具有饱和性和竞争性。单糖类、氨基酸类、季铵盐类药物的转运属于易化扩散。

（二）药物的吸收

药物从给药部位进入体循环的过程称为药物的吸收（absorption）。吸收速率与药物的理化性质、剂量、剂型、给药途径、吸收部位的面积、血流量均有密切的关系。静脉注射和静脉滴注直接进入血液循环，没有吸收过程。

最常见的给药途径是口服给药，小肠是口服药物吸收的主要部位。影响药物经胃肠道吸收的因素有服药时饮水量、胃排空情况、胃肠蠕动快慢、胃肠道 pH。部分药物在胃肠道中被各种消化酶或肠道细菌的分解破坏，还有一些药物随大便排出体外。首过消除也是影响药物吸收的重要因素，被胃肠道吸收的药物通过门静脉先进入肝脏后，被肝脏代谢，使最终进入体循环的有效药量明显减少。为避免首关消除效应，可以采用其他给药途径如舌下给药、直肠给药。

（三）药物的分布

药物的分布（distribution）是指药物经吸收后，通过血液和各组织间的屏障，转运至各组织的现象。影响药物分布的因素有组织器官血流量、药物与血浆蛋白结合率、药物与组织的亲和力、体液的 pH 和药物的解离度及体内各种组织屏障等。了解药物在体内的分布情况，对认识掌握药物作用、临床合理应用及避免药品不良反应起重要作用。

在血流量丰富的组织器官，药物分布速度快、转运量多，相反则分布速度慢、转运量少。药物吸收后先分布到循环速度快的脏器，如脑、肝、肾、肺等，随后向血流量少的组织器官分布，称为再分布（redistribution）。

大多数药物在血浆中与血浆蛋白进行可逆性结合，结合型药物不能跨膜转运，未结合的游离性药物可以转运到靶部位发挥药理效应。血浆蛋白结合率影响药物在体内的分布、转运速度、消除，所以决定药物的作用强度及时间。

某些组织对特定药物有特殊的亲和力，如甲状腺中富集了体内 90% 以上的碘，使用大剂量碘治疗甲状腺疾病时，可以避免碘在其他组织器官的分布及作用。另外，药物分布到作用部位时，需要通过各种生物屏障，如进入脑内前必须先通过血 - 脑屏障（blood - brain barrier），包括血液 - 脑组织屏障、血液 - 脑脊液屏障和脑脊液 - 脑组织屏障。脂溶性低、分子量大、带有电荷的离子型药物不易通过屏障，当发生炎症时，血 - 脑屏障的通透性可明显提高。青霉素在正常患者脑中虽不易通过血 - 脑屏障，但在脑膜炎患者脑中可以顺利进入脑内，达到治疗浓度，可用于治疗流行性脑脊髓膜炎。

（四）药物的代谢

药物的代谢（metabolism）又称为生物转化，是外来药物在体内发生的化学结构变化过程。药物代谢常分为两个阶段进行：第一阶段通常是氧化、还原和水解反应，改变药物的生物活性，暴露或引进能与结合物质起反应的阴离子基团；第二阶段是结合反应，增加药物的极性，以利排泄。各种药物的代谢方式不同，多数药物要经过两个阶段的反应，有的只经过其中一个阶段的化学变化。

生物转化主要发生在肝脏，由细胞色素 P450 氧化还原混合酶系（肝药酶）催化发生。有些药物经代谢失活，药理效应降低或消失；有些药物经代谢活化发挥药理效应或产生毒性，如左旋多巴、环磷酰胺等在体内转化为活性代谢产物；肝药酶对催化底物的选择性低，酶的活性易受药物诱导或抑制。

（五）药物的排泄

排泄（excretion）指药物在机体内经过吸收、分布、代谢等过程后，最终以原形或者代谢产物排出体外的过程。排泄和生物转化统称为药物的消除，通过促进或者延缓药物的排泄可以影响药物在机体内的作用。

肾脏排泄是药物排泄的主要途径，药物过量或者中毒时，可通过促进肾脏排泄进行治疗。水杨酸类药物如阿司匹林中毒时，可给予碳酸氢钠碱化尿液，促进药物排泄，随之降低药物血药浓度。另外肾功能不良的患者肾排泄药物的能力减弱，临床用药需酌情减少药物用量，避免毒副作用出现。

胆汁排泄是肾外排泄中很重要的途径，药物经肝生物转化后经胆汁排泄，再分泌进入肠腔，随后从粪便排出。进入肠腔的部分结合药物会被肠道内细菌分解，脱去被结合的基团还原成药物原型，然后再被肠道吸收，此种过程被称为肝肠循环（hepatoenteral circulation）。肝肠循环可延缓药物的排泄，使作用时间延长。

药物还可经呼吸道、乳腺、唾液腺或汗腺排泄。如部分药物（四环素、氯霉素）的乳汁排出量足以影响婴幼儿，哺乳期女性长期用药时须注意用量。

二、药物代谢动力学参数及其意义

药动学内容是研究药物在体内过程的动态变化，药动学参数是定量描述药物随时间变化的客观规律的指标，对于指导临床合理用药和新药研发具有重要的指导意义。

（一）时量关系

时量关系（time–concentration relationship）指血浆药物浓度随时间推移而发生变化的规律。时量曲线（time–concentration curve）以时间为横坐标，以血浆药物浓度为纵坐标所做的曲线图。

药时曲线下面积（area under the curve，AUC）是血药浓度（c）随时间（t）变化的积分值，指时量曲线下的面积，反映进入体循环的药物总量，也体现出药物的吸收程度。

（二）半衰期

半衰期（half–life time，$t_{1/2}$）表示某一药物在体内的量或血药浓度通过各种途径消除一半所需要的时间，是衡量药物在体内转运速度的指标。常用的半衰期有以下几种。

1. 血浆半衰期　血药浓度下降一半所需时间，半衰期一般指血浆半衰期。

2. 消除半衰期　又称生物半衰期，指药物效应下降一半所需要的时间，衡量药物消除快慢的指标。代谢快、排泄快的药物，消除半衰期相对短；代谢慢、排泄慢的药物，消除半衰期相对长。这对临床确定用药剂量和给药间隔时间有重要指导意义。

（三）表观分布容积

药物在体内的分布是不均衡的，因此无法测定药物在体内的实际分布容积。但当药物分布达到平衡后，体内药量与血药浓度的比值是恒定的。表观分布容积（apparent volume of distribution，V_d）是反映体内药量与血药浓度间相互关系的一个比例常数，用 V 表示，单位为 L 或 L/kg。可以设想为体内的药物均以血浆中的浓度存在时，所需要的体液的容积。

$$V = \frac{A}{c}$$

式中，A 为体内药量，c 为当时的血药浓度。表观分布容积虽然并非药物在体内的实际分布容积，但对于某一具体的药物而言，表观分布容积是个定值，其值的大小能反映药物的特性。水溶性高、极性大的药物，不易进入细胞或脂肪组织，血药浓度高，表观分布容积小。水溶性低、极性小的药物，易进入细胞或脂肪组织，血药浓度低，表观分布容积大。

一个体重 60kg 正常人，体液总容量约为 36L，其中血浆占 3L，细胞内液占 25L，细胞外液占 8L。如果 V 近似于血浆容量，说明该药只分布在血液中，例如伊文斯兰几乎全部与血浆蛋白结合，可用以测定血浆容量。少数药物如安替比林，V 等于体液容量，说明其在体液中分布均匀，可用以测定体液容量。较多药物的 V 大于体液容量，如利福平为 65L，奎尼丁为 146L，地高辛为 580L，说明它们能在组织细胞中大量分布。

（四）生物利用度

生物利用度（bioavailability，F）指通过血管外给药能被吸收进血液循环的药物相对量或吸收程度。例如使用分别采用静脉注射（iv）和临床推荐的非静脉给药（ni）方法给予相同剂量的药物，可用如下公式计算绝对生物利用度和相对生物利用度。

$$F = \frac{AUC_{ni}}{AUC_{iv}}（绝对生物利用度） \qquad F = \frac{AUC_{待测药}}{AUC_{标准药}}（相对生物利用度）$$

绝对生物利用度的测定多用于新药开发和选择给药途径，相对生物利用度的测定多用于评价药物制剂质量，两次给药分别采用不同厂家或不同批号的待测制剂和标准品制剂以相同的非静脉给药方法给药。

（五）稳态血浆浓度

在恒定间隔时间重复等量给药时，经过 $4 \sim 5$ 个半衰期后，达到稳态血浆浓度（steady state plasma concentration，c_{SS}）。此时由于在每一个间隔时段内的总摄入药量等于总排出药量，血药浓度在一定范围波动。稳态血浓度水平的高低与单位时间用药剂量有关，应采用合适的稳态血浓度来设计合理的给药方案。临床设计用药方案中，常用的计算平均稳态血浆浓度公式为：

$$\overline{c_{SS}} = \frac{F \times D}{V \times k \times \tau}$$

式中，F 为生物利用度，D 为维持剂量，τ 为用药间隔时间。

为了缩短达到稳态血浆浓度的时间，常常需要在首次给药时给予负荷剂量（loading dose，D_L），使首次用药即达到预期的稳态血浆浓度 c_{max} 水平。当给药间隔为一个 $t_{1/2}$ 时，D_L 等于 $2D$，即"给药间隔时间等于药物半衰期，首剂加倍"的原则，常用于口服药（如磺胺类药物）。

第四节　药物毒理学

一、药物毒理学的概念

毒理学（toxicology）是研究化学、物理和生物因素对机体的损害作用、生物学机制（biologic mechanisms）、危险度评价（risk assessment）和危险度管理（risk management）的一门独立学科。

所谓毒物是指能对机体产生损害的化学物质，大多是通过强烈影响机体的器官的生理活动或细胞代谢水平而发挥作用，因此与药物在作用机制上没有本质的区别。早在 16 世纪，瑞士学者 Paracelsus 指出："物质本身并非毒物，主要是剂量才使一种物质变为毒物"，任何一种化学物质在一定条件下都可能是对机体有害的，它们均有其最小中毒剂量，而在此剂量之下是无毒的，药物也是如此。毒理学的目的就在于研究外源化学物质的毒性和产生毒性作用的条件，阐明剂量 – 效应（反应）关系，为制订卫生标准及防治措施提供理论依据。

药物毒理学（pharmic toxicology）是药理学与毒理学的交叉学科，研究药物的毒性、染毒途径、中毒机制、病理过程，为预防、诊断、治疗药物中毒，并为制定有关卫生标准提供依据。

二、毒理学的研究方法

由于动物，特别是哺乳动物和人体在解剖、生理和生化代谢过程方面有很多相似之处，因此毒理学主要是借助于动物模型模拟引起人体中毒的各种条件，观察实验动物的毒性反应，再外推到人。

毒理学试验可采用整体动物、游离的动物脏器、组织、细胞进行。根据所采用的方法不同，可分为体内试验（in vivo）和体外试验（in vitro）。毒理学还利用限定人体试验和流行病学调查直接研究外源化学物对人体和人群健康的影响。

（一）体内试验

体内试验也称为整体动物实验。可严格控制接触条件，测定多种类型的毒性作用。试验多采用哺乳动物，例如大白鼠、小白鼠、豚鼠、家兔、仓鼠（hamster）、狗和猴等。在特殊需要情况下，也可采用鱼类或其他水生生物、鸟类或昆虫等。

检测外源化学物的一般毒性，多用整体动物进行，例如急性毒性试验、亚急性毒性试验、亚慢性毒性试验和慢性毒性试验等。哺乳动物体内试验是毒理学的基本研究方法，其结果原则上可外推到人；但体内试验影响因素较多，难以进行代谢和机制研究。

（二）体外试验

利用离体器官、培养的细胞或分离的细胞器进行毒理学研究，多用于外源化学物对机体急性毒性作用的初步筛检、作用机制和代谢转化过程的深入观察研究。体外试验系统缺乏整体毒物动力学过程，并且难以研究外源化学物的亚慢性和慢性毒性作用。

1. 离体器官 利用器官灌流技术将特定的液体通过血管流经某一离体的脏器（肝脏、肾脏、肺、脑等），借此可使离体脏器在一定时间内保持生活状态，与受试化学物接触，观察在该脏器出现的有害作用，以及受试化学物在该脏器中的代谢情况。

2. 细胞 利用从动物或人的脏器新分离的细胞（原代细胞，primary cell）或经传代培养的细胞如细胞株（cell strain）及细胞系（cell line）。

3. 细胞器 将细胞制作匀浆，进一步离心分离成为不同的细胞器（organelle）或组分，例如线粒体、微粒体、核等，用于试验。

体内试验和体外试验各有其优点和局限性，应主要根据试验研究的目的要求，采用最适当的方法，并且互相验证。

（三）人体观察

通过中毒事故的处理或治疗，可以直接获得关于人体的毒理学资料，这是临床毒理学的主要研究内容。有时可设计一些不损害人体健康的受控试验，但仅限于低浓度、短时间的接触，并且毒性作用有可逆性的药物毒性研究。

（四）流行病学研究

对于在环境中已存在的外源化学物，可以用流行病学方法，将动物实验的结果进一步在人群调查中验证，可从对人群的直接观察中，取得动物实验所不能获得的资料，优点是接触条件真实，观察对象包括全部个体，可获得制订和修订卫生标准的资料，以及制定预防措施的依据。利用流行病学方法不仅可以研究已知环境因素（外源化学物）对人群健康的影响（从因到果），而且还可对已知疾病的环境病因进行探索（从果到因）。但流行病学研究干扰因素多，测定的毒性效应还不够深入，有关的生物学标志还有待于发展。

三、药物毒理学临床前的研究方法

1. 一般药理研究 设 2~3 个剂量，低剂量应相当于药效学的有效剂量，给药途径应与主要药效试验相同，至少应观察以下三个方面。①神经系统：观察给药后动物的活动情况、行为变化及对中枢神经系统的影响。②心血管系统：观察给药后对动物心电图及血压等的影响。③呼吸系统：观察给药后对动物呼吸频率、节律及幅度的影响。此外，还可根据药物作用特点再选择其他相关检测指标。

2. 急性毒性试验 主要观察给药后，动物毒性反应出现的情况。根据药物毒性特点，可选择以下方法进行急性毒性试验。

（1）半数致死量（LD_{50}）测定 选用拟推荐临床试验的给药途径，观察一次给药后动物的毒性反应并测定其 LD_{50}。水溶性好的一、二类新药应测定两种给药途径的 LD_{50}。给药后至少观察 7 天，记录动物毒性反应情况、体重变化及动物死亡时间分布。对死亡动物应及时进行肉眼尸检，当尸检发现病变时应对该组织进行镜检。

（2）最大给药量试验　如因受试药物的浓度或体积限制，无法测出 LD_{50} 时，可做最大给药量试验。试验应选用拟推荐临床试验的给药途径，以动物能耐受的最大容积、最大浓度的药量一次或一日内 2～3 次给予动物（如用小白鼠，动物数不得少于 20 只，雌雄各半），连续观察 7 天，详细记录动物反应情况，计算出总给药量。

（3）其他急性毒性试验　方法近似致死量试验、固定剂量法试验等。

3. 长期毒性试验　是观察动物因连续用药而产生的毒性反应及其严重程度，以及停药后的发展和恢复情况，为临床研究提供依据。

（1）动物　应用两种动物（啮齿类和非啮齿类），雌雄各半，啮齿类常用大白鼠，每组 20～40 只（视试验周期长短而定）；非啮齿类常用狗或猴等，每组至少 6 只。

（2）剂量　一般应设三个剂量组。原则上，低剂量应略高于主要药效研究的有效剂量，此剂量下动物应不出现毒性反应，高剂量力求部分动物出现明显毒性反应。

（3）给药途径与方法　给药途径应与推荐临床试验的途径相一致。口服药应采用灌胃法。非啮齿类动物也可用掺食法。应每天定时给药，如试验周期在 90 天以上者，可每周给药 6 天。

（4）试验周期　临床用药期为一周以内者可免做长期毒性试验；给药期 1 周以上者应为临床试验用药期的两倍以上；对需长期反复应用的药物，应按最长试验周期要求执行。一、二类药及含有毒药材、非法定标准药材或有十八反、十九畏等配伍禁忌的三、四类中药，试验周期应为临床疗程的 3～4 倍。啮齿类一般最长不超过 6 个月，非啮齿类不超过 9 个月，此种情况下也可先提交 3 个月的长期毒性试验报告，申请临床研究，在临床研究期间继续完成试验的全过程。

4. 特殊毒理学试验　主要包括对药物三致（致癌、致畸和致突变）作用及药物依赖性的研究。药物在实际应用前，必须做三致试验，其中具有致突变作用的药物常常具有致癌和致畸作用。对于那些可能使机体产生依赖性的药物还要做药物依赖性试验，包括自然戒断试验、替代试验、诱导试验、催促试验和精神依赖性试验等。

5. 其他试验　三、四类外用药治疗局部疾患且配方中不含有毒成分的，一般可不做长期毒性试验。但需做局部刺激试验、过敏试验，必要时需做光敏试验。

（金桂芳　王成蹊）

第七章 药物分析

药物分析是药学学科下设的二级学科之一，是我国高等教育药学类专业规定设置的一门主要专业课程，也是国家执业药师资格考试中规定考试的专业课程之一。"哪里有药物，哪里就有药物分析"，药物分析作为一门研究与发展药品质量控制的"方法学科"，是整个药学科学领域的重要组成部分。

第一节 概 述

药品质量的优劣，既直接影响预防与治疗的效果，又密切关系到人类的健康和生命安全，因此药品是一种必须保证其质量的特殊商品。

一、药物分析的性质

为了保证用药的安全、有效和质量可控，在药品的研发、制造、经营以及临床使用各环节都应执行严格的科学管理规范，并在管理规范实施过程中制定和执行标准操作规程（standard operation procedure，SOP）来保证各项数据的准确和可靠，实现药品的全面质量控制。药品质量的全面控制是一项涉及多方面、多学科的综合性工作，而药物分析就是其中的一个重要方面。

作为一门"方法学科"，药物分析运用各种分析方法和技术研究药物活性成分与药物效应分子（包括受体、酶、DNA/RNA、蛋白质等）的质量规律，对药品从研发、生产、供应到临床应用等所有环节进行科学评价与质量控制，为药品的安全、有效、质量可控保驾护航。

二、药物分析的任务

药物分析的任务包括：①对新药进行全面的质量研究；②对生产过程中的药品进行质量控制；③对临床药物进行评价和研究。除此之外，药物分析还应为相关学科的研究与发展提供必要的配合和服务。

第二节 药品标准体系与药典

一、药品标准体系

药品标准是根据药物自身的理化与生物学特征，按照来源、处方、制法和运输、贮藏等条件所制定的、用以检测药品质量是否达到用药要求并衡量其质量是否稳定均一的技术规定。我国的药品标准包括国家药品标准、药品注册标准以及各省级主管部门制定的地方药材标准、中药饮片标准或炮制规范、医疗机构制剂标准。国家药品质量标准是国家为保证药品质量，对药品质量、规格及检验方法所作的技术规定，是药品生产、经营、使用、检验和监督管理部门共同遵循的法定依据。

二、《中华人民共和国药典》

《中华人民共和国药典》，简称《中国药典》，其英文名称为 Pharmacopiea of the People's Republic of China，英文简称为 Chinese Pharmacopiea，缩写为 ChP，依据《药品管理法》组织制定和颁布实施，是国家监督管理药品质量的法定技术标准。

1. 《中国药典》的沿革 1949 年以来，我国已先后出版了十一版药典，即 1953 年、1963 年、1977 年、1985 年、1990 年、1995 年、2000 年、2005 年、2010 年、2015 年和 2020 年版。现行版为《中国药典》2020 年版，于 2020 年 12 月 1 日执行。《中国药典》2020 年版由一部、二部、三部、四部及其增补本组成。一部收载药材和饮片、植物油脂和提取物、成方制剂和单味制剂等共 2711 种；二部收载化学药品、抗生素、生化药品、放射性药品共 2712 种；三部收载生物制品共 153 种；四部收载通用技术要求 361 个，药用辅料 335 种。

2. 《中国药典》的结构与内容 《中国药典》是由凡例、通用技术要求和品种正文构成。

凡例是为正确使用《中国药典》，对品种正文、通用技术要求以及药品质量检验和检定中有关共性问题的统一规定和基本要求，是药典的重要组成部分，分别放在各部药典的品名目次之前。

通用技术收载在《中国药典》四部，包括通则、指导原则以及生物制品通则和相关总论等。通则主要包括制剂通则、其他通则、通用检测方法。制剂通则系为按照药物剂型分类，针对剂型特点所规定的基本技术要求。通用检测方法系为各品种进行相同项目检验时所应采用的统一规定的设备、程序、方法及限度等。指导原则系为规范药典执行，指导药品标准制定和修订，提高药品质量控制水平所规定的非强制性、推荐性技术要求。生物制品通则是对生物制品生产和质量控制的基本要求，总论是对某一类生物制品生产和质量控制的相关技术要求。

《中国药典》各品种项下收载的内容为品种正文。品种正文系根据药物自身的理化与生物学特性，按照批准的处方来源、生产工艺、贮藏运输条件等所制定的、用以检测药品质量是否达到用药要求并衡量其质量是否稳定均一的技术规定。

三、国外药典

目前世界上已有数十个国家编制了国家药典。另外尚有世界卫生组织（WHO）编制的《国际药典》，以及一些区域性药典（北欧药典、欧洲药典和亚洲药典）。在药物分析工作中可供参考的国外药典如下。

1. 美国药典 由美国药典（United States Pharmacopoeia，USP）和美国国家处方集（National Formulary，缩写为 NF）组成。现行版本为 USP – NF2022，于 2022 年 5 月 1 日起正式执行。USP 主要收载原料药和制剂，NF 主要收载制剂中的附加剂。

2. 英国药典（British Pharmacopoeia，BP） 每年修订，目前为 2023 年版，2023 年 1 月生效。

3. 日本药局方（Japanese Pharmacopoeia，JP） 目前为 2021 年发布的第十八改正版，即 JP18。

4. 欧洲药典（European Pharmacopoeia，EP） 最新版本为 EP11.0，于 2022 年 7 月出版，2023 年 1 月生效。欧洲药典为区域性药典，对其成员国，与本国药典具有同样约束力，并且互为补充。

5. 国际药典（The International Pharmacopoeia，Ph. Int.） 目前为第八版，由世界卫生组织（WHO）颁布。除非被药典官方机构接受，国际药典不作为任何国家的法定药典。

第三节 药品质量标准制订与分析方法验证

一、药品质量标准制订

药品是特殊商品，其质量的优劣直接影响使用者的身体健康和生命安危，因此各个国家均有强制执行的药品质量标准。一个完整的、有科学性的药品质量标准的制订，应是药品各项研究工作的综合，需要各方面的协作和配合。在制订过程中，还要结合我国实际情况，才能制订出一个既符合中国国情又有较高水平的药品质量标准。

药品质量标准的建立主要包括以下过程：确定质量研究的内容、进行方法学研究、确定质量标准的项目及限度、制订及修订质量标准。以上过程密切相关、相互支持。

二、分析方法验证

药品质量标准分析方法验证的目的是证明采用的方法适合于相应检测要求。在建立药品质量标准时，分析方法需经验证；在药品生产工艺变更、制剂的组分变更、原分析方法进行修订时，则质量标准中的分析方法也需进行验证。方法验证理由、过程和结果均应记载在药品质量标准起草说明或修订说明中。

需验证的分析项目有：鉴别试验、杂质检查、含量测定（包括特性参数和含量/效价测定，其中特性参数有药物溶出度、释放度等）。

验证内容有专属性、准确度、精密度、检测限、定量限、线性、范围和耐用性。

1. 专属性 系指在其他成分（如杂质、降解产物、辅料等）可能存在下，采用的分析方法能正确测定出被测物的能力。鉴别反应、杂质检查和含量测定方法，均应考察其专属性。如方法不够专属，应采用一种或多种不同原理的方法予以补充。

2. 准确度 系指用所建立方法测定的结果与真实值或参考值接近的程度，一般用回收率（%）表示。

3. 精密度 系指在规定的测试条件下，同一个均匀供试品，经多次取样测定所得结果之间的接近程度。精密度一般用偏差、标准偏差或相对标准偏差表示。

4. 检测限 系指试样中被测物能被检测出的最低量。检测限仅作为限度试验指标和定性鉴别的依据，没有定量意义。

5. 定量限 系指试样中被测物能被定量测定的最低量，其测定结果应符合准确度和精密度要求。对微量或痕量药物分析、定量测定药物杂质和降解产物时，应确定方法的定量限。

6. 线性 系指在设计的范围内，线性试验结果与试样中被测物浓度直接成正比关系的能力。

7. 范围 系指能达到精密度、准确度和线性要求时的高低限浓度或量的区间。

8. 耐用性 系指在测定条件有小的变动时，测定结果不受影响的承受程度，为所建立的方法可用于常规检验提供依据。

验证一种分析方法，并不一定对上述各项指标都有要求，而应视方法使用对象拟定验证内容。

第四节 药品检验与监督

药品检验是实现药品质量控制的具体工作，其根本目的是保证人民用药的安全、有效。因此，药物分析工作者必须具备认真负责的工作态度，正确、熟练的操作技能，实事求是的科学态度和优良的科学作风。

一、检验机构及其职能

《药品管理法》规定：药品监督管理部门设置或者确定的药品检验机构，承担依法实施药品审批和药品质量监督检查所需的药品检验工作。

国家药监局下设的中国食品药品检定研究院承担各省级药品检验所的技术考核与业务指导，国家药品标准物质的标定，药品注册检验及进口药品的注册检验与药品监督检验和复检等工作。各省级食品药品检验所承担辖区内药品的抽检与委托检验以及药品的注册检验。各市（县）级药品检验所承担辖区内的药品监督检查与管理工作。

二、检验的类别

药品检验按其检验的性质和检验结果的效力分为两大类：一是药品研究、生产、经营和使用单位等对药品的检验；二是药品监督管理部门依法履行药品监督管理职能所需进行的检验。

1. 出厂检验　是指药品生产企业对放行出厂的产品按国家药品标准或企业药品标准进行的质量检验过程。

2. 委托检验　是指药品生产企业由于缺少检验仪器设备而无法完成的检验项目，可委托具有相应检测能力并通过实验室资质认定或实验室认可的检验机构，或具有相应检测能力并通过 GMP 认证的药品生产企业进行检验。

3. 抽查检验　药品监督管理部门根据监督检查的需要，可以对药品质量进行抽查检验。抽查检验分为评价抽检和监督抽检两种。评价抽检是药品监督管理部门为掌握、了解辖区内药品质量总体水平与状态而进行的抽查检验工作，国家药品抽检以评价抽检为主；监督抽查检验分为专项监督抽查检验和日常监督抽查检验，是国家对生产、经营、使用的药品质量进行的监督抽查检验，省、市（县）级药品检验所以监督抽检为主。

4. 复核检验　简称复验。当事人对药品检验机构的检验结果有异议的，可以自收到检验结果之日起七日内向原药品检验机构或者上一级药品检验机构申请复验，也可以直接向国务院药品监督管理部门设置或者确定的药品检验机构申请复验。受理复验的药品检验机构必须在规定的时间内作出复验结论。复核检验也包括对药品注册标准的审核检验。

5. 进口药品检验　是对已经获得进口药品注册证或批件的进口药品进行的检验。

三、药品检验工作的基本程序

药品检验工作的基本程序一般为取样、留样、检验（性状、鉴别、检查、含量或效价测定）、记录与报告。

1. 取样　要从大量的样品中取出能代表样本整体质量的少量样品进行分析，需考虑取样的科学性、真实性、代表性，因此取样的基本原则为均匀、合理。具体的取样原则和程序可详见 2019 年国家药监局组织制定的《药品抽样原则及程序》。

2. 留样　系指按规定保存的、用于质量追溯或调查的物料、产品样品。接收检品检验时必须按规定留样，每批药品的留样数量一般至少应当能够确保按照质量标准完成两次全检。留样可在检品登记后分检的同时由收检部门留样交留样库；也可在检验完成后将剩余的检品由检验人员填写留样记录，注明数量和留样日期，签封后交留样库；清点登记、入库保存。

3. 检验　确认检品无误后，按照质量标准及其方法和有关 SOP 进行检验，并按要求做好原始记录。检验的主要项目包括：性状、鉴别、检查和含量或效价测定。鉴别是用来判定药物的真伪，而检查和含量测定则可用来判定药物的优劣。

4. 记录和报告　必须有完整的原始记录，实验数据必须真实，不得涂改，还应写出检验报告，并根据检验结果得出明确的结论。

检验报告书是对药品质量检验结果的证明书，判定必须明确、肯定、有依据，且必须有检验人、复核人和部门负责人的签章，必要时由检验单位盖章。

第五节　法律责任

　　《药品管理法》第一百三十八条规定：药品检验机构出具虚假检验报告的，责令改正，给予警告，对单位并处二十万元以上一百万元以下的罚款；对直接负责的主管人员和其他直接责任人员依法给予降级、撤职、开除处分，没收违法所得，并处五万元以下的罚款；情节严重的，撤销其检验资格。药品检验机构出具的检验结果不实，造成损失的，应当承担相应的赔偿责任。

（陈晓颖）

第八章　药剂学

第一节　概　述

一、药剂学的定义

药剂学是研究药物制剂的基本理论、处方设计、制备工艺、质量控制和合理使用等内容的综合应用技术科学。药物用于临床时不能直接使用原料药，必须制备成具有一定形状和性质的剂型，即将药物原料加工制成适合于疾病的治疗、预防和诊断需要，充分发挥疗效、降低毒副作用、便于贮存与使用的不同给药形式。

二、药剂学的任务与研究内容

药剂学的基本任务就是为临床治疗、预防和诊断疾病提供安全、有效、稳定、使用方便的药物制剂，因此药剂学的主要研究内容包括以下几个方面：①研究药剂学基本理论；②研究开发新剂型和新技术；③整理和开发中药现代制剂；④研究开发生物技术药物制剂；⑤研究开发药用新辅料；⑥研究和开发新型制药机械和设备。

三、药剂学经历的发展阶段

新辅料、新工艺和新设备不断出现，使药剂学的发展进入一个新阶段。一般认为现代药剂学的发展可以分为四个阶段。

第一阶段是以机械化与自动化为标志，基本满足临床多种给药途径的常规片剂、胶囊剂、注射剂、气雾剂、软膏剂等。

第二阶段是以减慢药物释放、延长作用时间，减少服药次数为目的的缓释制剂阶段，如缓释胶囊、口服长效片剂等。

第三阶段是能恒速、精确释放药物的控释制剂阶段，如渗透泵片，利用单克隆抗体、脂质体、微球、微乳等微粒作为药物载体，使药物浓集于靶器官、靶组织、靶细胞，提高疗效并降低全身毒副作用的靶向给药制剂。

第四阶段是根据接受的反馈信息自动调节释放药量的自调式给药系统阶段。

第二节　药物剂型的重要性与分类

一、药物剂型的重要性

剂型是药物应用的形式，对药物药效发挥、降低毒副作用等起着极为重要的作用。从以下几个方面可见剂型的重要性。

（1）剂型可改变药物作用的性质　多数情况下，改变剂型不会改变药物的作用性质，但是有些药物的不同剂型却可以产生不同疗效。

（2）剂型能调节药物作用速度　不同剂型，药物作用速度不同。如注射剂、吸入气雾剂、舌下片等，起效快，常用于急救。丸剂、缓控释制剂、植入制剂等作用缓慢，常用于长效制剂。

（3）改变剂型可降低或消除药物的毒副作用　如氨茶碱治疗哮喘病效果好，但有引起心跳加快的副作用，改成栓剂经直肠给药，不仅保证疗效，还可消除这种副作用。

（4）某些剂型具有靶向作用　脂质体、微球和微囊等微粒制剂，静脉注射进入血液循环后，容易被网状内皮系统的巨噬细胞所吞噬，使药物在肝、脾等器官浓集，起到肝和脾的靶向作用；也可以经过修饰，使药物特异性富集于特定的组织、细胞或靶点，达到靶向治疗作用。

（5）剂型可直接影响疗效　蛋白多肽类药物如胰岛素，治疗糖尿病的胰岛素注射给药效果好，口服给药则几乎无效。

二、药物剂型的分类

1. 按形态分类　可分为液体剂型（如糖浆剂、注射剂）、固体剂型（如胶囊剂、片剂）、半固体剂型（如软膏剂）和气体剂型（如气雾剂、喷雾剂）。由于剂型的形态不同，药物发挥作用的速度也不同。

2. 按分散系统分类　可分为溶液型（如溶液剂、酊剂及糖浆剂等）、胶体溶液型（如胶浆剂、涂膜剂等）、乳剂型（如口服乳剂、静脉注射乳剂等）、混悬型（如混悬剂）、气体分散型（如气雾剂、喷雾剂等）、固体分散型（如固体分散片）、微粒分散型（如纳米囊、纳米球、脂质体等）。

3. 按给药途径分类

（1）经胃肠道给药剂型　主要指药物经胃肠道吸收发挥作用，包括片剂、散剂、颗粒剂、胶囊剂、口服液等。

（2）非经胃肠道给药剂型　包括注射给药（如静脉注射、肌内注射、皮下注射、皮内注射、穴位注射、脊椎腔内注射等）、呼吸道给药（如气雾剂、喷雾剂等）、皮肤给药（如洗剂、搽剂、软膏剂、贴剂）、黏膜给药（如滴眼剂、滴鼻剂、舌下片剂等）、腔道给药（如肛门栓剂、阴道栓剂、灌肠剂等）。

第三节　药物制剂的稳定性

药物制剂应安全、有效、稳定，这是对药物制剂的基本要求。药物制剂稳定性是指药物制剂从制备到使用期间保持稳定的程度。一个制剂产品，从原料合成、剂型设计到制剂生产，稳定性研究始终是贯穿其中的重要内容，我国规定新药申报必须呈报有关稳定性资料。因此，药物制剂的稳定性研究对保证产品质量、安全有效以及提高经济效益具有重要意义。

药物制剂稳定性主要包括化学、物理及生物学三个方面。药物产生化学降解即为化学不稳定，如药物由于水解、氧化等化学降解反应，使药物含量（或效价）、色泽产生变化。物理不稳定性主要指药物制剂的物理性能发生变化，如混悬剂中药物颗粒结块、结晶生长，片剂裂片以及崩解度、溶出速度改变等。生物学不稳定性是指药物制剂受微生物的污染，而产生霉变、腐败、酸败等。

一、制剂中药物的降解

药物降解反应的结果是使结构发生变化。药物的结构不同，其降解反应也不一样，水解和氧化是药物降解的两个主要途径，根据药物结构也可发生异构化、聚合、脱羧等反应，有时一种药物可能同时发生两种以上降解反应。

1. 水解反应 发生水解反应的药物较常见，属于这类降解的药物主要有酯类（包括内酯）、酰胺类（包括内酰胺）和酰脲等。

（1）酯类药物 含有酯键药物的水溶液，可在 H^+ 或 OH^- 或广义酸碱催化下发生水解反应，特别在碱性溶液中更易水解。阿司匹林是这类药物反应的代表，阿司匹林水解后可产生醋酸的臭味。

（2）酰胺类药物 酰胺及内酰胺类药物水解以后生成酸与胺。属这类反应的药物有氯霉素、青霉素类、头孢菌素类、巴比妥类等，利多卡因、对乙酰氨基酚等也属此类药物。

2. 氧化反应 药物的氧化分解常为自氧化反应，其过程受热、光、氧、微量金属离子等因素影响较大。有时一个药物的氧化、光化、水解等反应过程同时存在。药物氧化后，效价损失，影响药品的质量。

（1）酚类药物 种类很多，其分子中含有酚羟基，极易被氧化，如肾上腺素、左旋多巴、吗啡、阿扑吗啡、水杨酸钠等。左旋多巴氧化后生成有色物质，最后产物为黑色素。肾上腺素氧化生成肾上腺素红，最后变成棕红色聚合物或黑色素。

（2）烯醇类药物 维生素 C 是这类药物的代表，分子中含有烯醇基，极易氧化，维生素 C 氧化后色泽变黄。其他易发生氧化降解反应的药物还有：磺胺类如磺胺嘧啶钠；含有双键的药物如维生素 A 或维生素 D 等。对于易氧化药物要注意光、氧、金属离子的影响，以保证产品质量。

二、药物制剂稳定性的影响因素及稳定措施

（一）处方因素对药物制剂稳定性的影响及解决措施

药物制剂的组成相当复杂，除主药外，还加有大量的辅料，制剂中的辅料种类和用量也大不相同，这些辅料无疑对制剂中的药物稳定性有直接影响。

1. pH 药液的 pH 不仅对药物水解有极大影响，而且对药物的氧化也影响甚大。确定最稳定的 pH 是溶液型制剂的处方设计中首先要解决的问题，pH 调节要同时考虑稳定性、溶解度和药效三个方面。

2. 溶剂 对水解反应的影响主要是溶剂的极性，衡量极性大小常用介电常数。对于易水解药物，可在水中加入乙醇、丙二醇等非水溶剂，主要使溶剂的介电常数降低，从而易水解药物稳定性提高。如巴比妥注射液常用 60% 丙二醇作溶剂，可降低水解速度。

3. 离子强度 在制剂处方中，为了调节等渗，常加入电解质；为防止药物氧化，需加入抗氧剂，调 pH 等，这就会改变药液中的离子强度，离子强度对水解速度有很大影响。

4. 表面活性剂 可使一些容易水解的药物稳定化，如苯佐卡因应用在 5% 十二烷基硫酸钠溶液中，这是因为表面活性剂在溶液中形成胶束，胶束具有屏障作用，阻止 OH^- 进入胶束，因而增加苯佐卡因的稳定性。表面活性剂也有使某些药物分解速度加快的情况，如聚山梨酯 80 使维生素 D 稳定性下降。

5. 辅料 一些制剂处方中的辅料对药物稳定性有很大影响。润滑剂硬脂酸钙、硬脂酸镁可促使阿司匹林迅速水解，所以只能用滑石粉或硬脂酸作阿司匹林片剂的润滑剂。

（二）环境因素对药物制剂稳定性的影响及解决措施

环境因素即非处方因素，主要是指温度、光线、空气中的氧、金属离子、湿度和水分、包装材料等。

1. 温度 一般来说，温度升高，反应速度加快，根据 Van't Hoff 定律，温度每升高 10℃，反应速度增加 2~4 倍。关于温度对降解速度常数的影响，Arrhenius 提出了如下经验方程：$K = Ae^{-E/RT}$，Arrhenius 公式定量地阐明温度（T）与反应速度常数（K）之间的关系，温度升高反应速度增加。Arrhenius 公式是预测药物制剂有效期的主要理论依据。

2. 光线 光是一种辐射能，单位是光量子。光波长越短，能量越大，故紫外线更易激发化学反应。有些药物分子受光照后分子活化而产生分解，称为光化降解，其降解速度与系统的温度无关。对光敏感的药物制剂，制备时要避光操作。

3. 空气中的氧 是引起药物制剂氧化的重要因素，因此对于易氧化的制剂，抗氧措施之一是向溶液和容器空间通入惰性气体如 CO_2 或 N_2，置换容器空间的氧。另一重要抗氧措施是向药物溶液中加入抗氧剂。抗氧剂分为水性抗氧剂（常用的有焦亚硫酸钠、亚硫酸氢钠、亚硫酸钠、硫代硫酸钠、半胱氨酸等）和油性抗氧剂（BHA、BHT）。

4. 金属离子 制剂中微量金属离子主要来自原辅料、溶剂、容器及操作过程中使用的工具等，金属离子对自氧化反应有显著的催化作用，要避免金属离子的影响，应选用纯度较高的原辅料，操作过程中避免使用金属器具，同时还可加入金属离子螯合剂如依地酸盐、枸橼酸、酒石酸、二巯乙基甘氨酸等附加剂。

5. 水分 是化学反应的介质，固体药物吸收水分以后，在表面形成一层液膜，分解反应就在膜中进行。

6. 包装材料 药物制剂贮存在室温环境中，要受到热、光、水蒸气及空气（氧）的影响，包装设计就是要排除这些因素的干扰，保证药物制剂的稳定性。

（三）药物制剂的贮存

药物制剂的贮存条件主要考虑光、热、湿、卫生条件等的影响。一般置阴凉（20℃以下）、通风、干燥处贮存，对光敏感的药物，应避光保存，受潮后易分解变质的药物，可在包装容器内放入干燥剂（如干燥硅胶等）。

三、制剂灭菌与防腐

一些液体制剂需要直接注入人体或直接接触创伤面或者黏膜，故需要对这些制剂进行灭菌处理。药物制剂灭菌时不仅是要杀灭或除去所有致病和非致病微生物繁殖体和芽孢，同时也要最大限度地保护药物的稳定性，以保证药物制剂的疗效与用药的安全性。根据灭菌的方法不同，药剂学中采用的方法分为三类：物理灭菌法、化学灭菌法、无菌操作法。

（一）物理灭菌法

利用蛋白质和核酸具有遇热、射线不稳定的特性，采用加热、射线和过滤方法杀灭或除去微生物，该类方法包括干热灭菌法、湿热灭菌法、过滤除菌法、射线灭菌法。

1. 干热灭菌法 在干燥环境下进行灭菌的方法，其中包括火焰灭菌法和干热空气灭菌法。前者灭菌迅速、可靠、简便，但只适用于耐火焰的物料，不适合药品的灭菌。干热空气灭菌法是利用高温干热空气灭菌，该法适用于耐高温物料及不允许湿气穿透的油脂类，大部分药品不能采用该法灭菌。在干燥状态下，热穿透力较差，蛋白质不易变性或凝固，必须长时间受高热作用才能达到灭菌的目的。为了确保灭菌效果，采用干热空气灭菌时，一般规定为：135~145℃灭菌 3 小时以上；160~170℃灭菌 2 小时以上；180~200℃灭菌 0.5 小时以上。

2. 湿热灭菌法 采用饱和蒸汽、沸水和流通蒸汽灭菌的方法。蒸汽潜热大，穿透力强，容易使蛋白质变性或凝固，因此该法的灭菌效率比干热灭菌法高，是药物制剂生产中常用的方法。湿热灭菌法可分类为热压灭菌法、流通蒸汽灭菌法、煮沸灭菌法和低温间歇灭菌法。

（1）**热压灭菌法** 是指采用高压饱和蒸汽加热灭菌的方法。该法能杀灭所有细菌的繁殖体和芽孢，灭菌可靠，效果好，适用于耐高温、耐高压蒸汽的所有药物制剂。灭菌时温度越高，灭菌时间越短。

（2）**流通蒸汽灭菌法** 是指在常压下，用100℃流通蒸汽加热灭菌的方法。该法适用于不耐高热的制剂的灭菌。该法的灭菌可靠性不及热压灭菌法，不能保证杀灭所有的芽孢。该法灭菌时往往需要延长加热时间。

（3）煮沸灭菌法　是指将待灭菌物体置沸水中加热灭菌的方法，该法与流通蒸汽灭菌法相似，灭菌效果较差，主要用于不耐高热的药物制剂的灭菌，必要时制剂中应加抑菌剂。

（4）低温间歇灭菌法　是指在低于100℃温度下，间歇性灭菌的方法。即在60~80℃温度下加热杀灭繁殖体，然后室温放置，待芽孢发育成繁殖体再加热灭菌，多次反复，至杀灭所有芽孢。该法适用于不耐高温、热敏感的药物及制剂的灭菌。必要时制剂中也应加抑菌剂。

3. 过滤除菌法　采用过滤的方法除去微生物，该法适合对热不稳定的药物溶液。过滤除菌的效果，主要在于滤器孔径的大小以及操作环境，通常选用孔径为0.22μm的滤材并在无菌条件下操作。

4. 射线灭菌法　常用的是紫外线（波长为200~300nm）灭菌，该法是利用产生的臭氧使细菌的蛋白质变性而达到杀菌的目的。该法适合于物体表面及空气的灭菌。不适合药液及固体物料深部的灭菌。普通玻璃吸收紫外线，装于玻璃容器中的药物不能用紫外线灭菌。紫外线对人体有害，照射时间过长易发生结膜炎、皮肤烧灼等伤害。生产中一般在操作前开启紫外灯1~2小时，操作时关闭。除紫外线灭菌外，还有辐射灭菌法、微波灭菌法均属于射线灭菌。

（二）化学灭菌法

用化学药品直接作用于微生物将其杀灭的方法。该法对微生物繁殖体有效，不能杀灭芽孢。常见的化学灭菌法为气体灭菌法和药液灭菌法。常用的气态杀菌剂有环氧乙烷、甲醛、乳酸、醋酸、过氧乙酸蒸气等，该法主要用于环境设备及设施等消毒；药液灭菌适合于皮肤、器具和设备等，常用的消毒液有：75%乙醇、聚维酮碘溶液、苯扎溴铵（新洁尔灭）溶液、煤酚皂溶液等。

（三）制剂防腐

污染微生物的液体制剂会发生理化性质的变化，严重影响制剂质量，有时会产生细菌毒素危害人体健康。因此有必要对制剂进行防腐，其防腐措施包括以下几个方面。

1. 防止污染　防止微生物污染是防腐的重要措施，包括加强生产环境的管理，清除周围环境的污染源，加强操作室和操作人员个人卫生管理，用具和设备须按规定进行卫生管理和清洁处理等。

2. 添加防腐剂

（1）羟苯酯类　也称尼泊金类，是一类有效的防腐剂，无毒、无味、无臭，化学性质稳定，水中不解离。本类防腐剂混合使用有协同作用，羟苯酯类可口服也可外用。

（2）苯甲酸及其盐类　是未解离的分子，抑菌作用强，所以在酸性溶液中抑菌效果较好，最适pH是4。溶液的pH高时解离度增大，防腐效果降低。苯甲酸及其盐可口服也可外用，也是食品工业常用的防腐剂。

（3）山梨酸及其盐　性质与苯甲酸及其盐相似，起防腐作用的也是未解离的分子，在pH为4的水溶液效果好，也是食品工业常用的防腐剂。

（4）苯扎溴铵　为阳离子表面活性剂，在酸性和碱性溶液中稳定，耐热压。主要用作外用制剂的防腐剂。

第四节　药物制剂剂型简介

一、片剂

片剂剂量准确，应用方便；机械化、自动化程度高，产量大，成本较低；质量稳定，携带、运输和贮存方便；能适应治疗、预防用药的多种要求，可通过各种制剂技术（如包衣、缓释、控释、多层片等）制成各种类型的片剂以满足医疗的需要，因此是目前临床应用最广泛的剂型之一。但片剂也有缺点，如婴幼儿和昏迷病人等不易吞服；因片剂需加入若干种辅料并且经过压缩成型，故易出现溶出度和生物利用度等方面的问题。

（一）片剂的分类

片剂系指原料药物或与适宜的辅料制成的圆形或异形的片状固体制剂。中药还有浸膏片、半浸膏片和全粉片等。片剂以口服普通片为主，另有含片、舌下片、口腔贴片、咀嚼片、分散片、可溶片、泡腾片、阴道片、阴道泡腾片、缓释片、控释片、肠溶片与口崩片等。

1. 含片　系指含于口腔中缓慢溶化产生局部或全身作用的片剂。含片中的原料药物一般是易溶性的，主要起局部消炎、杀菌、收敛、止痛或局部麻醉等作用。

2. 舌下片　系指置于舌下能迅速溶化，药物经舌下黏膜吸收发挥全身作用的片剂。舌下片中的原料药物应易于直接吸收，主要适用于急症的治疗。

3. 口腔贴片　系指粘贴于口腔，经黏膜吸收后起局部或全身作用的片剂。

4. 咀嚼片　系指于口腔中咀嚼后吞服的片剂。咀嚼片一般应选择甘露醇、山梨醇、蔗糖等水溶性辅料作填充剂和黏合剂。咀嚼片的硬度应适宜。

5. 分散片　系指在水中能迅速崩解并均匀分散的片剂。分散片中的原料药物应是难溶性的。分散片可加水分散后口服，也可将分散片含于口中吮服或吞服。

6. 可溶片　系指临用前能溶解于水的非包衣片或薄膜包衣片剂。可溶片应溶解于水中，溶液可呈轻微乳光。可供口服、外用、含漱等用。

7. 泡腾片　系指含有碳酸氢钠和有机酸，遇水可产生气体而呈泡腾状的片剂。泡腾片不得直接吞服。泡腾片中的原料药物应是易溶性的，加水产生气泡后应能溶解。有机酸一般用枸橼酸、酒石酸、富马酸等。

8. 阴道片与阴道泡腾片　系指置于阴道内使用的片剂。阴道片和阴道泡腾片的形状应易置于阴道内，可借助器具将其送入阴道。阴道片在阴道内应易溶化、溶散或融化、崩解并释放药物，主要起局部消炎杀菌作用，也可给予性激素类药物。具有局部刺激性的药物，不得制成阴道片。

9. 缓释片　系指在规定的释放介质中缓慢地非恒速释放药物的片剂。除说明书标注可掰开服用外，一般应整片吞服。

10. 控释片　系指在规定的释放介质中缓慢地恒速释放药物的片剂。除说明书标注可掰开服用外，一般应整片吞服。

11. 肠溶片　系指用肠溶性包衣材料进行包衣的片剂。为防止原料药物在胃内分解失效、对胃的刺激或控制原料药物在肠道内定位释放，可对片剂包肠溶衣；为治疗结肠部位疾病等，可对片剂包结肠定位肠溶衣。除说明书标注可掰开服用外，一般不得掰开服用。

12. 口崩片　系指在口腔内不需要用水即能迅速崩解或溶解的片剂。一般适合于小剂量原料药物，常用于吞咽困难或不配合服药的患者。可采用直接压片和冷冻干燥法制备。口崩片应在口腔内迅速崩解或溶解、口感良好、容易吞咽，对口腔黏膜无刺激性。

（二）片剂的辅料

片剂由药物和辅料两部分组成。辅料为片剂中除主药外一切物质的总称，亦称赋形剂，为非治疗性物质。压片所用的药物一般应具有良好的流动性和可压性，并具有一定的黏结性，遇体液能迅速崩解、溶解、吸收而产生应有的疗效。实际上很少有药物能完全具备这些性能，因此必须另行加入辅料进行适当处理后，使之能基本达到压片要求。

片剂常用的辅料一般包括填充剂、润湿剂、黏合剂、崩解剂及润滑剂等。

1. 填充剂 是指用以增加片剂的重量与体积，以利于片剂成型和分剂量的辅料，又可称为稀释剂。常用的填充剂有：淀粉、预胶化淀粉、糊精、蔗糖、乳糖、甘露醇、微晶纤维素、硫酸钙等。其中淀粉因产量大、价格低，故被广泛应用。预胶化淀粉（又称为可压性淀粉）、乳糖、微晶纤维素具有良好的流动性和可压性，可用于粉末直接压片，制成的片剂的硬度、崩解性都较好，释药速度快，有利于提高生物利用度。甘露醇放在口腔中溶化有清凉感，适于作咀嚼片的填充剂。

2. 润湿剂与黏合剂 润湿剂本身无黏性或黏性不强，但可润湿片剂物料并诱发物料本身的黏性，使之能聚结成软材并制成颗粒。在片剂生产中常用的润湿剂主要有：蒸馏水和乙醇，乙醇的浓度一般为30%~70%或更浓。黏合剂指能使无黏性或黏性较小的物料聚集黏结成颗粒或压缩成型的具黏性的固体粉末或黏稠液体。常用黏合剂有聚维酮（PVP）、淀粉浆、蔗糖与糖浆、胶浆、纤维素衍生物如甲基纤维素（MC）、羧甲基纤维素钠（CMC-Na）、羟丙甲纤维素（HPMC）等。

3. 崩解剂 是促进片剂在胃肠液中迅速破碎成细小颗粒的辅料。为使片剂能迅速发挥药效，除口含片、舌下片、缓释片、控释片外，一般均需加入崩解剂。常用崩解剂有交联羧甲基纤维素钠（CCNa）、交联聚维酮（PVPP）、淀粉、羧甲基淀粉钠（CMS-Na）、羟丙基淀粉、低取代羟丙基纤维素（L-HPC）、泡腾崩解剂、表面活性剂等。

4. 润滑剂 压片时为了能顺利加料和出片，并减少黏冲及降低颗粒与颗粒，药片与模孔壁之间的摩擦力，使片面光滑美观，在压片前一般均需在颗粒（或结晶）中加入适宜的润滑剂。常用的润滑剂有硬脂酸镁、滑石粉、氢化植物油、聚乙二醇（PEG）、微粉硅胶、十二烷基硫酸镁（钠）等。

（三）片剂的包衣

片剂包衣是指在片剂（片芯、素片）表面包裹上适宜材料的衣层。

1. 包衣的目的 ①掩盖药物的不良臭味；②防潮、避光、隔绝空气以增加药物的稳定性；③控制药物在胃肠道的一定部位释放或缓慢释放；④在胃液中因酸性或胃蛋白酶破坏的药物、对胃有刺激以及可引起呕吐的药物可以包肠溶性薄膜衣；⑤可将有配伍变化的药物成分分别置于片芯和衣层，以免发生变化；⑥改善片剂的外观和便于识别等。

2. 包衣的种类和质量要求 片剂的包衣分为包糖衣和包薄膜衣，其中薄膜衣又分为胃溶性、肠溶性及不溶性三类。片剂包衣后，衣层应均匀、牢固，与药片不起作用。崩解时限应符合有关规定，经较长时间贮存仍能保持光洁、美观、色泽一致并无裂片现象，且不影响药物的崩解、溶出和吸收。

3. 包衣材料

（1）糖衣材料 以糖浆为主要包衣材料的包衣。糖衣有一定防潮、隔绝空气的作用；可掩盖不良气味，改善外观并易于吞服。糖衣层可迅速溶解，对片剂崩解影响不大。包糖衣的主要材料为：隔离层材料（常用的有明胶浆、阿拉伯胶浆和纤维素浆等，可防止其他衣料中的水分进入片芯）、粉衣层（常用滑石粉和糖浆）、糖浆[浓度为65%~75%（g/g）的蔗糖液]、有色糖衣（糖浆中加入食用色素）、打光剂（主要为蜡，不仅可增加片面光亮度，还可防止吸潮）。

（2）薄膜衣材料 指在片芯之外包一层比较稳定的高分子衣料，以防止水分、空气、潮气的侵入，掩盖片芯药物不良臭味。与糖衣相比具有生产周期短、效率高、片重增加小、对片剂崩解的影响小等特点。根据高分子衣料的性质，可分为胃溶、肠溶及缓释、控释制剂衣料。

1）胃溶型 常用的有纤维素衍生物[如羟丙甲纤维素（HPMC）、羟丙基纤维素（HPC）等]、聚乙二醇（PEG）、聚维酮（PVP）、丙烯酸树脂E型。

2）肠溶型 常用的有丙烯酸树脂L型和S型（国产肠溶性Ⅰ、Ⅱ、Ⅲ号丙烯酸树脂）、醋酸纤维素酞酸酯（CAP）、羟丙甲纤维素酞酸酯（HPMCP）等。

3）缓释、控释制剂材料　较为常用的有乙基纤维素，此外胃溶型及肠溶型薄膜衣材料也可作为缓释、控释制剂材料。

包薄膜衣时为了增加衣膜的塑性及韧性，增加其抗撞击强度，需要加入增塑剂。常用的水溶性增塑剂有丙二醇、甘油、PEG 等；非水溶性增塑剂有甘油三醋酸酯、蓖麻油、乙酰化甘油酸酯、邻苯二甲酸酯、硅油等。此外，为了防止光线对药物的影响，可加入蔽光剂二氧化钛（钛白粉）。为了便于识别，改善产品外观加入着色剂，目前常用色素有水溶性、水不溶性和色淀（用氢氧化铝、滑石粉或硫酸钙等惰性物质使水溶性色素吸着沉淀而成）。

（四）片剂的质量评价

片剂的质量直接影响其药效和用药的安全性。因此，在片剂的生产过程中，除要对生产处方，原、辅料的选用，生产工艺的制订，包装和贮存条件的确定等方面采取适宜的技术措施外，还必须按有关质量标准的规定，进行检查，经检查合格后方可供临床使用。片剂的质量检查主要分以下几方面。

1. 外观　片剂表面完整光洁，色泽均匀，字迹清晰。

2. 片重差异测定方法　取药 20 片，精密称定总重量求得平均片重后，再分别精密称定各片的重量，每片重量与平均片重相比较，符合药典规定。糖衣片、薄膜衣片应在包衣前检查片芯的重量差异，符合规定后方可包衣，包衣后不再检查重量差异。凡规定检查含量均匀度的片剂，一般不再进行重量差异检查。

3. 硬度与脆碎度　片剂应有适宜的硬度，以免在包装、运输等过程中破碎或磨损。采用适宜的仪器进行检测，检测后，算出片剂损失的重量百分比，即为脆碎度，通常以脆碎度 <0.8% 为合格。

4. 崩解时限　除咀嚼片不需作崩解时限检查外，一般内服片剂按《中国药典》（2020 年版）崩解时限检查法检查。

5. 含量均匀度　系指小剂量片剂中每片含量偏离标示量的程度，按《中国药典》（2020 年版）规定，对小剂量药物片剂要求进行含量均匀度检查。

6. 溶出度　指在规定介质中药物从片剂等固体制剂中溶出的速度和程度。很多药物的片剂体外溶出与吸收有相关性，因此溶出度测定作为反映或模拟体内吸收情况的试验方法。作溶出度检查的片剂可不做崩解时限检查。缓、控释制剂做释放度检查，溶出度检查及释放度检查使用仪器相同，检测的方法有：第一法（转篮法）、第二法（桨法）及第三法（小杯法），小杯法用于检测小剂量药物固体制剂的溶出度或释放度。

二、胶囊剂

胶囊剂系指将药物盛装于硬质空胶囊或具有弹性的软质胶囊中制成的固体制剂。胶囊剂可以分为硬胶囊剂、软胶囊剂。根据释放特性不同还有缓释胶囊、控释胶囊和肠溶胶囊等，一般供口服用，也可供其他部位如直肠、阴道、植入等使用。胶囊剂不仅整洁、美观、容易吞服，并且胶囊壳可保护药物免受湿气和空气中氧、光线的作用，可提高药物的稳定性。

但有下列情况的药物不宜制成胶囊剂：①能使胶囊壁溶解的液态药剂；②易溶的刺激性药物，因在胃中溶解后局部浓度过高而会刺激胃黏膜；③易风化药物，可使胶囊壁变软；④吸湿性药物，可使胶囊壁变脆。

1. 空胶囊的组成　一般以明胶为原料制成，也可用甲基纤维素、海藻酸钙（或钠盐）及其他高分子材料，以改变胶囊剂的溶解性。此外，为了增加韧性及可塑性，一般应加入增塑剂，如甘油、山梨醇等；为了防止光线对药物的影响，可加入遮光剂二氧化钛；为美观和便于识别，加食用色素等着色剂；明胶为蛋白质易霉变，应加入防腐剂。

2. 空胶囊的规格　按其容积的大小共有八种规格，但常用的为 0 ~ 5 号，随着号数由小到大，容积由大到小（表 8 - 1）。

表 8 - 1　空胶囊的号数与容积

空胶囊号	0	1	2	3	4	5
容积（ml）	0.75	0.55	0.40	0.30	0.25	0.15

3. 硬胶囊的制备　硬胶囊剂填充物为固体粉末、颗粒或微丸。当药物以粉末形式填充时，由于流动性等方面的原因需加入稀释剂、润滑剂等辅料以满足填充的要求。缓控释胶囊剂通常是将药物制成不同释放速度的微丸填充入胶囊。

4. 软胶囊剂的制备　组成软胶囊壳的材料与硬空胶囊的组成基本相同，其差异在于组成囊壳材料的比例不同，通常增塑剂的比例比硬空胶囊大。软胶囊剂的填充物多为液体，如药物溶液、混悬液等，液体药物若含 5% 水或为水溶性、挥发性如乙醇等能使囊材软化、溶解或使囊材如明胶变性等均不宜制成软胶囊。软胶囊的制备方法常用滴制法和压制法。

5. 胶囊剂的质量检查

（1）外观　胶囊应整洁，不得有黏结、变形或破裂现象，并应无异臭。硬胶囊剂的内容物应干燥、松散、混合均匀。

（2）水分　硬胶囊剂的内容物照水分测定法测定，除另有规定外，不得超过 9.0%。

（3）装量差异　每粒装量与标示装量比较（有含量测定项的或无标示装量的胶囊剂与平均装量相比较），超出装量差异限度的不得多于 2 粒，并不得有 1 粒超出限度一倍。

三、注射剂

注射剂系指用药物制成的供注入体内的灭菌的溶液、乳浊液或混悬液，以及供临用前配成液体的无菌粉末。

（一）注射剂的特点

注射剂之所以能成为应用最广泛、最重要的剂型之一，是因为它具有下列优点：作用迅速可靠，其药液直接注入组织或血管，吸收过程很短或无吸收过程，因而血药浓度可迅速达到高峰发挥作用。首过效应小，因此疗效可靠，可用于抢救危急患者；适用于不宜口服的药物如易被消化液破坏的药物或首过效应显著的药物；适用于不能口服药物的患者；可发挥局部定位的作用。但注射剂研制和生产过程复杂，成本较高，并且安全性及机体适应性差，若剂量不当或注射速度过快，或药品质量存在问题，均有可能给患者带来危害，甚至造成无法挽回的后果。此外存在注射时的疼痛、不能由患者自己给药等问题。

（二）注射剂的质量要求

注射剂检查，除含量外必须进行无菌性、热原、澄明度、安全性、pH、渗透压检查。

（三）注射剂的给药途径

1. 静脉注射　有推注与滴注两种方法，后者用于量大的输液。静脉注射起效快，是急救首选的手段，油溶液型和混悬型注射液不能静脉注射，可产生溶血或使血浆蛋白沉淀的药物也不能静脉给药。静脉推注一次剂量 20ml 以内，静脉滴注 50ml 以上。

2. 脊椎腔注射　即注入脊椎四周蛛网膜下腔内。由于脑脊液量少，且循环较慢，神经敏感，故 pH 及渗透压应与脑脊液相等，而且只能制成水溶液，每次注射量不超过 10ml。

3. 肌内注射　水溶液、油溶液、混悬液、乳浊液均可肌内注射，一般单剂量在 5ml 以内。

4. 皮下注射　注射于真皮和肌肉之间，药物吸收速度稍慢，推注时剂量一般为 1～2ml。必要时亦可经皮下滴注，如小儿静脉过细不易静脉注射时。

5. 皮内注射　注射于表皮与真皮之间，一次注射量在 0.2ml 以下。主要用于过敏性试验或疾病诊断。

此外，还有动脉内注射、心内注射、穴位注射、关节腔内注射等。

（四）注射剂的溶剂与附加剂

1. 注射用溶剂

（1）注射用水　为无热原的重蒸馏水，用于配制注射液。

（2）注射用油和注射用非水溶剂　注射用非水溶剂常用的有乙醇、丙二醇、聚乙二醇、甘油等。

2. 注射剂附加剂　主要有 pH 和等渗调节剂、增溶剂、局麻剂、抑菌剂、抗氧剂等。

（五）热原

热原是一种注射后能引起人体特殊致热反应的物质。热原是微生物代谢产生的内毒素，由磷脂、脂多糖和蛋白质组成，其中脂多糖具有很强的热原活性。大多数细菌都能产生热原，而以革兰阴性杆菌产生的热原致热能力最强。注射液制备环境卫生差、产品灭菌不及时或不合格、输液器具污染等均可导致产生热原，临床用药后引起热原反应。

热原的检查：注射液注入家兔体内后，定时测定家兔的体温变化，若体温升高超过规定的判断标准即为阳性。家兔法操作繁琐费时，因家兔对热原的反应和人是相同的，目前各国药典法定的方法仍为家兔法。鲎试剂法检查操作简单、灵敏度高，但因其对革兰阴性菌以外的内毒素不够灵敏，尚不能代替家兔法。可用于放射性药物、肿瘤抑制剂等不能用家兔法检测的品种。

（六）注射剂的制备

注射剂的一般生产过程包括以下过程。

1. 注射容器的处理　注射剂容器一般是由硬质中性玻璃制成的安瓿或容器，注射剂容器经检验合格后方可进行处理。安瓿需先经过切割，使安瓿颈具有一定长度。安瓿割口后，颈口截面粗糙，为了避免玻璃屑落入安瓿中需要圆口，即用强烈火焰喷烘颈口截面，使熔融光滑。安瓿经灌瓶蒸煮热处理后进行洗涤，然后置于 120～140℃干燥备用。

2. 注射液的配制与过滤　配制注射液多用不锈钢容器，优质原料采用稀配法；原料质量稍差采用浓配法。配制时加入活性炭以吸附杂质，尤其是吸附热原，然后采用砂滤棒进行初滤以除去活性炭，再用垂熔玻璃滤器或微孔滤膜精滤使成澄明溶液。

3. 注射液的灌封、灭菌、检漏与包装　滤液经检查合格后进行灌装和封口，若为易氧化药物在封口前充入惰性气体（CO_2 或 N_2）。我国已有洗瓶、灌装、封口联动机，生产效率有很大提高。一般注射液在灌封后必须尽快灭菌，以保证产品的无菌。注射液的灭菌要求杀灭所有微生物，以保证用药安全，同时应避免药物降解。灭菌完毕立即进行检漏，剔除封口不严或有丝裂的安瓿。制备的注射剂经灯检合格后进行包装（包括印字、装盒、贴标签等）入库。

（七）输液

输液指由静脉滴注输入体内的大剂量注射剂。基本要求同安瓿剂，但由于其用量大而且是直接进入血液，故质量要求更为严格。

1. 质量要求　输液的质量要求特别强调无菌、无热原，且 pH 尽量与血浆的 pH 相近，渗透压应为等渗或可稍偏高渗，尽可能与红细胞膜的渗透压相等，不能输入低渗溶液（低渗溶液会引起红细胞破裂而溶血），不得添加抑菌剂，澄明度应符合要求。

2. 等渗溶液与等张溶液 等渗溶液是指与血浆渗透压相等的溶液，等张溶液是指与红细胞膜张力相等的溶液。0.9%的氯化钠溶液、5%的葡萄糖溶液与血浆具有相同的渗透压，为等渗溶液。静脉滴注的大输液，若大量输入低渗溶液，水分子可迅速进入红细胞内，使其破裂而溶血，甚至引起死亡，所以临床不允许输入低渗溶液，可输入稍偏高渗溶液。偏高渗溶液引起红细胞皱缩，但输入缓慢，量也不太大时，机体可自行调节，恢复正常。

3. 输液的种类 ①电解质输液如氯化钠、碳酸氢钠、乳酸钠等注射液，用以补充体内水分及电解质，纠正体内酸碱平衡等。②营养输液如糖类（葡萄糖、果糖、木糖醇等）、氨基酸、脂肪乳注射液等，用以补充体液、营养及热能等。③血浆代用液如葡萄糖酐、羟乙基淀粉等注射液，用以代替血浆。

4. 注射用无菌粉末及冻干制品 在水溶液中很不稳定的药物，特别是一些对湿热十分敏感的抗生素类药物及酶或血浆等生物制品，用一般药剂学稳定化技术尚难得到满意的注射剂产品时，可制成固态形式的注射剂，临用前以灭菌注射用水或其他适当的溶剂溶解后注射。这类注射剂，称为注射用无菌粉末或称为粉针剂。

粉针剂通常用适当的精制方法制得无菌的粉末原料，在严密的无菌操作条件下，分装于灭菌的容器内密封制得。冻干制品是将药物和必要时加入的附加剂，先用适当的方法制成无菌的药液，在无菌操作条件下分装入灭菌容器中，降温冻结成固体，然后低温抽真空使溶剂从冰冻的固态直接升华成气体而药物留在容器中成为干燥疏松的块状或粉末状产品。

四、混悬剂

混悬剂系指难溶性固体药物以微粒状态分散于分散介质中形成的非均匀分散的液体制剂。混悬微粒一般为 0.5~10μm，混悬剂属于热力学不稳定的粗分散体系，所用溶剂大多数为水，也可用植物油。为了安全起见，毒剧药或剂量小的药物不应制成混悬剂。

混悬剂的质量要求是：药物本身的化学性质稳定，微粒大小根据用途不同而有不同要求；粒子的沉降速度应很慢，沉降后不应有结块现象，轻摇后应迅速均匀分散；混悬剂应有一定的黏度要求；外用混悬剂应容易涂布。

为保持混悬剂的物理稳定性，通常在制剂中加入助悬剂、润湿剂、絮凝剂或反絮凝剂等。

（一）助悬剂

助悬剂系指能增加分散介质的黏度以降低微粒的沉降速度或增加微粒亲水性的附加剂。

1. 低分子助悬剂 如甘油、糖浆剂等可增加分散介质的黏度和微粒的亲水性。

2. 高分子助悬剂 天然的高分子助悬剂有阿拉伯胶、西黄蓍胶等，合成或半合成高分子助悬剂有甲基纤维素、羧甲基纤维素钠等。

3. 触变胶 利用触变胶的触变性，在静置时形成凝胶防止微粒沉降，振摇后变为流动的液体。单硬脂酸铝溶解于植物油中可形成典型的触变胶。

（二）润湿剂

润湿剂系指能使疏水性药物微粒被水湿润的附加剂，许多疏水性药物如甾醇类、非那西丁等，可加入聚山梨酯类、泊洛沙姆等润湿剂，以增加疏水性药物的亲水性。

（三）絮凝剂与反絮凝剂

使混悬剂产生絮凝作用的附加剂称为絮凝剂，而产生反絮凝作用的附加剂称为反絮凝剂。絮凝剂与反絮凝剂均为电解质如硫酸钠、氯化钠等。制备混悬剂时加入絮凝剂，可使混悬剂处于絮凝状态，以增加混悬剂的稳定性。

五、乳剂

乳剂系指互不相溶的两相液体混合，其中一相液体以液滴状态分散于另一相液体中形成的非均匀分散的液体制剂。乳剂由水相（W）、油相（O）及乳化剂组成，三者缺一不可。乳剂分为水包油型（O/W）（油为分散相或内相，水为分散介质或外相）和油包水型（W/O）（水为分散相或内相，油为分散介质或外相），此外还有复合乳剂或称多重乳剂用 W/O/W 或 O/W/O 表示。

乳剂乳滴粒径在 $1 \sim 100 \mu m$ 为普通乳剂；当乳滴粒径在 $0.1 \sim 0.5 \mu m$ 范围的乳剂称亚微乳；粒径小于 $0.1 \mu m$ 时称为纳米乳或微乳。静脉注射乳剂应为亚微乳。

乳剂的特点为：乳剂中液滴的分散度大，药物吸收和药效的发挥很快，生物利用度高；油性药物制成乳剂能保证剂量准确；O/W 型乳剂可掩盖药物不良臭味；外用乳剂能改善对皮肤、黏膜的渗透性，减少刺激性；静脉注射乳剂注射后分布较快，有靶向性。

乳剂属热力学不稳定的非均匀相分散体系，乳剂常发生下列变化。

1. 分层　系指乳剂放置后出现分散相粒子上浮或下沉的现象，又称为乳析。分层主要是油水两相密度差造成的。分层的乳剂经振摇后仍能恢复均匀性。

2. 絮凝　是指乳剂中分散相的乳滴发生可逆的聚集现象，絮凝状态进一步变化也会引起乳滴的合并。

3. 转相　乳剂由于某些条件的变化而改变乳剂的类型称为转相，即由 O/W 型转变为 W/O 型，转相主要是由于乳化剂的性质改变而引起的。

4. 合并和破坏　乳剂中的乳滴周围有乳化膜存在，乳化膜破坏则导致乳滴变大，称为合并，合并进一步发展使乳剂分为油、水两相称为破坏。外界因素及微生物均可使油相或乳化剂变质，引起乳剂破坏。

六、软膏剂

软膏剂系指药物与适宜基质均匀混合制成的具有一定稠度的半固体外用制剂。软膏剂主要起保护、润滑和局部治疗作用。软膏剂的类型由组成软膏剂的基质所决定。

（一）软膏剂特点

软膏剂的一般质量要求：均匀、细腻，并应具有适当的黏稠性，易涂布；性质稳定，应无酸败、异臭、变色、变硬和油水分离等变质现象；应无刺激性、过敏性及其他不良反应；用于大面积烧伤时，应预先进行灭菌，眼用软膏剂配制需在无菌条件下进行。

（二）软膏剂的基质

基质是药物的载体，对软膏剂形成、质量、药物的释放和发挥药效都有重要影响。在实际生产中往往根据基质的性质和用药目的选择基质材料和组成，以制成质量稳定、疗效高的软膏剂。常用的基质主要有油脂性基质、乳剂型基质和水溶性基质。

1. 油脂性基质　指以动植物油脂、类脂、烃类及硅酮类等疏水性物质为基质。此类基质涂于皮肤能形成封闭性油膜，促进皮肤水合作用，对表皮增厚、角化、皲裂有软化保护作用，但释药性差，不易洗除。由于疏水性大，不易与水性液体混合，故不适用于有渗出液的创面，主要用于遇水不稳定的药物制备软膏剂，如抗生素类药物。油脂性基质中常用的有固体石蜡与液状石蜡、凡士林、羊毛脂、蜂蜡、鲸蜡、二甲硅油、植物油等。往往将固体油脂性基质与液体油脂性基质合用，调节成适宜度的半固体状态成为油脂性软膏剂基质。

2. 乳剂型基质　是由含固体或半固体的油相加热液化后与水相借助乳化剂的作用在一定温度下乳

化，最后在室温下形成的半固体基质。常用的油相多为固体，主要有石蜡、蜂蜡、高级醇等，有时为调剂稠度而加入液状石蜡、凡士林或植物油等。常用乳化剂有肥皂类、月桂硫酸钠、多元醇的脂肪酸酯（如单硬酸甘油酯）、聚山梨酯、聚乙二醇醚（简称乳化剂OP）等。

乳剂型基质有水包油型（O/W）和油包水型（W/O）两类。O/W型基质外相含大量的水分，在贮存过程中可能霉变，常需要加入防腐剂。同时水分也容易蒸发失散而使软膏变硬，故常需要加入甘油、丙二醇、山梨醇等保湿剂。遇水不稳定的药物如金霉素、四环素等不宜使用乳剂基质。O/W型基质制成的软膏在使用分泌物较多的病灶，如湿疹时，因分泌物易重新进入皮肤（反向吸收）而使炎症恶化，故通常乳剂基质软膏适用于亚急性、慢性、无渗出的皮肤破损和皮肤瘙痒症，忌用于糜烂、溃疡、水泡及化脓性创面。

3. 水溶性基质 是由天然或合成的水溶性高分子物质组成，溶解后形成水凝胶，水溶性基质制成的软膏剂也称为凝胶剂。目前常用的水溶性基质材料主要有聚乙二醇（PEG）类、水溶性纤维素、卡波姆、海藻酸钠等。该类基质不宜用于遇水不稳定的药物。

七、气雾剂

气雾剂系指药物与适宜的抛射剂封装于具有特制阀门系统的耐压密封容器中制成的制剂。使用时，借抛射剂的压力将内容物喷出，药物喷出时多为细雾状气溶胶，也可以使药物喷出呈烟雾状、泡沫状或细流。气雾剂可在呼吸道、皮肤或其他腔道起局部或全身作用。

（一）气雾剂的特点

具有速效和定位作用，气雾剂可直接喷于作用部位，药物分布均匀，起效快；药物密闭于容器内能保持药物清洁无菌，且由于容器不透明，避光且不与空气中的氧或水分直接接触，所以稳定性好；无局部用药的刺激性；可避免肝首过效应和胃肠道的破坏作用。但由于需要耐压容器、阀门系统和特殊的生产设备，所以成本高。

（二）气雾剂的分类

气雾剂按其医疗用途，可分为吸入气雾剂、皮肤和黏膜用气雾剂以及空间消毒用气雾剂。按气雾剂的相组成分类，有二相气雾剂（气相和液相）和三相气雾剂（气相、液相和固相或液相）。二相气雾剂一般为溶液系统，三相气雾剂一般为混悬系统或乳剂系统。

（三）气雾剂的组成

气雾剂是由抛射剂、药物与附加剂、耐压容器和阀门系统组成的。抛射剂与药物一同装封在耐压容器中，器内产生压力（抛射剂气化），当打开阀门时，药物、抛射剂一起喷出而形成雾滴。离开喷嘴后抛射剂和药物的雾滴进一步气化，雾滴变得更细。雾滴的大小决定于抛射剂的类型、用量、阀门和揿钮的类型，以及药液的黏度等。

抛射剂是气雾剂喷射的动力，有时兼有药物溶剂的作用。抛射剂多为液化气体，在常压下沸点低于室温。因此，需装入耐压容器中，由阀门系统控制。在阀门开启时，借抛射剂的压力将容器内的药液以雾状喷出达到用药部位。常用的抛射剂有碳氢化合物类，如丙烷、正丁烷、异丁烷，此类抛射剂性质稳定、毒性小、密度低，但易燃、易爆，不宜单独使用；压缩气体，如二氧化碳、氮气、一氧化氮等。

（四）气雾剂的吸收

吸入气雾剂主要通过肺部吸收，吸收的速度很快，不亚于静脉注射，肺部吸收迅速的原因主要是由于肺部吸收面积巨大。肺由气管、支气管、细支气管、肺泡管和肺泡囊组成，因此肺部是一个具有巨大吸收面积的部位。尤其是肺泡囊是气体与血液进行快速扩散交换的部位，药物到达肺泡囊即可迅速吸收显效。影响药物在呼吸系统吸收与分布的因素要如下。

1. 呼吸的气流 当吸入的空气进入支气管以下部位时，则多呈层流状态，气流速度逐渐减慢，易使气体中所含药物细粒沉积。这些有关呼吸的气体动力学性质是影响药物分布和吸收的重要因素。另外药物进入呼吸系统的分布还与呼吸量及呼吸频率有关，通常粒子的沉积率与呼吸量成正比而与呼吸频率成反比。

2. 微粒的大小 吸入气雾剂被吸收后，药物微粒由于大小不同，在各部位沉积、溶解、扩散而出现局部和全身作用。所以粒子是影响药物能否深入肺泡囊的主要因素。较粗的微粒大部分落在上呼吸道黏膜上，因而吸收慢，如果微粒太细，则进入肺泡囊后大部分由呼气排出，而在肺部的沉积率也很低。通常吸入气雾剂的微粒大小以 $0.5 \sim 5 \mu m$ 最适宜。

3. 药物的性质 吸入的药物最好能溶解于呼吸道的分泌液中，否则成为异物，对呼吸道产生刺激性。药物从肺部吸收是被动扩散，吸收速率与药物相对分子质量及脂溶性有关，小分子化合物易通过肺泡囊表面细胞壁的小孔，因而吸收快，而对相对分子质量大的糖、酶、高分子化合物等，肺泡囊难于吸收。脂溶性药物经脂质双分子膜扩散吸收，少部分由小孔吸收，故脂溶性较大的药物，吸收速度也快。若药物吸湿性大，微粒通过湿度很高的呼吸道时，微粒会聚集增大，妨碍药物吸收。

八、栓剂

栓剂系指药物与适宜基质制成的有一定形状供人体腔道给药的固体制剂。栓剂在常温下为固体，塞入腔道后在体温下能迅速软化熔融或溶解于分泌液，逐渐释放药物而产生局部或全身作用。栓剂主要用作直肠、阴道给药，近几十年来又有口腔（牙栓）及鼻腔给药的栓剂出现。栓剂不仅用于润滑、收敛、抗菌、杀虫、局麻等局部作用，还可通过直肠给药途径发挥全身作用，并可减少肝首过效应。

（一）栓剂的质量要求

栓剂的一般质量要求是：药物与基质应混合均匀，栓剂外形应完整光滑，无刺激性；塞入腔道后，应能融化、软化或溶化，并与分泌液混合，逐步释放药物，产生局部或全身作用；在室温下有适宜的硬度，以免在包装、贮存或使用时变形。

（二）栓剂基质

栓剂基质对剂型特性和药物释放均有重要影响，作为栓剂基质尤其必须满足以下特殊要求，即室温时应具有适宜的硬度，塞入腔道时不变形、不破碎，在体温下易软化、融化，能与体液混合或溶解于体液。

常用的栓剂基质分为亲水性基质和油脂性基质两大类：油脂性基质常用的有可可豆脂、半合成或全合成脂肪酸甘油酯（半合成椰油酯、半合成山苍子油酯）、半合成棕榈油酯、硬脂酸丙二醇酯等；亲水性基质常用的有甘油明胶、聚乙二醇类、泊洛沙姆 188 型等。

（三）栓剂的作用

1. 局部作用 此类栓剂只在腔道局部起作用，应尽量减少吸收，故应选择溶化或溶解、释放药物速度缓慢的基质。如甘油明胶栓常用作局部杀虫、抗菌的阴道栓的基质。

2. 全身作用 该类栓剂一般要求迅速释放药物，特别是解热镇痛类药物宜迅速释放、吸收，一般常选用油脂性基质，特别是具有表面活性作用的油脂性基质，不但在体温下能很快熔化，而且能很好地分散。

全身作用栓剂用药注意事项：栓剂给药后的吸收途径有两条，一是通过直肠上静脉进入门肝静脉，经肝代谢后再由肝进入体循环；二是通过直肠下静脉、直肠中静脉和肛门静脉，绕过肝脏进入下腔大静脉，再进入体循环。为了避免肝脏首过效应及充分发挥药物的作用，提高药物的生物利用度，发挥全身作用的药物栓剂在给药前，应先排便，使药物能充分与直肠黏膜接触，药物迅速吸收；栓剂在应用时塞入距肛门口约 2cm 处为宜，这样药物可有给药总量 50% ~75% 的药物不经肝脏，经直肠下静脉、直肠中静脉和肛门静脉进入体循环，以达到避免肝首过效应的目的。

九、经皮吸收制剂

经皮吸收制剂或称经皮给药系统（称 TDDS）系指经皮肤敷贴方式用药，药物由皮肤吸收进入全身血液循环并达到有效血药浓度、实现疾病治疗或预防的一类制剂。

（一）经皮给药的优点

避免了口服给药可能发生的肝脏首过效应及胃肠灭活，提高了治疗效果，药物可长时间持续扩散进入血液循环；维持恒定的血药浓度或生理效应，增强了治疗效果，减少了胃肠给药的副作用；延长作用时间，减少用药次数，改善患者用药顺应性；患者可以自行用药，也可以随时终止用药。由于避免了饮食、体位、睡眠、运动等因素的干扰，皮肤之间吸收的差异比人体胃肠道吸收的差异小得多。

TDDS 作为一种全身用药的新剂型具有许多优点，但也有其局限性。皮肤是限制体外物质吸收进入体内的生理屏障，大多数药物透过该屏障的速度都很小，一般给药后几小时才能起效，且多数药物不能达到有效治疗浓度。每日剂量超过 5mg 的药物就已经不容易制备成理想的 TDDS，一些本身对皮肤有刺激性和过敏性的药物也不宜设计成 TDDS。

（二）经皮吸收制剂的分类

1. 膜控释型 膜控释型 TDDS 主要由无渗透性的背衬层、药物贮库、控释膜层、黏胶层和防黏层五部分组成。膜控释型 TDDS 的释药速率与聚合物膜的结构、膜孔大小、组成、药物在其中的渗透系数、膜的厚度以及黏胶层的组成及厚度有关，这类 TDDS 的释药速率一般符合零级动力学。

2. 黏胶分散型 由控释黏胶层、药物贮库、黏胶层、背衬层组成。黏胶分散型 TDDS 药物贮库及控释层均由压敏胶组成，药物分散或溶解在压敏胶中成为药物贮库，均匀涂布在不渗透背衬层上制成。

3. 骨架扩散型 药物均匀分散或溶解在疏水或亲水的聚合物骨架中，然后分剂量成固定面积大小及一定厚度的药膜，与压敏胶层、背衬层及防黏层复合即成为骨架扩散型。

4. 微贮库型 由闭合底盘、黏性泡沫层、黏胶层及微型药库与聚合物基质组成药物贮库构成。

（三）经皮吸收促进剂

经皮吸收促进剂是指能够降低药物通过皮肤的阻力，加速药物穿透皮肤的物质。理想的药物吸收促进应对皮肤无损害或刺激、无药理活性、无过敏性、理化性质稳定、与药物及其他材料有良好的相容性等。

目前常用的经皮吸收促进剂主要有：表面活性剂类；有机溶剂类如乙醇、丙二醇、乙酸乙酯等；氮酮类化合物如月桂氮䓬酮也称 Azone；有机酸、脂肪醇、油酸等；角质保湿与软化剂如尿素、水杨酸等。其中月桂氮䓬酮性质稳定、能够扩大角质层中细胞间空隙，促进药物透过角质层，是目前较为常用的透皮吸收促进剂。

十、缓控释制剂

缓释制剂系指用药后能在较长时间内持续释放药物以达到延长药效目的的制剂，药物释放主要是一级速度过程。控释制剂系指药物能在设定的时间内自动以设定速度释放，使血药浓度长时间恒定地维持在有效浓度范围内的制剂。广义地讲，控释制剂包括控制释药的速度、方向和时间，靶向制剂、透皮吸收制剂等都属于控释制剂的范畴。控释制剂可在预定时间内以零级或接近零级速度释放药物。

（一）缓释、控释制剂的特点

（1）对半衰期短的或需要频繁给药的药物，可以减少服药次数，使用方便，这样可以大大提高患者服药的顺应性，特别适用于需要长期服药的慢性疾病患者。

（2）使血药浓度平稳，避免或减小峰谷现象，有利于降低药物的毒副作用。

（3）可减少用药的总剂量，因此可用最小剂量达到最大药效。

虽然缓释、控释制剂有其优越性，但并不是对所有药物都适合，如剂量很大（＞1g）、半衰期很短（＜1 小时）、半衰期很长（＞24 小时）、不能在小肠下端有效吸收的药物，一般情况下不宜制成口服缓释、控释制剂。具有特定吸收部位的药物，如维生素 B_2，制成口服缓、控释制剂的效果不佳。对于本身溶解度极差的药物，吸收受其溶出限制，制成缓、控释制剂也不一定有利。

（二）缓释、控释制剂的分类

1. 骨架型缓释、控释制剂

（1）凝胶骨架片　此类骨架片主要骨架材料为羟丙甲纤维素（HPMC）、甲基纤维素、羟乙基纤维素、羧甲基纤维素钠、海藻酸钠等。凝胶骨架片中凝胶最后完全溶解，药物全部释放，故生物利用度高。

（2）蜡质类骨架片　这类片剂由不溶解但可溶蚀的蜡质材料制成，如巴西棕榈蜡、硬脂醇、硬脂酸、氢化蓖麻油、聚乙二醇单硬脂酸酯、甘油三酯等。这类骨架片是通过孔道扩散与蚀解控制释放。

（3）不溶性骨架片　其组成材料有聚乙烯、聚氯乙烯、甲基丙烯酸-丙烯酸甲酯共聚物、乙基纤维素等。此类片剂药物释放后骨架材料整体从粪便排出，在胃肠中不崩解。

2. 膜控型缓释、控释制剂

（1）微孔膜包衣片　通常是用胃肠道中不溶解的聚合物如醋酸纤维素、乙基纤维素、聚丙烯酸树脂等作为衣膜材料，在其包衣液中加入少量致孔性物质如 PEG 类、PVP、十二烷基硫酸钠、糖和盐等水溶性的物质，用这样的包衣液包在用普通方法制成的片剂上即成微孔膜包衣片，药物的释放速率完全由微孔包衣膜控制。

（2）膜控释小片　是将药物与辅料按常规方法制粒，压制成小片，用缓释膜包衣后装入硬胶囊使用。同一胶囊内的小片可包上不同缓释作用的包衣或不同厚度的包衣。此类制剂无论在体内外皆可获得恒定的释药速率。

（3）肠溶膜控释片　是药物片芯外包肠溶衣，当肠溶衣片芯进入肠道后，衣膜溶解，片芯中的药物释出，因而延长了释药时间。

（4）膜控释小丸　由丸芯与芯外包裹的控释薄膜衣两部分组成。丸芯除含药物外，尚含稀释剂、黏合剂等辅料，所用辅料与片剂的辅料大致相同。包衣膜亦有亲水薄膜衣、不溶性薄膜衣、微孔膜衣和肠溶衣。

3. 渗透泵片　由药物、半透膜材料、渗透压活性物质和推动剂等组成。常用的半透膜材料有醋酸纤维素、乙基纤维素等。渗透压活性物质起调节药室内渗透压作用，常用乳糖、果糖、葡萄糖、甘露糖的不同混合物。推动剂亦称为促渗透聚合物或助渗剂，能吸水膨胀，产生推动力，将药物层的药物推出释药小孔。

十一、靶向制剂

靶向制剂又称为靶向给药系统，是指利用载体将药物通过局部给药或全身血液循环而选择性地浓集定位于病灶部位（即靶区，包括靶组织、靶器官、靶细胞等）的给药系统。

普通药物剂型给药后，药物吸收进入血液，随血液药物分布在全身循环中，在到达病灶部位前，要经过与血浆蛋白结合、排泄、代谢等步骤，只有少量药物到达靶区，要提高靶区的药物浓度以产生治疗效果，就必须增加给药剂量，由此使得全身循环系统的药物浓度提高，药物的毒副作用也随之增大。特别是对于细胞毒的抗癌药，在杀灭癌细胞的同时也杀灭正常细胞。因此将药物制成靶向制剂，不仅可以提高药效，也可降低毒副作用。

一个成功的靶向制剂应具备三个要素：定位浓集、控制释药、无毒可生物降解。

十二、其他剂型

1. 散剂 系指原料药物或与适宜的辅料经粉碎、均匀混合制成的干燥粉末状制剂，可分为口服散剂和局部用散剂。

（1）口服散剂 一般溶于或分散于水、稀释液或者其他液体中服用，也可直接用水送服。

（2）局部用散剂 可供皮肤、口腔、咽喉、腔道等处应用；专供治疗、预防和润滑皮肤的散剂也可称为撒布剂或撒粉。

2. 颗粒剂 系指原料药物与适宜的辅料混合制成具有一定粒度的干燥颗粒状制剂，可分为可溶颗粒（通称为颗粒）、混悬颗粒、泡腾颗粒、肠溶颗粒，根据释放特性不同还有缓释颗粒等。

（1）混悬颗粒 系指难溶性原料药物与适宜辅料混合制成的颗粒剂。临用前加水或其他适宜的液体振摇即可分散成混悬液。

（2）泡腾颗粒 系指含有碳酸氢钠和有机酸，遇水可放出大量气体而呈泡腾状的颗粒剂。泡腾颗粒中的原料药物应是易溶性的，加水产生气泡后应能溶解。有机酸一般用枸橼酸、酒石酸等。泡腾颗粒一般不得直接吞服。

（3）肠溶颗粒 系指采用肠溶材料包裹颗粒或其他适宜方法制成的颗粒剂。肠溶颗粒耐胃酸而在肠液中释放活性成分或控制药物在肠道内定位释放，可防止药物在胃内分解失效，避免对胃的刺激。肠溶颗粒不得咀嚼。

（4）缓释颗粒 系指在规定的释放介质中缓慢地非恒速释放药物的颗粒剂。

3. 丸剂 系指原料药物与适宜的辅料制成的球形或类球形固体制剂。丸剂包括蜜丸、水蜜丸、水丸、糊丸、蜡丸、浓缩丸、滴丸和糖丸等。

（1）蜜丸 系指饮片细粉以炼蜜为黏合剂制成的丸剂。其中每丸重量在 0.5g（含 0.5g）以上的称大蜜丸，每丸重量在 0.5g 以下的称小蜜丸。

（2）水蜜丸 系指饮片细粉以炼蜜和水为黏合剂制成的丸剂。

（3）水丸 系指饮片细粉以水（或根据制法用黄酒、醋、稀药汁、糖液、含5%以下炼蜜的水溶液等）为黏合剂制成的丸剂。

（4）糊丸 系指饮片细粉以米粉、米糊或面糊等为黏合剂制成的丸剂。

（5）蜡丸 系指饮片细粉以蜂蜡为黏合剂制成的丸剂。

（6）浓缩丸 系指饮片或部分饮片提取浓缩后，与适宜的辅料或其余饮片细粉，以水、炼蜜或炼蜜和水等为黏合剂制成的丸剂。根据所用黏合剂的不同，分为浓缩水丸、浓缩蜜丸和浓缩水蜜丸等。

（7）滴丸 系指原料药物与适宜的基质加热熔融混匀，滴入不相混溶、互不作用的冷凝介质中制成的球形或类球形制剂。

（8）糖丸 系指以适宜大小的糖粒或基丸为核心，用蔗糖和其他辅料的混合物作为撒粉材料，选用适宜的黏合剂或润湿剂制丸，并将原料药物以适宜的方法分次包裹在糖丸中而制成的制剂。

4. 膜剂 系指原料药物与适宜的成膜材料经加工制成的膜状制剂。供口服或黏膜用。

5. 糖浆剂　系指含有原料药物的浓蔗糖水溶液。

6. 凝胶剂　系指原料药物与能形成凝胶的辅料制成的具凝胶特性的稠厚液体或半固体制剂。除另有规定外，凝胶剂限局部用于皮肤及体腔，如鼻腔、阴道和直肠等。

7. 酊剂　系指将原料药物用规定浓度的乙醇提取或溶解而制成的澄清液体制剂，也可用流浸膏稀释制成。供口服或外用。

8. 糊剂　系指大量的原料药物固体粉末（一般 25% 以上）均匀地分散在适宜的基质中所组成的半固体外用制剂。可分为含水凝胶性糊剂和脂肪糊剂。

9. 搽剂　系指原料药物用乙醇、油或适宜的溶剂制成的液体制剂，供无破损皮肤揉擦用。

10. 涂剂　系指含原料药物的水性或油性溶液、乳状液、混悬液，供临用前用消毒纱布或棉球等柔软物料蘸取涂于皮肤或口腔与喉部黏膜的液体制剂。也可为临用前用无菌溶剂制成溶液的无菌冻干制剂，供创伤面涂抹治疗用。

11. 涂膜剂　系指原料药物溶解或分散于含成膜材料的溶剂中，涂搽患处后形成薄膜的外用液体制剂。

12. 植入剂　系指由原料药物与辅料制成的供植入人体内的无菌固体制剂。植入剂一般采用特制的注射器植入，也可以手术切开植入。植入剂在体内持续释放药物，并应维持较长的时间。

13. 灌肠剂　系指以治疗、诊断或提供营养为目的供直肠灌注用液体制剂，包括水性或油性溶液、乳剂和混悬液。

14. 洗剂　系指用于清洗无破损皮肤或腔道的液体制剂，包括溶液型、乳状液型和混悬型洗剂。

15. 冲洗剂　系指用于冲洗开放性伤口或腔体的无菌溶液。

16. 露剂　系指含挥发性成分的饮片用水蒸气蒸馏法制成的芳香水剂。

17. 膏药　系指饮片、食用植物油与红丹（铅丹）或官粉（铅粉）炼制成膏料，摊涂于裱背材料上制成的供皮肤贴敷的外用制剂。前者称为黑膏药，后者称为白膏药。

18. 煎膏剂　指饮片用水煎煮，取煎煮液浓缩，加炼蜜或糖（或转化糖）制成的半流体制剂。

19. 流浸膏剂与浸膏剂　流浸膏剂、浸膏剂系指饮片用适宜的溶剂提取，蒸去部分或全部溶剂，调整至规定浓度而成的制剂。除另有规定外，流浸膏剂系指每 1ml 相当于饮片 1g；浸膏剂分为稠膏和干膏两种，每 1g 相当于饮片 2~5g。

（索绪斌　卫世杰）

第九章 生物技术和生物制药

第一节 生物学和分子生物学发展史

一、进化论和分子遗传学

进化论是生物科学的核心理论，也是生物科学中最大的统一理论。1859年，英国达尔文正式出版了《物种起源》一书，系统阐述了进化学说。"物竞天择，适者生存"的进化论思想极大地推动了人类社会的发展。遗传现象普遍存在于生物界，如某些疾病的家族遗传性，动物品种可以通过选择性交配而得到改善。在19世纪中叶，奥地利的孟德尔在前人工作的基础上，进行了豌豆的杂交试验，推导出遗传因子（后来人们称之为"基因"）的存在，并于1865年在《植物的杂交试验》的论文中阐明了遗传基本定律：分离定律、独立分配定律、显隐性定律这三条定律。第二次世界大战后，分子遗传学取得飞速的发展，特别是近十年来，重组DNA技术的问世与发展，导致许多基因被克隆分离，证明孟德尔的遗传学说完全正确。

二、分子生物学的发展

在近半个世纪中，分子生物学的发展是生命科学范围发展最为迅速的一个前沿领域，推动着整个生命科学的发展。至今分子生物学仍在迅速发展中，新成果、新技术不断涌现。分子生物学的发展大致可分为三个阶段。

1. 准备和萌芽阶段 19世纪后期到20世纪50年代初，是现代分子生物学诞生的准备和萌芽阶段。

（1）确定了蛋白质是生命的主要基础物质 19世纪末Buchner兄弟证明酵母无细胞提取液能使糖发酵产生乙醇，第一次提出酶的名称。20世纪20~40年代证明酶的本质是蛋白质。随后陆续发现生命的许多基本现象（物质代谢、能量代谢、消化、呼吸、运动等）都与酶和蛋白质相联系。

（2）确定了生物遗传的物质基础是DNA 20世纪初确认自然界有DNA和RNA两类核酸，并阐明了核苷酸的组成。1944年O. T. Avery等证明了肺炎球菌转化因子是DNA；在对DNA结构的研究上，1949~1952年S. Furbery等的X线衍射分析阐明了核苷酸并非平面的空间构象，提出了DNA是螺旋结构。

2. 现代分子生物学的建立阶段 这一阶段是从20世纪50年代初到70年代初，以1953年Watson和Crick提出的DNA双螺旋结构模型作为现代分子生物学诞生的里程碑，开创了分子遗传学基本理论建立和发展的黄金时代。在发现DNA双螺旋结构同时，Watson和Crick就提出RNA在遗传信息传到蛋白质过程中起着中介作用的假说。1961年Hall和Spiege-lman用RNA-DNA杂交证明mRNA与DNA序列互补；逐步阐明了RNA转录合成的机制。特别是Nirenberg、Ochoa以及Khorana等科学家共同努力破译了RNA上编码合成蛋白质的遗传密码，随后研究表明这套遗传密码在生物界具有通用性，从而认识了蛋白质翻译合成的基本过程。上述重要发现共同建立了以中心法则为基础的分子遗传学基本理论体系。遗传信息由DNA到RNA再到蛋白质的过程，是分子生物学研究的核心，通常称之为中心法则。

3. 现代分子生物学的发展阶段 以基因工程技术的出现作为新的里程碑，标志着人类深入认识生命本质并能动改造生命的新时期开始。

（1）重组 DNA 技术的建立和发展 分子生物学理论和技术发展的积累使得基因工程技术的出现成为必然。1977 年 Boyer 等首先将人工合成的生长激素释放抑制因子 14 肽的基因重组入质粒，成功地在大肠埃希菌中合成得到 14 肽；1979 年美国基因技术公司用人工合成的人胰岛素基因重组转入大肠埃希菌中合成人胰岛素。转基因动植物和基因剔除动植物的成功是基因工程技术发展的结果。1982 年 Palmiter 等将克隆的生长激素基因导入小鼠受精卵细胞核内，培育得到比原小鼠个体大几倍的"巨鼠"。我国水生生物研究所将生长激素基因转入鱼受精卵，得到的转基因鱼的生长显著加快、个体增大。用转基因动物还能获取治疗人类疾病的重要蛋白质，导入了凝血因子 IX 基因的转基因绵羊分泌的乳汁中含有丰富的凝血因子 IX，能有效地用于血友病的治疗。在转基因植物方面，1994 年能比普通西红柿保鲜时间更长的转基因西红柿投放市场，1996 年转基因玉米、转基因大豆相继投入商品生产，我国科学家将自己发现的蛋白酶抑制剂基因转入棉花获得抗棉铃虫的棉花株。基因诊断与基因治疗是基因工程在医学领域发展的一个重要方面。1991 年美国向一患先天性免疫缺陷病（遗传性腺苷脱氨酶 ADA 基因缺陷）的女孩体内导入重组的 ADA 基因，获得成功。我国也在 1994 年用导入人凝血因子 IX 基因的方法成功治疗了乙型血友病的患者。在我国用作基因诊断的试剂盒已有近百种之多。

（2）基因组研究的发展 目前分子生物学已经从研究单个基因发展到研究生物整个基因组的结构与功能。80 年代 λ 噬菌体 DNA 全部 48502 碱基对的序列全部测出；一些小的病毒包括乙型肝炎病毒、艾滋病毒等基因组的全序列也陆续被测定；1996 年底许多科学家共同努力测出了大肠埃希菌基因组 DNA 的全序列长 4×10^6 碱基对。测定一个生物基因组核酸的全序列无疑对理解这一生物的生命信息及其功能有极大的意义。1990 年人类基因组计划（human genome project，HGP）开始实施，这是生命科学领域有史以来全球性最庞大的研究计划，测定出人基因组全部 DNA 3×10^9 碱基对的序列、确定人类 5 万~10 万个基因的一级结构，这将使人类能够更好掌握自己的命运。

（3）单克隆抗体、基因表达调控和细胞信号传导机制的发展 1975 年 Kohler 和 Milstein 首次用 B 淋巴细胞杂交瘤技术制备出单克隆抗体以来，人们利用这一细胞工程技术研制出多种单克隆抗体，为许多疾病的诊断和治疗提供了有效的手段。分子遗传学基本理论建立者 Jacob 和 Monod 最早提出的操纵元学说打开了人类认识基因表达调控的窗口。Sutherland 发现 cAMP 和提出第二信使学说，这是人们认识受体介导的细胞信号传导的第一个里程碑。70 年代中期以后，癌基因和抑癌基因的发现、蛋白酪氨酸激酶的发现及其结构与功能的深入研究、各种受体蛋白基因的克隆和结构功能的探索等，使近细胞信号传导的研究有了长足的进步。

第二节 生物制药的概念和内容

一、生物制药的概念

生物技术药物是来自细菌、酵母、昆虫、植物或哺乳动物细胞等各种表达系统，通过细胞培养、重组脱氧核糖核酸技术或转基因技术制备，用于预防、诊断或治疗的药物。它是目前生物技术研究最为活跃的领域，给生命科学的研究和制药工业带来了革命性变化，产生了新兴技术产业。人类基因组学、功能基因组学、蛋白质组学、生物信息学研究的进展和转基因动物与植物、蛋白质工程、抗体工程、基因治疗和生物芯片等新技术的建立与取得的重大突破与发展，为生物技术医药开拓了一个新领域。

生物制药技术则是指利用生物体或生物过程生产药物的技术，它是一门讲述生物药物，尤其是生物工程相关药物的研制原理、生产工艺及分离纯化技术的应用学科。

二、生物制药的发展历史

1796 年，发明了用牛痘疫苗治疗天花，从此用生物制品预防传染病得以肯定。1941 年青霉素开发成功，标志着抗生素时代的开创，推动了发酵工业的快速发展。20 世纪 50 年代是抗生素发展的黄金时代，各种不同类型的抗生素被相继发现；同期又发现了黑根霉可进一步转化黄体酮成 11α – 羟基黄体酮，从而使可的松大量生产。20 世纪 60 年代以来，从生物体内分离纯化酶制剂的技术日趋成熟，酶类药物得到广泛应用。20 世纪 70 年代开始研究应用植物细胞培养生产植物药物。20 世纪 80 年代，人们开始认识到微生物除了能生产抗生素外，还能产生酶抑制剂、免疫调节物质和作用于神经系统、循环系统、抗组胺、消炎的药物。

1982 年，第一个基因工程药物人胰岛素上市。10 年后，已上市的基因工程活性肽、活性蛋白已有 19 种。80 年代末和 90 年代初，基因治疗和糖链工程开始进入实用化发展时期。生物制药理论的另一重大认识就是认识到生物多样性对生物制药的决定性影响，如高效抗癌药紫杉醇的发现源于偶然。另外，人类基因库的多样性为寻找疾病基因，从而为以后的新药研制与开发奠定了基础。

我国自 20 世纪 70 年代末 80 年代初开始进行现代生物技术的研究与开发。我国在基因工程和细胞工程技术方面的研究水平有了很大的进展，国内已建立了 40 多个临床药理试验基地，若干个生物工程中试基地。

三、生物制药的研究内容

（一）基因工程制药

基因工程，又称重组 DNA 技术，是基因分子水平上的遗传工程，是 20 世纪 70 年代初期在分子遗传学基础上发展起来的一个崭新领域，是一门能人工定向改造生物遗传性状的育种新技术。

1. 基因工程技术在医药工业中的应用　①基因工程药物品种的开发，利用基因工程细菌等表达人类一些重要基因片段，可产生具有生理活性的肽类和蛋白质类药物，降低生产成本。如应用传统的技术方法提取 1mg 生长激素抑制素（somatostatin）需要用十万只羊的下丘脑，所要耗费的资金大约等于经由人造卫星从月球上搬回 1kg 石头。而用基因工程方法生产这一激素只需 10L 大肠埃希菌培养液，其价格大约为每毫克 0.3 美元。②应用基因工程技术建立新药的筛选模型，应用基因重组技术将各种酶、受体模型筛选所需靶酶的活性中心或受体的配体、亚基等在微生物中大量表达，有利于采用机器人进行大量筛选。③应用基因工程技术改良菌种，产生新的微生物药物。④基因工程技术在改进药物生产工艺中的应用。⑤利用转基因动、植物生产蛋白质类药物。⑥基因工程抗体在医药工业中的应用。它通过原核生物细胞或昆虫细胞表达抗体的小分子有效部位进行大规模廉价生产，可用作导向药物的载体。

2. 应用基因工程和蛋白质工程技术开发的新型药物简介

（1）人胰岛素（Insulin）　胰岛素用于临床糖尿病的医治已有几十年，长期以来，其来源仅仅是从动物的胰脏中提取，而动物胰岛素与人胰岛素在氨基酸组成上存有一定的差异，长期注射人体会产生自身免疫反应，影响治疗效果。自 20 世纪 80 年代初开始用基因工程技术大量生产人胰岛素。

人胰岛素的基因工程生产一般采用两种方式：一是分别在大肠埃希菌中合成 A 链和 B 链，再在体外用化学方法连接两条肽链组成胰岛素；另一种方法是用分泌型载体表达胰岛素原。

（2）人生长激素（human growth hormone，hGH）　主要用途是治疗侏儒症，临床试验认为对慢性肾功能衰竭和 Turner 综合征也有很好疗效。

（3）干扰素（interferon，IFN）　干扰素是一类在同种细胞上具有广谱抗病毒活性的蛋白质，是一种类似多肽激素的细胞功能调节物质，是一种细胞素。干扰素在临床上主要用于治疗恶性肿瘤和病毒性疾病。

（4）白细胞介素（interleukin，IL）　是一类重要的免疫调节剂，在临床上主要用于治疗恶性肿瘤和病毒性疾病（如乙型肝炎、艾滋病等）。

（5）集落刺激因子（colony – stimulating factor，CSF）　不仅在造血细胞的增殖与分化中起重要作用，并在宿主抗感染免疫中起重要作用，在临床上多用作癌症化疗的辅佐药物，也用于骨髓移植促进生血作用。

（6）促红细胞生成素（erythropoietin，EPO）　是一种由肾脏分泌的重要激素，临床上治疗慢性肾功能衰竭引起的贫血和治疗肿瘤化疗后贫血。

（7）肿瘤坏死因子（tumor necrosis factor，TNF）　除具有抗肿瘤活性外，对多种正常细胞还具有广泛的免疫生物学活性，临床上用于治疗某些恶性肿瘤，用于临床诊断。

（8）组织型纤溶酶原激活剂（tissue – type plasminogen activator，tPA）　是一种丝氨酸蛋白酶，能激活纤溶酶原生成纤溶酶，导致血栓溶解，主要用于治疗血栓性疾病。

（9）心钠素（atrial natriuretic factor，ANF or ANP）　具有较强的利钠、利尿、扩张血管和降低血压的作用，可作为降血压药和利尿药。

（10）重组乙肝疫苗　是以基因工程技术研制的第二代乙型肝炎疫苗（HB），是基因工程疫苗中最成功的例子。

除上述介绍的 10 种主要基因工程多肽药物和疫苗外，还有抗血友病因子、凝血因子Ⅷ、超氧化物歧化酶（SOD）、其他基因工程疫苗等。此外，一大批新型的基因工程和蛋白质工程药物正处在不同的研究阶段并不断涌现出来。

3. 常用的工具酶和克隆载体

（1）基因工程制药中常用工具酶　基因工程的重要特点之一是在体外实行 DNA 分子的切割和重新连接。例如要取得所需药物的目的基因并要将此特定目的基因与载体 DNA 连接在一起，在很大程度上要依赖于某些工具酶。

1）限制酶（restriction enzymes）　即限制性核酸内切酶的简称，是一类专一性很强的核酸内切酶。与一般的 DNA 水解酶不同之处在于它们对碱基作用的专一性及对磷酸二酯键的断裂方式上具有一些特殊的性质。

2）DNA 聚合酶（DNA polymerase）　是能够催化 DNA 复制和修复 DNA 分子损伤的一类酶，这类酶作用时大多数需要 DNA 模板并且优先作用于 DNA 模板。

3）DNA 连接酶（DNA ligase）　能将两段 DNA 拼接起来的酶。

（2）基因工程制药中常用的克隆载体

1）载体　能在细胞内进行自我复制的 DNA 分子就是外源 DNA 片段（基因）的载体（vector），又可称为分子载体或无性繁殖载体。基因工程制药中常用的目的基因克隆载体主要有质粒、λ 噬菌体、M13 噬菌体和黏粒。

2）质粒（plasmid）　是一些存在于微生物细胞内染色体外的闭合环状双链的小型 DNA 分子，是能进行独立复制并保持恒定遗传的辅助性遗传单位。常用的几种质粒载体有 pBR322 及其衍生载体和 pUC 系列载体

3）λ 噬菌体　常用的 λ 噬菌体载体有 Charon 系列载体、EMBL 系列载体和 λgt 系列载体。

4）M13 噬菌体　常用的 M13 噬菌体载体有 M13mp18 和 M13mp19。

5）黏粒（cosmid）　是一种有 λ 噬菌体黏性末端的杂种质粒，由 λDNAcos 区与质粒 DNA 重组构建而成。它是为克隆和增殖基因组 DNA 的大区段而设计的，是组建真核生物基因文库及从多种生物中分

离基因的有效手段。

4. 基因工程药物无性繁殖系的组建　无性繁殖又称克隆（clone），是指制备一群由一个亲本而来的彼此相同的子代（无性繁殖系）的操作技术。基因工程药物无性繁殖系的构建过程如下。

（1）基因工程药物目的基因的制取　获得所需的特定基因即目的基因，这是基因工程能否成功的先决条件。获取目的基因的 3 种主要方法：化学合成法、构建基因文库法、酶促合成法。目前制取基因工程药物目的基因主要是采用构建基因文库法与酶促合成法。在酶促合成法中，PCR 技术应用最多。聚合酶链式反应技术（polymerase chain reaction）技术，简称 PCR 技术，是一种用于在体外扩增位于两段已知序列之间的 DNA 区段的分子生物学技术。PCR 技术的基本原理是首先使双链 DNA 在反应液中热变性而分开成单链，在低温下与两个引物进行退火，使引物与单链 DNA 配对结合，再在中温下利用 TaqDNA 聚合酶的聚合活性及热稳定性进行聚合（延伸）反应。每经过一次变性、退火、延伸三个步骤为一个循环，通过三个不同温度的重复循环，在经过 30 次后，所扩增的特定 DNA 序列的数量可增至 10^6 倍。PCR 体外扩增 DNA 操作过程通常在 PCR 自动扩增仪中进行。

（2）目的基因与克隆载体的体外重组　DNA 体外重组是将目的基因（外源 DNA 片段）用 DNA 连接酶在体外连接的合适的载体 DNA 上，这种重新组合的 DNA 称为重组 DNA，简称重组体。它包括目的基因 DNA 与质粒载体 DNA 的连接和目的基因与 λ 噬菌体载体 DNA 的连接。

（3）重组克隆载体引入宿主细胞的转化与转染。

（4）含目的基因重组体的筛选、鉴定与分析。

（5）目的基因在宿主细胞中的表达。

基因表达是指结构基因在调控序列的作用下转录成 RNA，经加工后在核糖体的协助下又转译出相应的基因产物——蛋白质，再在受体细胞环境中经修饰而显示出相应的功能，从基因到有功能的产物整个转录、转译以及所有加工过程就是基因表达的过程。它包括目的基因在原核细胞中或在真核细胞中的表达。

（二）酶工程制药

酶工程制药是生物制药的主要技术之一，主要包括药用酶的生产和酶法制药两方面的技术。酶法制药是指利用酶的催化作用而制造出具有药用功效物质的技术过程。主要包括酶的催化反应、酶的固定化、酶的非水相催化等。

1. 药用酶的生产　具有治疗和预防疾病功效的酶称为药用酶。药用酶的生产方法有以下几种。

（1）提取法　运用各种生化分离技术，从动物、植物、微生物等的含酶细胞、组织或器官中提取、分离和纯化各种药用酶的方法称为提取法。例如，从动物胃中提取分离胃蛋白酶；从动物胰脏中提取胰蛋白酶、胰淀粉酶；从动物血液中提取超氧化物歧化酶（SOD）等。

（2）生物合成法　是利用各种动物、植物和微生物细胞的生命活动而获得人们所需的酶。主要是利用微生物细胞进行生产。例如，用枯草芽孢杆菌生产淀粉酶，用大肠埃希菌生产青霉素酰化酶。

（3）化学合成法　由于酶的化学合成成本高昂，而且只能合成那些已搞清化学结构的酶，这就使化学合成法受到限制，至今仍停留在实验室阶段。

2. 药用酶生产细胞的选择　用于酶发酵生产细胞需具备的条件：①酶的产量高；②容易培养和管理；③产酶稳定性好；④利于酶的分离纯化；⑤安全可靠。

3. 提高药用酶产量的措施　在酶的发酵生产过程中，为了提高酶产量，除了选育优良的产酶细胞，保证发酵工艺条件并根据需要和变化情况及时加以调节控制以外，还可以采取某些行之有效的措施，诸如添加诱导物、控制阻遏物浓度、添加表面活性剂或其他产酶促进剂等。

4. 酶在疾病预防和治疗方面的应用　酶作为药物可以预防和治疗多种疾病，而且具有疗效显著、副作用小等特点，其应用越来越广泛。

5. 酶在药物制造方面的应用 具体如表9-1所示。

表9-1 酶在药物制造方面的应用

酶名	来源	应用
蛋白酶	微生物、胰脏、胃、植物	制造水解蛋白、氨基酸
糖化酶	微生物	制造葡萄糖
青霉素酰化酶	微生物	制造半合成青霉素和头孢霉素
氨基酰化酶	微生物	拆分酰化-D,L-氨基酸，制造L-氨基酸或D-氨基酸
天冬氨酸酶	大肠埃希菌、假单孢菌、啤酒酵母等	由反丁烯二酸制造L-天冬氨酸
谷氨酸脱羧酶	大肠埃希菌等	由谷氨酸制造γ-氨基丁酸
5′-磷酸二酯酶	橘青霉等	制造5′-核苷酸
多核苷酸磷酸化酶	大肠埃希菌等	由核苷二磷酸制造多核苷酸、聚肌胞等
β-酪氨酸酶	植物、微生物	制造多巴
无色杆菌蛋白酶	无色杆菌	由猪胰岛素制造人胰岛素
羟基化酶	微生物	甾体转化
脂肪酶	微生物等	青霉素G前体肽的合成（非水相催化）
L-酪氨酸转氨酶	细菌	制造多巴
α-甘露糖苷酶	链霉菌	制造高效链霉素

（三）细胞工程制药

细胞工程是指在细胞整体水平或细胞器水平上，按照人们的意愿来改变细胞内的遗传物质或获得细胞产品的一门综合技术科学，包括细胞融合技术、胚胎移植技术、细胞组织培养技术等（表9-2）。

表9-2 细胞工程的主要技术及其应用

主要技术	应用
细胞与组织培养技术	作物改良、花卉林木繁殖、产前诊断、遗传病防治
细胞大批培养技术	名贵药物、其他生物药品
细胞融合技术	创造新植物、生产单克隆抗体、培育高产新菌种
染色体工程技术	创造作物新类型
细胞器移植技术	创造动植物新品种
体外受精和胚胎移植技术	动植物改良、人类优生
DNA重组技术	动植物改良、基因治疗
外源基因导入技术	
物理化学技术	

细胞融合是指人为地使两种不同的生物细胞在同一培养器中，用无性的人工方法进行直接接触，产生能同时表达两个亲本细胞有益性状的细胞杂交技术。例如，一种亲本细胞为色氨酸缺陷型，另一种亲本细胞为苏氨酸缺陷型，若将两种亲本细胞融合混合物置于不含色氨酸及苏氨酸的选择培养基中进行培养，则两种亲本细胞均死亡，只有融合子能够存活。经反复分离培养，即可获得杂种细胞。

1. 单克隆抗体 把能分泌某种特异抗体的一个B淋巴细胞分离出来，通过纯种培养，所产生的抗体则只有一种，可以特异性地和体内一种抗原结合，这种单一的特异性抗体即为单一B细胞克隆抗体，即单克隆抗体（monoclonal antibody，McAb），简称单抗。

人体和动物都有免疫系统，包括特异性免疫（specific immunity）和非特异性免疫，其中特异性免疫又分为体液免疫系统（humoral immunity）和细胞免疫系统（cellular immunity）或细胞介导免疫。

（1）细胞免疫　主要指机体受到异己物质抗原的刺激后，一类小淋巴细胞——依赖胸腺的 T 细胞发生增生、分化，直接攻击靶细胞或间接地释放一些淋巴因子从而使机体达到免疫的过程。

（2）体液免疫　是当机体受到抗原刺激后，来源于骨髓的小淋巴细胞——B 细胞（即 B 淋巴细胞）进行增生和分化为浆细胞，进而合成各类免疫球蛋白（即抗体），然后在体液中发挥免疫作用的过程。

2. 多克隆抗体　从体液中所分离提取的抗体也是由多种 B 型淋巴细胞产生出来的，是多种抗体的混合物。而 B 型淋巴细胞的增生过程是一个无性繁殖过程，即由一个 B 细胞分裂而形成的细胞群，称一个克隆。因此存在于体液中各种抗体的总和可称为多种 B 细胞克隆抗体，简称为多克隆抗体。

3. 杂交瘤技术　①杂交瘤细胞的制备必须具备两种各具特性的亲本细胞，一是能产生抗体的细胞，二是能够无限生长繁殖的细胞；②促进细胞融合的方法，包括生物法、化学法和物理法三种。

4. 杂交瘤细胞培养及单克隆抗体的生产　产生特异性单克隆抗体的杂交瘤细胞经筛选后，就可以用来大量生产单克隆抗体。目前大规模的生产方式主要包括体外培养法和体内培养法两类。培养液中抗体水平同杂交瘤细胞株的特性和细胞浓度的高低关系密切。体外培养法有悬浮培养、包埋培养和微囊化培养等几种方法。

5. 单克隆抗体研究方向和新型单克隆抗体　单克隆抗体不再局限于体外的诊断方面，而是向治疗人体疾病以及体内肿瘤定位的方向发展。鼠源性单克隆抗体出现许多难以克服的缺点，其中最为重要的是超敏反应和主要组织相应性抗原（MHC）问题，而人源性单克隆抗体却不会出现这样的问题，它和鼠源性单克隆抗体相比具有特异性更强及体内维持时间较长等优点，必然导致人源性单克隆抗体的诞生和发展。

6. 单克隆抗体的应用　单克隆抗体具有特异性强、纯度高和能大量生产等特点。

（1）新型诊断试剂　多克隆抗体的抗血清，由于是从不同动物或同一动物的不同时间得到的血清中，抗体含量往往不同，造成反应波动相当大；抗血清中只含有很少比例所需的抗体，浓度过低造成反应时间延长。而使用单克隆抗体则可以克服这些缺点。在临床诊断方面，用于体外测定患者的血、尿或分泌物中各种特殊蛋白质的含量，进而判断身体是否有病，也可用来检测治疗过程中病变的情况。目前单克隆抗体制成的新型诊断试剂广泛应用于癌症诊断、体内定位诊断、药物的测定和传染病诊断。

（2）临床治疗　用于某些细菌和病毒感染而引起的疾病以及如蛇毒或其他毒物造成急性中毒症的被动免疫或治疗。单克隆抗体对 b 型流感嗜血杆菌、肺炎球菌、破伤风以及乙型脑炎等疾病有预防作用。

新型的单克隆抗体还具有肿瘤治疗作用，可以特异地识别肿瘤细胞，而不和正常细胞结合，具有定性致死作用，被誉为"生物导弹"。

（3）骨髓和器官移植　器官移植的成功要求由同种而不同个体移植来的细胞或组织不被受体排斥，即移植组织具有免疫耐受性，又称为组织相容性。因此在手术前必须检测供体和受体的主要组织相容性抗原的配型是否相同。使用单克隆抗体可以制成高效价的诊断试剂，提高器官移植的成功率。

骨髓移植可以治疗各种先天性骨髓发育不全，但是与骨髓移植有关的问题主要包括以下两个方面。①受体排斥供体细胞。此时可以使用单克隆抗体和免疫抑制剂对受体进行免疫抑制治疗，使得供体和受体淋巴细胞更好地定型而相互匹配。②骨髓中含有供体的 T 淋巴细胞，能够识别受体中的细胞是异体细胞，抑制宿主疾病，能引起死亡，这种疾病可以部分地由免疫抑制剂来控制。使用抗 T 细胞的单克隆抗体，可以除去来自供体骨髓的 T 细胞，减弱这一症状。

（4）蛋白质提纯　利用抗体和抗原高度亲和的特点，单克隆抗体可以广泛应用于亲和色谱分离纯化蛋白质物质。

（5）在相关学科中的应用　作为一种新兴的微生物分类法、开发新型的疫苗预防寄生虫病、提纯各种抗原等。

（四）微生物发酵制药

1. 研究内容　微生物发酵制药是利用微生物进行药物研究、生产和制剂的综合性应用技术科学。研究内容包括微生物制药用菌的选育、发酵以及产品的分离和纯化工艺等。主要讨论用于各类药物发酵的微生物来源和改造、微生物药物的生物合成和调控机制、发酵工艺与主要参数的确定、药物发酵过程的优化控制、质量控制等。微生物发酵的药物必须借助发酵工程来完成，深层通气培养法的建立，为微生物发酵制药提供了新的概念和模式；细胞融合技术和基因工程为微生物制药来源菌的获得提供了一种有效的手段。

2. 研究范围

（1）微生物菌体发酵　即以获得具有药用菌体为目的发酵。例如，帮助消化的酵母菌片和具有整肠作用的乳酸菌制剂等；药用真菌，如香菇类、灵芝、金针菇、依赖虫蛹而生存的冬虫夏草菌以及与天麻共生的密环菌等药用真菌；一些具有致病能力的微生物菌体，经发酵培养，再减毒或灭活后，可以制成用于自动免疫的生物制品。

（2）微生物酶发酵　目前许多医药用酶制剂是通过微生物发酵制得的，如用于抗癌的天冬酰胺酶和用于治疗血栓的纳豆激酶和链激酶等。

（3）微生物代谢产物发酵　微生物在其生产和代谢的过程中，产生的各种初级代谢产物和次级代谢产物中许多是可以用于制作药物的。如初级代谢产物氨基酸、蛋白质、核苷酸、类脂、糖类以及维生素等；次级代谢产物抗生素、生物碱、细菌素等。

（4）微生物转化发酵　微生物的转化就是利用微生物细胞中的一种酶或多种酶将一种化合物转变成结构相关的另一种产物的生化反应。微生物转化制药最突出的例子则是甾族化合物的转化和抗生素的生物转化等。

近年来，随着生物工程的发展，尤其是基因工程和细胞工程技术的发展，使得发酵制药所用的微生物菌种不仅仅局限在天然微生物的范围内，已建立起了新型的工程菌株，以生产天然菌株所不能产生或产量很低的生理活性物质，拓宽了微生物制药的研究范围。

3. 分类　微生物药物可以按生理功能和临床用途来分类，还可以产品类型来分类，但通常按其化学本质和化学特征进行分类。

（1）抗生素类　抗生素是在低微浓度下能抑制或影响活的机体生命过程的次级代谢产物及其衍生物。目前已发现的有抗细菌、抗肿瘤、抗真菌、抗病毒、抗原虫、抗藻类、抗寄生虫、杀虫、除草和抗细胞毒性等抗生素。据不完全统计，已知的抗生素总数不少于 9000 种，其主要来源是微生物，特别是土壤微生物，占全部已知抗生素的 70% 左右。有价值的抗生素，几乎全是由微生物产生。

（2）氨基酸类药物

1）个别氨基酸制剂　主要用于治疗某些针对性的疾病，如用精氨酸和鸟氨酸治疗肝昏迷，解除氨毒；胱氨酸用于抗过敏、肝炎及白细胞减少症等。

2）复方氨基酸制剂　主要为重症患者提供合成蛋白质的原料，以补充消化道摄取的不足。利用微生物生产的氨基酸分微生物细胞发酵法和酶转化法。

（3）核苷酸类药　利用微生物发酵工艺生产的该类药物有肌苷酸、肌苷、5′-腺苷酸（AMP）、三磷酸腺苷（ATP）、黄素腺嘌呤二核苷酸（FAD）、辅酶 A（CoA）、辅酶 I（Co I）等。

（4）维生素类药　利用微生物发酵生产的品种有维生素 C 的原料 2-酮基-古龙酸、维生素 A 的前体 β-类胡萝卜素、维生素 D_2 的前体麦角甾醇、维生素 B_2（核黄素）、维生素 B_{12}（钴胺素）等。

（5）甾体类激素　在甾体激素的生产过程中，一些特异的转化反应需要借助微生物的作用。

（6）治疗酶及酶抑制剂　药用酶主要有助消化酶类、消炎酶类、心血管疾病治疗酶、抗肿瘤酶类以及其他酶类几类。其中许多都可以用微生物发酵生产，如蛋白酶、纤维素酶、脂肪酶、链激酶、尿激酶、天冬酰胺酶、超氧化物歧化酶等。

4. 研究的发展趋势　应用微生物技术研究开发新药，改造和替代传统制药工业技术，加快医药生物技术产品的产业化规模和速度是当代医药工业的一个重要发展方向。

（1）应用 DNA 重组技术和细胞工程技术开发的工程菌或新型微生物来生产新型药物　治疗或预防心血管疾病、糖尿病、肝炎、肿瘤、抗感染、抗衰老以及计划生育方面的药物。

（2）利用工程菌开发生理活性多肽和蛋白质类药物　如干扰素、组织纤溶酶原激活剂、白细胞介素、促红细胞生长素、集落细胞刺激因子等。

（3）利用工程菌研制新型疫苗　如乙肝疫苗、疟疾疫苗、伤寒及霍乱疫苗、出血热疫苗、艾滋病疫苗、避孕疫苗等。

5. 制药微生物与产物的生物合成

（1）制药微生物的选择　符合要求的菌种一般可以从以下途径获得：从菌种保存机构的已知菌种中分离；从自然界中分离筛选；从生产过程中分离筛选有益的菌种。目的不同，筛选的方案也不同。

（2）制药微生物菌种的选育　药物高产菌种或分泌新型特效药物菌株的选育，包括自然选育和人工选育两种方法，后者又分诱变育种、杂交育种和基因工程育种等方法，其育种原理都是通过基因突变或重组来获得优良菌株。

（3）微生物代谢产物的生物合成　研究代谢产物生物合成常用的方法有同位素示踪法、遗传特性诱变法、洗涤菌体悬浮法、无细胞酶系统法和刺激试验法。

6. 发酵培养基

（1）培养基及其制备　培养基是人们提供微生物生长繁殖和生物合成各种代谢产物所需要的按一定比例配制的多种营养物质的混合物。培养基的组成和配比是否恰当对微生物的生长、产物的合成、工艺的选择、产品的质量和产量等都有很大的影响。

（2）培养基的成分　药物发酵培养基主要由碳源、氮源、无机盐类、生长因子和前体物等组成。

（3）培养基的种类与选择　按培养基组成物质的纯度，培养基可分为合成培养基和天然培养基（复合培养基）。按培养基的状态，培养基可分为固体培养基、半固体培养基和液体培养基。依据在生产中的用途（或作用），可将生产上应用的培养基分为孢子培养基、种子培养基和生产培养基。

药物生产所需的培养基大多来源于实验研究和生产实践所取的结果。目前还不能完全从生化反应的基本原理来推断和计算出某一菌种的培养基配方。

第三节　生物药物的性质与分类

一、生物药物的性质

（1）生物药物使用安全，毒性小。

（2）生物药物的有效成分在生物材料中浓度很低，杂质的含量相对较高。如胰腺中脱氧核糖核酸酶的含量为 0.004%，胰岛素的含量为 0.002%。生长激素抑制素在十万只羊的下丘脑中才含有 1mg。

（3）生物药物的相对分子质量较大，如酶类药物的相对分子质量介于一万到五十万之间，抗体蛋白的相对分子质量为五万到九十五万。多糖类药物的相对分子质量小的上千，大的可上百万。

（4）对酸碱、重金属、热等理化因素的变化较敏感，这类生物药物功能的发挥需要保持其特定的生理活性结构。

（5）生物制药所用的材料大多含有丰富的营养成分，利于微生物生长，故易被微生物分解。另外，生产中搅拌力、金属器械及空气等也可能对活性有影响。因此，生产中必须全面严格控制，包括从原料选择和预处理、生产工艺、制剂成型、保藏、运输及使用各个环节。

二、生物新药的特点

新生物技术药品，是利用重组 DNA 技术生产的药品。生物新药是指将生物体内的生理活性物质的遗传基因分离出来，并通过大肠埃希菌、酵母菌等宿主进行大量生产的药品（包括疫苗），如胰岛素、干扰素、白细胞介素 -2 等。

生物新药的特点：①成分复杂，大多是复杂的蛋白质混合物，不能简单地用其最终产品来鉴定，不像化学药品一样可对其成分进行精确的定性、定量分析。②不稳定，易变性，易失活。③易为微生物污染、破坏。④生产条件的变化对产品质量影响较大。导入的基因在宿主细胞中的转录、翻译及翻译产物在细胞内运送、贮存或分泌的各个环节在加工放大时都有可能受到诸多因素的影响，产生或多或少的杂质。

三、生物药物的分类

（一）按照其生物化学性质分类

1. 氨基酸类 氨基酸类药物使用量大，全世界每年总产量已达百万吨。主要生产品种有谷氨酸、蛋氨酸、赖氨酸、天冬氨酸、精氨酸、半胱氨酸、苯丙氨酸、苏氨酸和色氨酸。

2. 有机酸、醇酮类 用发酵法生产的有机酸有乙酸、葡萄糖酸、水杨酸、丙酮酸、丙酸、乳酸、柠檬酸丁二酸、富马酸以及苹果酸等。用发酵法生产的醇酮类有乙醇、丁醇、丙醇和甘油等。

3. 维生素类 维生素 B_2、维生素 B_{12}、β 胡萝卜素和维生素 D 的前体麦角醇。

4. 酶及辅酶类

（1）酶类药物

1）助消化酶类 胃蛋白酶、胰酶和麦芽淀粉酶等。

2）消炎酶类 溶菌酶、胰蛋白酶、糜蛋白酶、胰 DNA 酶等。

3）心血管疾病治疗酶 激肽释放酶有扩张血管、降低血压的作用；尿激酶对溶解血栓有独特效果；凝血酶可用于止血。

4）抗肿瘤酶类 L-天冬氨酸酶用于治疗淋巴肉瘤和白血病。

（2）辅酶类药物 辅酶 I（NAD）、辅酶 Q_{10}、辅酶 A 等已广泛用于肝病和冠心病的治疗。

5. 脂类 脂类药物包括许多非水溶性的但能溶于有机溶剂的小分子生理活性物质，有以下几类。

（1）磷脂类 脑磷脂、卵磷脂（治疗肝病、冠心病和神经衰弱症）。

（2）多价不饱和脂肪酸（PUFA）和前列腺素 亚油酸、亚麻酸、花生四烯酸和 DHA、EPA 等有降血脂、降血压、抗脂肪肝的作用，可用于冠心病的治疗。

（3）胆酸类 去氧胆酸可治疗胆囊炎，猪去氧胆酸治疗高血脂。

（4）固醇类 胆固醇是人工牛黄的主要原料，β-谷固醇有降低血胆固醇的作用。

（5）卟啉类 原卟啉用于治疗肝炎，还用作肿瘤的诊断和治疗。

6. 多肽和蛋白质类 应用于临床的蛋白质和多肽药物已有 19 种，如人胰岛素（用于糖尿病的治疗）、人生长激素（用于儿童生长激素缺乏症的治疗）等。

7. 核酸类及其衍生物

（1）核酸类　从猪、牛肝中提取的 RNA 制品用于慢性肝炎、肝硬化和肝癌的辅助治疗。从小牛胸腺或鱼精中提取的 DNA 可用于治疗精神迟缓、虚弱和抗辐射。

（2）多聚核苷酸　多聚胞苷酸、多聚次黄苷酸等是干扰素的诱导剂，用于抗病毒、抗肿瘤。

（3）核苷、核苷酸及其衍生物　治疗肿瘤的有 2 – 脱氧核苷、阿糖胞苷等，抗病毒的有阿糖胞苷、5 – 氟环胞苷和无环鸟苷等。

8. 多糖　多糖类药物来源广泛，它们有抗凝、降血脂、抗病毒、抗肿瘤、增强免疫功能和抗衰老等多方面的生理活性。如肝素、透明质酸、壳聚糖、真菌多糖和灵芝多糖等。

（二）按生理活性分类

①抗生素。②酶抑制剂、蛋白分解酶抑制剂、细胞膜酶抑制剂等。③免疫调节物质。

第四节　新型生物药物研制的理论和方法

新型生物药物是指利用生物体或生物过程产生的结构新颖的药物。结构新颖是指与以前药物有着不同的化学结构，是一种新的化学实体（new chemical entity，简称 NCE）。这类新型生物药物国家认定为一类新药。国际上所说的新药开发就是指开发 NCE 药物。

生物药物根据 NCE 来源分类，可分为两类。一类是利用重组 DNA 技术，向大肠埃希菌、酵母、动物、植物细胞中导入目的基因，构建重组细胞，生产目的基因编码的蛋白质类、多肽类药物或疫苗，或将一些特殊基因及基因片段导入宿主细胞后使宿主细胞产生原来不能产生的蛋白质，获得新功能，或阻遏宿主细胞基因的复制、转录、翻译等，抑制其功能，甚至杀死宿主细胞，这就是常说的基因治疗。另一类是利用微生物、动植物或酶生产的非上述药品，通过筛选可获得这类新药的 NCE 先导物（lead compound）。这类药物种类繁多，包括传统的利用发酵工程生产的药物和直接从动植物中提取的天然药品等。

（一）新药研究和开发的主要过程

1. 确定研究计划　要综合考虑医疗、市场、化学的评估，文献状况，专利的检索，结构的选择，合成的前景等因素。

2. 准备化合物　文献研究、合成或分离、结构鉴定、标准化、专利申请、对研究目标的复核等。

以上两个环节需占用 1～2 年的时间，需准备 6000～8000 个化合物供筛选。

3. 药理筛选

4. 化学试验　活性成分的分析。

5. Ⅰ期临床试验　进一步药理研究包括毒性（2 种动物）及活性成分的稳定性。初步的临床药理学及人体安全性评价试验，一般在健康受试者中进行。目的是确立人体对新药的耐受程度以及药物在人体内的吸收、分布、消除和代谢过程，以制订安全而有效的给药方案。

6. Ⅱ期临床试验　进一步药理研究包括亚急性毒性（2 种动物）、畸胎学研究、药物动力学、动物体内的吸收和排泄、剂型的研究与开发、包装与保存期的研究。这个阶段是对药物的治疗作用及安全性进行初步的评价。

7. Ⅲ期临床试验　这个阶段是对新药的治疗作用与安全性进行确认的阶段。

8. Ⅳ期临床试验　国家规定一些新药在批准上市后，还要进行相应的临床研究，看看在更大的范围内使用这个新药时，它的疗效和不良反应（毒副作用）情况、在特殊患者中使用此药物的情况、是否要改进给药剂量等。

另外，还包括注册申请上市和售后监测。根据情况进行药理试验、毒性试验、特殊试验和药物动力学试验；对副作用的报告进行收集、评价和鉴别；对药品生产进行质量控制，制剂的生产和包装。

（二）先导化合物的寻找

在整个新药的研究和开发中，先导化合物的发现是决定以后研究与开发的首要因素，要找到一个好的先导化合物，需要建立好的筛选模型和寻找尽可能多的化合物来源。先导化合物的筛选是一项复杂的系统工程，常需要对几个学科同时进行研究。

1. 先导化合物的确定

（1）筛选模型的确定　筛选模型的核心是药物作用靶，如细菌、动物、酶和细胞表面受体等。从已发表的文章来看，只要是临床上发病机制比较明确的疾病，几乎都能应用由此建立起来的筛选模型，从微生物代谢产物中发现具有相应生理活性的物质。

（2）用动物细胞和组织建立的筛选模型　其中包括下列物质的筛选。

1）抗肿瘤活性物质　观察细胞形态的变化，测定体外细胞毒性 LC_{50} 值。

2）免疫抑制剂　测定对淋巴细胞增殖反应的抑制作用。

3）神经营养因子样物质　以神经细胞的分化，如以神经轴突的伸长为指标。

4）血管生成抑制剂　以鸡绒毛膜尿囊膜和动物角膜为材料，观察对新血管生成的抑制作用。

（3）酶抑制剂的筛选　已经建立了大量的酶抑制剂的筛选模型，主要有以下 6 种：蛋白分解酶抑制剂、细胞膜酶抑制剂、糖苷水解酶抑制剂、儿茶酚胺合成酶抑制剂、胆固醇生物合成酶 HMG – CoA 还原酶抑制剂和其他酶抑制剂。

（4）受体拮抗剂的筛选

1）速激肽（tachykinin，TK）　以 3H 标记的物质与其受体结合的抑制率为指标。

2）内皮素（endothelin，ET）　观察内皮素与其受体结合的抑制率。

3）缩胆囊素（cholecystokinin，CCK）　以 ^{125}I 标记的 CCK 与其受体结合的抑率为指标。

4）心房纳利尿肽（ANP）　以 ^{125}I 标记的 ANP 与其受体结合的抑制率为指标。

5）兴奋性氨基酸（EAA）　观察 EAA 与其受体结合的抑制率。

6）白三烯 B4（LTB4）　以人多形核白细胞（PMN）为 LTB4 的受体，观察其抑制率。

现今筛选靶已扩展到基因水平，开始考虑以基因复制、转录因子、调亡基因为治疗的对象。

2. 先导化合物来源

（1）从化学库或天然产物中筛选　化学库是指用特殊合成方式随机合成结构多样的化合物群体，它的多样性可以得到较充分的保证，但不能得到结构独特的化合物。

（2）与受体结合的结构设计（合理新药设计）　是基于受体三维立体结构的认识，通过计算机辅助分子设计（computer aid molecular design）全程合成新分子。

从以上介绍的新药的研究和开发过程可以看出，新药的研究与开发是一个将化学结构研究与生物活性研究连接起来的创造性过程，是不断地对初始治疗概念进行发展和完善的过程。

第五节　生物制药技术新进展

一、人类基因组研究与未来药学

根据基因概念，人类现有的 2035 类、18000 种疾病都直接或间接与基因有关。它可分为三大类：单基因疾病、多基因病、获得性基因病。人类基因组的研究成果可以大大提高人类对基因受损和人类疾病的关系的了解，从以下几方面促进未来药学的发展。

（一）基因诊断

基因诊断是以探测基因的存在、分析基因的类型和缺陷及其表达功能是否正常，从而达到诊断疾病的一种方法，目前应用最广泛的基因诊断是新生儿遗传性疾病的诊断。它又称 DNA 诊断或分子诊断，是通过从患者体内提取样本用基因检测方法来判断患者是否有基因异常或携带病原微生物。目前，基因诊断检测的疾病主要有三大类：感染性疾病的病原诊断、各种肿瘤的生物学特性的判断、遗传病的基因异常分析。在感染性疾病方面主要有结核病、乙型肝炎病毒（HBV）、丙型肝炎病毒（HCV）、艾滋病等。它是继形态学、生物化学和免疫学诊断之后的第四代诊断技术，它的诞生与发展得益于分子生物学理论和技术的迅速发展。

（二）基因治疗

基因治疗是指将遗传物质导入载体或受体细胞，通过替代缺陷基因、修正错误基因，对抗异常基因，调节基因产物的表达方式以实现治疗疾病目的的一种治疗方法。人们可以根据引起疾病的基因缺陷，通过定向纠正、替换那些错误基因，达到治病的目的。人类基因组计划研究成果使人类对疾病与基因缺陷的关系认识迈进了一大步，为基因治疗的进一步发展奠定了理论基础。

目前，基因治疗的重点在血液学、免疫学和代谢性疾病等领域。2019 年 11 月，Alnylam 的 RNAi 药物 Givlaari 获批上市，用于成人急性肝卟啉症的治疗。还有罗氏的 Luxturna 和诺华的 Zolgensma，分别用于治疗遗传性失明和脊髓性肌萎缩。以腺相关病毒（AAV）载体治疗脊髓性肌萎缩症（SMA）的 Zolgensma 也已经上市。诱导性多能干细胞（induced Pluripotent Stem Cells，iPSC）一直是细胞治疗领域的热点，已被应用于黄斑变性、脊髓损伤、帕金森病、角膜疾病等的临床治疗。另外，移植带有 CCR5 突变基因的干细胞可以清除艾滋病患者体内的 HIV 病毒。

（三）药物基因组学

随着人类后基因组研究的深入，人们开始认识到参与药物代谢的酶、受体和其他药物靶蛋白基因的遗传多态性与许多药物药效方面的个体差异有关。例如，异烟肼引起的外周神经炎与编码药物乙酰化酶的基因有关；抗疟治疗后的溶血现象与红细胞中编码葡萄糖－6 磷酸脱氢酶的基因有关。药物基因组学就是研究患者的药物效应个体差异与基因多态性关系的一门新学科，旨在应用大规模、系统的基因组研究方法来准确地预测患者的治疗反应，根据个体的遗传背景优化治疗方案，实施"个体化"合理用药。

药物基因组学将最近几年由研究人类基因组与功能基因组而发展起来的许多新技术（如单核苷酸多态性、生物芯片、遗传图谱、高通量扫描等）融入到分子医学、药理学、毒理学等诸多领域，并运用这些技术与知识从整个基因组层面去研究不同个体的基因差异与药物效应的关联，侧重于了解有重要功能意义和控制药物代谢与处置的多态性基因，以求探明药理学作用的分子机制以及各种疾病致病的遗传学机制，以提高药物的疗效及安全性为目标，并由此为平台开发新药、指导合理用药。

人体内有许多基因，每个基因都存在一系列的突变，单一基因的突变对药物作用的影响则是十分明显的。基因具有多态性，最常见的形式是单核苷酸多态性（single nucleotidepolymorphism，SNP）。SNP是指同一位点的不同等位基因之间个别核苷酸的差异或只有小的插入、缺失等。药物基因组学将基因的多态性与药物效应个体多样性紧密联系在一起，将成为传统方法选药以及给药方案制定的重要补充，并使它的研究结果更易于在临床得到应用。

2005 年 3 月 22 日，美国食品药品管理局（FDA）颁布了"药物基因组学"指南。该指南目的是个体化用药，使患者在获得最大药物疗效的同时，发生药品不良反应的危险最小。实现个体化用药，首先要检测出与药物效应相关的基因，然后检测该基因的多态性。基因的多态性会影响药物的代谢、活性、不良反应等，使药物的效应发生改变。如异烟肼治疗结核病患者的效果不一样，其差异是由于编码 N－乙酰转移酶（N－acetyltransferase，NAT）NAT_1 和 NAT_2 的基因差异所致。NAT_2 等位基因会造成"慢乙酰化"的表型，使药物的代谢缓慢，药物分子在体内停留的时间延长，以至发生肢端疼痛麻痹和虚弱等不良反应。而对 N－乙酰转移酶活性较高的"快乙酰化者"的患者，因能快速将异烟肼转化，则不发生这些毒副反应。目前在临床上已有一些药品以药物基因组学为基础来指导用药，例如奥美拉唑由于 CYP2C19 的多态性，部分亚洲人的使用剂量可能较少；还有就是患有急性淋巴细胞性白血病的儿童，如果硫代嘌呤甲基转移酶（thiopurine methyl transferase，TPMT）正常则可以接受高剂量治疗，如果 TPMP 基因不正常，则只能以较小的剂量治疗，否则就会中毒。

目前，进行肿瘤患者的肿瘤组织或外周血的化疗药物相关基因的遗传多态性检测已经成为临床检验医学的一部分。依立替康是一无活性的前药，需经羟酸酯酶的活化转变为其活性代谢产物而发挥效用。它可治疗转移性结直肠癌、乳腺癌、胃癌、非小细胞及小细胞肺癌及食管癌。人尿苷二磷酸－葡萄糖醛酸基转移酶（uridine diphosphate－glucuronic acidtransfering enzyme，UGTIA1）能催化依立替康的活性形式，若体内 UGTIA1 酶缺乏或功能缺陷，导致依立替康的活性形式聚集在体内，可引起腹泻或中性粒细胞减少症，因此在服用依立替康前需要做 UGTIA1 基因检测。UGT1A1328 是 UGT1A1 基因最常见的等位基因，该基因检测项目现已经被美国 FDA 批准应用于临床上作为对尹利替康药物敏感性和不良反应的预测指标。

5－Fu 是临床上最广泛使用的肿瘤化疗药物之一，尤其在消化道肿瘤治疗中发挥着重要作用。亚甲基四氢叶酸还原酶（methylene tetrahydrofolate reductase，MTHFR）是影响 5－Fu 发挥作用的关键酶。有研究表明，MTHFR 的多态性与其表达活性存在显著的相关性。例如，在晚期胃癌中，MTHFR 野生型患者的化疗有效率可达 83.3%，而杂合型和突变纯合型则分别只有 15.2%、8.3%。胸苷酸合成酶（TS）表达水平影响 5－Fu 的疗效，TS 高表达的结直肠癌患者比低表达者生存期短。5－Fu 疗效相关的基因检测已被列入我国临床检验目录中。另外，非小细胞肺癌患者中只有 ERCC 基因低表达者，含铂方案标准化疗才能延长其生存时间，而高表达者标准化疗对其生存时间毫无作用。

二、抗体工程

通过基因工程技术改造，可以降低抗体的免疫原性，使抗体人源化，消除 HAMA 反应；基因工程抗体的分子质量一般较小，更利于穿透血管壁，进入病灶的核心部位，从而改善其体内药代动力学性质。

1975 年 Kohler 和 Milstein 首次用 B 淋巴细胞杂交瘤技术制备出针对某一特定抗原决定簇的单克隆抗体，即第二代抗体或细胞工程抗体，它在后来的疾病诊断、治疗和科学研究中得到了广泛的应用，然而由于单克隆抗体多是由鼠 B 细胞与鼠骨髓瘤细胞经细胞融合形成的杂交瘤细胞分泌的，具有鼠源性，进入人体后会引起人抗抗体反应（HAMA 反应）。

将抗体的基因按不同需要进行改造和重组，然后导入适当的受体细胞中进行表达，便产生了第三代抗体——基因工程抗体，它进入人体后引起的 HAMA 反应很少。基因工程抗体主要分两大类，即大分子抗体和小分子抗体。前者目的是使鼠单抗体人源化；而后者则是使抗体具有更好的通透性，易于到达靶部位。

三、转基因技术

1. 转基因动物制药　转基因动物（transgenic animal）就是某种目的基因导入哺乳动物的受精卵或

胚胎里，使导入的基因与受精卵的染色体 DNA 整合在一起，当细胞分裂时，随着染色体的倍增，该目的基因也随之倍增，这样每个细胞里就都带有导入的基因，而且能稳定地遗传到下一代，这样一种新的个体，称为转基因动物。

已在以下动物的奶汁中生产出一些人类蛋白质药物：牛奶中有抗凝血酶、纤维蛋白原、人白血清蛋白、胶原蛋白、生育激素、乳缺蛋白、糖基转移酶、蛋白质 C 等；山羊奶中有抗凝血酶原、α-抗胰蛋白酶（α-AT）、生育激素、人血白蛋白、组织型纤溶酶原激活剂（tPA）、单克隆抗体；绵羊奶中有抗胰蛋白酶、凝血因子、纤维蛋白原、蛋白质 C；猪奶中亦有蛋白质 C、凝血因子、纤维蛋白原、血红蛋白。

2. 转基因植物制药　利用转基因植物作为生物反应器生产药用蛋白，这是最近十几年来发展起来的一个值得关注的研究领域。目前科学家已较成功地采用了番茄、马铃薯、莴苣、香蕉等转基因植物生产口服疫苗，这样一方面可以避免或至少减免部分纯化过程，从而大大降低生产成本，另一方面人们只需食用这种转基因食品就可以获得满意的免疫效果，既方便又便宜，而且很安全。

现代生物技术包括基因工程、细胞工程、酶工程、发酵工程，其中基因工程为核心技术。生物技术能解决人类面临的如粮食、健康、环境、能源等问题，被认为是 21 世纪科学技术的核心。

随着生物技术不断的创新发展，许多技术经过多年的积累和研究，逐步取得重大突破，如活体机器人、分子开关、即用型免疫细胞治疗、基因递送系统、干细胞培养技术、蛋白降解技术、组织再生技术、纳米遗传学技术、蛋白质折叠技术、空间多组学技术等。

今后，我国的制药业要充分发挥我国遗传资源优势，以人类功能基因组研究为重点，开发出更多的具有自主知识产权的生物技术药物。

（曾爱华　杨帆）

第十章 微生物药物

第一节 概 述

一、微生物与药学

作为医学重要分支的药学，随着抗生素的发现，与微生物学之间建立了广泛且密切的联系。主要表现在：微生物是临床药物的重要来源，临床应用的许多中药本身就是微生物（如部分中药材、有益菌制剂等）或微生物的代谢物（如抗生素、维生素、酶制剂等）；微生物是制药工艺的重要载体，在许多药物的现代制药工艺中广泛应用了高效低成本的微生物发酵方法，尤其是正日益崛起的基因工程重组产品的制备更是完全依赖工程菌；微生物是药物筛选的重要靶标，抗感染药物的研发是现代制药的一个重要领域，新型抗感染药物的筛选一般以病原微生物的特定分子结构为筛选靶点；微生物是衡量药物质量的重要指标，用于人体的临床药物均有特定的微生物学检测指标，以监测药物在生产与使用过程中是否受微生物，尤其是病原微生物污染的可能性，从而保证临床用药的安全性。

微生物在药学中的应用，涉及了普通微生物学、工业微生物学、医学微生物学以及微生物学检验等多个分支学科，正在逐渐融汇成为一个微生物学的新分支——药学微生物学。随着微生物学在药学应用范围的拓展和重要意义的凸显，微生物学将成为药学专业的一门基础骨干课程。因此学习微生物学，对于药学专业具有重要的理论意义和实际意义。

二、微生物药学的定义与分类

微生物药物是来源于微生物的药物总称，包括来源于微生物整体或部分实体的药物和来源于微生物代谢产物的药物。前者是生物制品的重要组成部分，后者是来源于微生物初级代谢产物的药物和微生物次级代谢产物的药物。研究微生物药物的科学称为微生物药物学。能够作为药物的微生物代谢产物种类繁多，且性质复杂、药用目的各异，目前常根据药物来源、药物作用对象、药物作用机制、药物化学机结构进行分类。

1. 根据其来源分类

（1）来源于微生物整体或部分实体的药物 根据免疫学原理，此类药物包括微生物制成的菌苗、疫苗、类毒素等自动免疫制品；抗毒素、抗血清等被动免疫制品；诊断用菌液、血清、毒素、抗原、抗体等诊断制剂以及治疗用抗体制剂等。此类药物应用历史久远，称为生物制品。

（2）来源于微生物初级代谢产物的药物 微生物初级代谢产物是微生物自身生长、繁殖所必需的代谢产物，如构成机体大分子骨架的氨基酸、核苷酸、辅酶、酶的辅基、维生素等非机体构成物以及与物质代谢、能量代谢有关的有机酸、醇等。

（3）来源于微生物次级代谢产物的药物 微生物次级代谢产物系初级代谢产物衍化而来，与微生物的基本生命活动无关。抗生素是一类最重要的来源于微生物次级代谢产物的药物，在控制感染、治疗癌症等方面发挥了重大作用，为保障人类健康、延长人类寿命作出了巨大贡献。含有"生理活性物质"的酶抑制剂、诱导剂、免疫调节剂与细胞功能调节剂、受体拮抗剂与激动剂等，也是来源于微生物次级代谢产物的药物。

2. 根据药物的作用对象进行分类

（1）抗革兰阳性菌药物　青霉素、林可霉素、新生霉素等。

（2）抗革兰阴性菌药物　链霉素、多黏菌素等。

（3）广谱抗菌药物　氯霉素、四环素、头孢菌素等。

（4）抗真菌药　制霉菌素、灰黄霉素、两性霉素 B 等。

（5）抗肿瘤药物　放线菌素 D、丝裂霉素 C、两性霉素 B、抗肿瘤转移的干扰素等。

（6）抗病毒药物　艾霉素等。

（7）抗原虫、昆虫药物　嘌呤霉素、巴龙霉素等。

（8）酶抑制剂　氨肽酶 A、B 抑制剂，碱性磷酸酶抑制剂等。

（9）免疫调节剂　环孢霉素、FK506 等。

3. 根据药物的作用机制进行分类

（1）抑制细胞壁合成药物　青霉素、头孢菌素、万古霉素、杆菌肽、环丝氨酸等。

（2）影响细胞膜功能药物　多黏菌素、制霉菌素、两性霉素 B 等。

（3）抑制和干扰蛋白质合成药物　四环素、氨基糖苷类、大环内酯类、氯霉素类等。

（4）抑制核酸合成药物　利福霉素、丝裂霉素、博来霉素等。

（5）抑制生物能量反应药物　抗霉素、短杆霉素、寡霉素等。

4. 根据药物的化学结构分类

（1）β - 内酰胺类药物　青霉素、头孢菌素、克拉维酸等。

（2）四环素类药物　四环素、金霉素、土霉素等。

（3）氨基糖苷（氨基环醇）类药物　链霉素、新霉素、卡那霉素、庆大霉素等。

（4）大环内酯类药物　红霉素、麦迪霉素、螺旋霉素等。

（5）多烯类药物　两性霉素 B、制霉菌素等。

（6）多肽类药物　多黏菌素、短杆菌肽、万古霉素等。

（7）苯烃基胺类药物　氯霉素、乙酰霉素类。

（8）蒽环类药物　阿霉素、紫红霉素、普卡霉素等。

（9）核苷类药物　多氧霉素、嘌呤霉素、丰加霉素等。

三、微生物药物的命名

微生物药物的命名是由发明单位或发明者确定的，并无统一的标准。但均可以根据分子结构的排序给出化学名称，一般有以下几种命名药物的方法。

（1）根据产生药物的微生物分类命名　如青霉素、链霉素等。

（2）根据结构类型的特征命名　常常是同族药物，如四环素、氯霉素类药物。

（3）根据地名或纪念意义命名　如井冈霉素、土霉素等。

（4）根据药物发现时的编号命名　如 FK506。

（5）根据分子结构排序而定名　即化学名，如大环内酯类和 β - 内酰胺类等。

药物的中文名称有音译或意译两种。早期通常是采用意译，如青霉素、制霉菌素等，而现在经常是音译，如阿莫西林等；也有音译加意译的，如头孢拉定等。

四、微生物药物的研究方法

1. 微生物药物产生菌　微生物药物产生菌有细菌、放线菌、霉菌、酵母以及藻类等，迄今已知，大多数微生物的产生菌是土壤放射菌，其中以链霉菌为主。在适当的培养基与条件下培养，检测其是否产生有效物质。

2. 有效菌株筛选　根据目标对象，选用适当的方法与模型进行筛选。一般选用简便、快速的体外实验作为大量菌种的初筛，对获得的有效菌株从菌、素两个方面进行早期鉴别、综合判断是否为新物质。为了提高筛选命中率和工作效率，十分重视吸取先进科技成果，建立新的筛选体系和模型，改进微量、快速、准确的鉴别体系与方法；运用电子计算机检索体系实现程序的自动化和高通量化。

3. 产生菌保存　一般使用低温、超低温、冷冻干燥、砂土等保存法，需探索出适于各产生菌长期保持其生产能力的保存方法。

4. 产生菌选育　采用自然育种、诱变育种、杂交育种和分子育种等方法提高产生菌的生产能力。

5. 发酵培养　研究目的旨在找出适于产生菌产生微生物药物的培养基与培养条件，较大量地获得发酵菌液，提炼精制出纯品，以供鉴别、结构测定、药理、安全性及临床评价。通常采用液体培养法、容器从三角瓶逐渐放大到各种类型的发酵罐。工业生产用发酵罐溶剂可达数百吨以上，工业流程上常采用二级、三级及四级发酵。

6. 分离纯化　常采用溶剂萃取、吸附、离子交换、结晶等方法进行分离。

7. 化学鉴定与结构测定

8. 药理与临床评价

（1）药效学评价　主要药效学评价：体外试验和体内试验。一般药理学评价：主要药效作用以外的药理作用试验。

（2）安全性评价　急性毒性、长期毒性与"三致"（致畸、致癌、致突变）等特殊毒性试验。

（3）药代动力学评价　动物药代动力学试验。

（4）临床评价　Ⅰ期、Ⅱ期临床试验。

9. 工业化研究　研究制造工艺，进行放大试验，并经中试解决药品本身与其制剂的工业化问题，推向工业生产。

10. 基础研究　目的在于深入认识活性物质与其产生菌，为制造工艺改进、临床医用、新药创新奠定必要的理论基础。包括产生菌的分类、生理、生化性质的研究；生物来源、生物合成途径、生物合成调控的研究；化学合成、结构修饰、构效关系的研究；作用机制、耐药机制的研究。

五、微生物药物的作用机制

根据药物作用的靶点不同，可以将微生物药物的作用分为以下几个类型。

（一）细胞壁抑制剂

细胞壁抑制剂可以分成两类：细菌细胞壁合成抑制剂和真菌细胞壁合成抑制剂。部分细菌细胞壁的组成主要是肽聚糖，抑制肽聚糖的合成是绝大多数细菌细胞壁合成抑制剂的作用机制，如青霉素、头孢菌素等。细菌细胞壁合成抑制剂通常对静止细胞（如孢子等）没有作用，不影响支原体、L-型细菌和原生质体等的生长繁殖。古菌细胞壁中缺乏肽聚糖等多聚糖，也对 β-内酰胺类药物不敏感。

根据真菌的细胞壁的组成，可以将真菌细胞壁合成抑制剂分为两类：一类是作用与几丁质合成过程的多氧菌素和日光菌素，其中，日光菌素对丝状真菌作用强；另一类是作用于葡聚糖合成的黑诺杀菌素和泊布拉菌素，仅对酵母类细胞有活性，尤其是白色念珠菌。

（二）细胞膜功能抑制剂

在生物细胞膜中，主要组分是蛋白质和类脂物质，另有少量的糖和微量的核酸类物质。细菌的细胞膜中不含有胆固醇；真菌的细胞膜主要含有麦角甾醇；哺乳动物的细胞膜上主要含有胆固醇。作用于细胞膜的药物主要有两种，一种是破坏细胞膜的超分子结构，如制霉菌素、灰黄霉素、两性霉素 B 等；另一种作用于特异性离子运载体（离子通道），如特异性抑制 K^+、Na^+ 等一价阳离子运输的缬氨霉素、聚醚类抗生素类。

（三）核酸合成抑制剂

核酸合成抑制剂通常是核苷酸类似物，如 5 - 氟尿嘧啶、虫草菌素等。该类物质的作用不仅仅针对病原体，其毒性相对较大。核酸合成抑制剂可以作用于核苷酸前体的合成，如重氮丝氨酸、杀腺癌菌素、阿洛酮糖素等，也可以作用于核苷酸聚合的，如放线菌素、丝裂霉素 C、利福霉素等。

（四）蛋白质合成抑制剂

蛋白质合成抑制剂的作用靶点通常是核糖体，其特性包括：药物对蛋白质合成的短暂抑制会导致细胞死亡；药物对蛋白质合成的阻断对其他的大分子合成造成复杂的影响；所有生物体的蛋白质合成过程或多或少有相同之处。抑制蛋白质合成的化合物，包括用于与氨酰 - 转运核糖核酸形成的吲哚霉素、疏螺体素、呋喃霉素等，作用于蛋白合成过程的链霉素、卡那霉素、四环素、氯霉素、林肯霉素、嘌呤霉素等。

（五）能量代谢抑制剂

真核生物和原核生物的氧化磷酸化系统存在差异，细菌在质膜上进行，并随种属的不同而不同；真核生物的氧化磷酸化在线粒体中进行。抑制能量代谢的药物有作用于细胞色素 b 和细胞色素 c_1 电子传递的抗霉素 A，电子传递和磷酸化的解偶联剂短杆菌肽 S，线粒体 ATP 酶抑制剂寡霉素等。

（六）抗代谢药物

抗代谢药物主要是初级代谢物的拮抗剂，如氨基酸的拮抗剂重氮丝氨酸、杀腺癌菌素、核苷酸类似物狭霉素 A、狭霉素 C、维生素拮抗剂等。

（七）免疫调节剂

免疫调节剂分为免疫增强剂和免疫抑制剂两种。免疫增强剂如二肽化合物乌苯美司，可作为肿瘤治疗的辅助药物和假丝酵母感染的治疗药物。免疫抑制剂如环孢菌素 A 和 FK506，主要用于器官移植中抑制宿主对植入器官的免疫排斥反应。环孢菌素 A 通过抑制 T 细胞活化，连接到肽基脯氨酰同工酶而起作用。而 FK506 通过连接到肽基脯氨酰同工酶（与环孢菌素位点不同），抑制 T 细胞的活化。

（八）酶抑制剂

很多非感染性疾病，如高血糖、肥胖症、尿毒症等是由一种或几种酶功能异常所致。治疗这些疾病的药物研发是现代微生物药物研究的一个重要方面。阿卡波糖是由三糖和氨基环多醇组成的假四糖，它对肠道 α - 淀粉酶和蔗糖酶具有选择性抑制活性，能够延迟或阻断肠道对碳水化合物的吸收，可作为抗血糖药物用于治疗代谢失衡症。洛伐他汀则是一个多酮的衍生分子，含有还原的萘环和以内酯结尾的脂肪链。洛伐他汀以及它的半合成衍生物辛伐他汀和普伐他汀是甾醇生物合成酶、甲基 - 羟基 - 戊二酸还原酶的抑制剂，含有一个苯并二氮主体，与肠促胰酶肽受体具有高度的亲和力，可用于治疗肠道紊乱症。利普他汀是线性的脂肪链，具有氨酰取代基和内酯主体，是胰脂肪酶的不可逆抑制剂，可用于治疗肥胖症。

（九）农业和畜牧业药物

某些微生物药物，不适用于人类疾病的治疗，但可用于农业、动物用药或动物畜牧业中。如真菌细胞壁几丁质合成抑制剂多氧菌素被大量用于防治植物真菌病害；离子载体型聚醚类药物被用作重要的饲料添加剂和兽医制剂。伊维菌素是糖取代大环内酯化合物除虫菌素 B_1 的双羟衍生物，能通过 γ - 氨基丁酸的受体在敏感生物中抑制神经信号的传导，从而具有强烈的杀虫活性，被用作动物用药。

第二节　微生物药物的研究进展

天然产物的筛选是新微生物药物的研究之源，合成、半合成产物的研究，也是探索新微生物的重要途径之一。

一、抗生素类药物的研究进展

抗生素的应用较为广泛，是一类较为重要的化学治疗制剂，抗生素药物的作用不仅仅是用于抑制或杀死微生物，而且对肿瘤的临床治疗有显著的效果，有时候抗生素也会有其他的用途，比如利福霉素具有降低胆固醇的功能、红霉素能够诱导肠胃的运动性、瑞斯托霉素能够促进血小板的凝集等。细菌对于抗生素的抗性有内在抗性和获得性抗性之分。细菌可以通过随机的突变特征、表达潜在抗性基因等途径获得抗性，同时也可以通过抗性基因水平的转移获得抗性，这样便加快了耐药及多重耐药菌株的产生。

此外，抗生素也有些不良反应在应用过程中逐渐显露出来。①毒性反应。氨基糖苷类抗生素损害第八对脑神经，会引起耳毒性，导致耳鸣甚至耳聋，氨基糖苷类、多黏菌素类、林可霉素类可引起神经肌肉障碍，表现为呼吸抑制甚至呼吸骤停。青霉素类抗生素可引起中性粒细胞和血小板的减少，也有可能导致溶血性贫血。②菌群失调引发继发性感染。在大量使用广谱抗生素的情况下，正常菌群成员之间的平衡被破坏，导致系统性真菌感染，如口腔、咽部的念珠菌病，消化道、呼吸道或尿道的真菌感染，真菌性败血症，隐球菌性脑膜炎以及抗生素相关性肠炎。③过敏反应。青霉素、链霉素、氯霉素等可引起部分人群充血性皮炎，如麻疹样红斑、固定性红斑、荨麻疹、血管性水肿以及剥落性皮炎等。青霉素可能引起部分人群发生过敏性休克，一般发病很快。青霉素类、磺胺类药物可引起部分人群发生过敏性肺炎、哮喘等呼吸系统变态反应。

二、维生素类药物的研究进展

维生素是一个庞大的家族，就目前所知的维生素就有几十种。食物中维生素的含量较少，人体虽然需要的也不多，日需要量常以毫克或者微克计算，但是不能缺少这些物质，一旦缺乏维生素就会引起人体代谢紊乱，出现维生素缺乏症。维生素的纯品和一些富含维生素的制剂可以用于防治维生素缺乏症。许多微生物含有丰富的维生素，如酵母菌含有丰富的 B 族维生素，大肠埃希菌也可在肠道中产生维生素 B_2、维生素 B_{12} 等。微生物更是某些维生素的唯一来源，如维生素 K。目前通过育种技术已经选育出来多种用于合成维生素的高产菌，采用微生物发酵法生产的维生素有维生素 C、维生素 B_2、维生素 B_{12} 等，其中维生素 C 的产量最大。

20 世纪 60 年代，我国科研人员首创了两步发酵法生产维生素 C，具体有两种合成途径。第一种，由醋酸杆菌将 D - 山梨醇氧化为 L - 山梨醇后，再由假单孢菌使 L - 山梨糖直接氧化成 2 - 酮 - L - 古龙酸，最后由盐酸酸化成维生素 C；第二种，由欧文菌直接将 D - 葡萄糖转化成 2,5 - 二酮 - D - 葡萄糖酸，再由棒杆菌将 2,5 - 二酮 - D - 葡萄糖转化成 2 - 酮 - L - 古龙酸，最后盐酸酸化制得维生素 C。二步发酵法较化学合成法，具有工艺简单、成本低、产生废物少等优点。近年来更有基因工程的新成果，将 2,5 - 二酮 - D - 葡萄糖酸还原酶基因转化到欧文菌中，可直接将葡萄糖发酵生成 2 - 酮 - L - 古龙酸，大大改进和简化了维生素 C 的生产工艺。

维生素 B_2 的化学合成法步骤多、成本高，所以目前工业生产是采用微生物发酵法，方法基本与抗生素发酵法相同。棉布囊霉、阿氏假囊酵母、假酵母、根霉菌、曲霉菌、枯草芽孢杆菌、肠产气杆菌、大肠埃希菌等均可以产生维生素 B_2。其中，以棉病囊霉和阿氏假囊酵母在生产中最常见，棉病囊霉是寄生在棉桃内的病原菌，产量已达 $4000 \sim 8000 \mu g/ml$，阿氏假囊酵母是 1940 年就开始应用的老菌种，现产量可达 $4000 \mu g/ml$ 以上。

维生素 B_{12} 的生产也是以微生物发酵法为主，因为从动物肝脏、蛋黄和活性污泥中提取维生素 B_{12} 的成本太高，不适于工业生产。许多细菌如放线菌都能产生维生素 B_{12}。最初主要从放线菌产生的抗生素废液中进行回收，如从链霉素、庆大霉素发酵液中分离菌丝体，从中提取维生素 B_{12}，但产量极低。现在改用丙酸杆菌或假单孢菌属的菌种直接进行发酵。此外，诺卡菌属和分枝杆菌属的某些菌种，在以烷烃为碳源的培养基中能合成较多的维生素 B_{12}，以甲烷或甲醇为碳源的细菌合成维生素 B_{12} 的能力也很强。

三、氨基酸类药物的研究进展

人体对蛋白质的需要其实是对氨基酸的需要，氨基酸除了组成蛋白质以外，还有许多重要功能，如某些氨基酸在分解代谢过程中产生含有一个碳原子的基本基团，即为嘌呤和嘧啶的合成原料，并为机体的代谢提供活性甲基，实现一些分子的甲基化过程。氨基酸还参与构成酶、激素和部分维生素，在调节生理功能、催化代谢的过程中起十分重要的作用。

氨基酸在医药上主要用来制备复方氨基酸输液，用于合成多肽和其他治疗药物。用于药物的氨基酸有 100 多种，其中包括构成蛋白质的 20 种氨基酸和构成非蛋白的 100 多种氨基酸。常见的有谷氨酸、精氨酸、天冬氨酸、胱氨酸和 L – 多巴等，主要用于治疗肝病、消化道疾病、呼吸道疾病和心脑血管疾病等。

氨基酸的生产方法：①发酵法，又可细分为直接发酵法和添加前体发酵法。②酶法，利用微生物细胞产生的酶来制造氨基酸。③提取法，蛋白质水解后，从水解液中提取氨基酸。胱氨酸、半胱氨酸和酪氨酸等大多是用此法生产的。④合成法，D – 蛋氨酸、L – 蛋氨酸、丙氨酸、甘氨酸、苯丙氨酸等可以用此法生产。

第三节　微生物药物产业现状

一、我国微生物药物产业的发展历程

我国是微生物制药生产大国，产品以抗生素类药物、特别是原料药为主。"十一五"期间，国家将生物产业提升到产业立国的高度，国家发展和改革委员会、科学技术部先后批准建立国家生物产业基地和火炬计划特色生物产业基地近 40 个，微生物药物产业进入加速发展阶段。在政策的连续支持和引导下，到 2010 年，形成了以长江三角洲、环渤海地区为发展核心，珠江三角洲、东北等区域集聚的生物医药产业空间格局。"十二五"期间，生物产业被确立为国家第三大战略性新兴产业。各省市分别推进出台支持生物产业迅速发展的相关政策，如《关于促进上海生物医药产业发展的若干政策规定》《广州市生物产业发展引导资金管理暂行办法》等。在多种药物在华专利相继过期的背景下，政策红利持续体现，我国微生物药物产业实现了跨越式发展，基本形成环渤海、长江三角洲、粤港澳大湾区等三个大型生物医药集聚区。其中，长江三角洲地区基础研究和产业技术创新能力突出，国际交流程度高，拥有最多的跨国生物医药企业。环渤海地区教育和临床资源丰富，产业人力资源储备充足，产业链基础优势较强。粤港澳大湾区市场体系成熟，流通体系发达，三地联通，对外辐射能力较强。同时，河南、湖北、四川等地在龙头企业的带领下也形成了区域特色快速发展的产业格局。

二、抗感染类药物产业现状

根据药物综合数据库（PDB）显示，我国抗生素总产量世界第一，在青霉素、链霉素和四环素等原料药生产上拥有绝对优势，新品种研发能力不断提高，已在数十个产品上打破了欧美技术和市场垄断，百余品种实现产业化，形成了一批规模化的产业集团和完整的产业链。行业在经历了一个低谷期后，作为医药市场的重点产品，刚性需求巨大，国内市场叠加国外市场，仍将推动抗生素市场规模持续增长。

（一）β－内酰胺类

抗生素市场中β－内酰胺类份额最大，既包括原料药，也包括中间体，其中头孢菌素和青霉素类分别占世界抗生素市场的25%和20%。20世纪80年代，我国青霉素工业快速发展，后因产能过剩进入低谷。近10年来，头孢类抗生素成为抗感染药物的主力品种，发展十分迅速，头孢孟多酯、头孢呋辛钠等新品种层出不穷，30余个头孢品种成为临床常用药。7－氨基头孢烷酸（7－ACA）、6－氨基青霉烷酸（6－APA）和7－氨基去乙酰氧基头孢烷酸（7－ADCA）等作为头孢类药物阿莫西林的核心中间体，也是当今国际抗生素市场的主角。总体来看，行业产能过剩较为严重，行业壁垒逐渐增高，"限抗""限排"政策促进产能出清，龙头企业规模优势凸显，并正向下游发展。

（二）氨基糖苷类

氨基糖苷类抗生素是最早开发上市的抗生素之一，是作为治疗革兰阴性菌严重感染的首选药物，在临床中有着不可替代的作用，如能有效抑制结核菌繁殖的链霉素，20世纪50年代初上市后很快就成为国际医药市场的畅销产品。继链霉素及其衍生物之后，庆大霉素、新霉素、核糖霉素、卡那霉素、奈替米星、紫苏霉素、巴龙霉素以及我国自主开发的小诺霉素和依替米星等近20种氨基糖苷类产品相继开发上市，使氨基糖苷类成为抗生素家族成员最多的一类产品，但不可逆的耳肾毒性和日益严重的耐药性极大地限制了该类抗生素的应用和推广。为了进一步拓展氨基糖苷类抗生素的临床应用，寻找抗耐药、低毒性的衍生物已成为氨基糖苷类开发的重点。

（三）大环内酯类

大环内酯类目前主要有三代，第一代有红霉素及其酯类衍生物，第二代有阿奇霉素、克拉霉素和罗红霉素等，使用范围广，耐药性逐渐显现，第三代有泰利霉素、喹红霉素等，毒性作用偏大。我国是半合成红霉素原料药的世界最大生产国和出口国，由于该类药物缺乏新品的支撑，也受其他抗菌药物市场的不断冲击，近几年国际需求几近饱和。但大环内酯类药物在慢性呼吸疾病的抗菌治疗中仍有重要价值。

（四）四环素类

四环素类抗生素是一类具有菲烷母核的广谱抗生素，广泛应用于细菌、支原体、衣原体和立克次体引起的感染。我国是全球最大的四环素生产国和主要出口国，万得数据库显示，每年我国四环素衍生物及其盐国内供大于求，产量60%以上出口海外市场。随着耐药菌的不断出现、四环素牙等不良反应和新型抗生素的诞生，四环素类药物一度淡出临床应用。2001～2003年，欧盟"禁止抗生素作为饲料添加剂"的法令出台，对我国药企出口该类产品造成了巨大影响。2005年辉瑞等公司研发了第三代四环素替加环素、依拉环素等新的畅销药品，带动了我国四环素原料药新一轮出口热。

（五）林可酰胺类

林可酰胺类抗生素目前种类较少，主要包括林可霉素、天青素以及克林霉素等半合成抗生素。我国从20世纪80年代开始大规模生产林可霉素，在菌种多年选育和优化的基础上，产量大幅提高，目前已超过7g/L。林可霉素市场需求量持续保持在一个较高水平上，且近年市场发展迅速，年均增长约为

10%，价格也持续上涨。目前，林可霉素国内的生产水平在 6500～7500U/ml，而国外已达 10000U/ml 左右，为增强林可霉素的国际市场竞争力，提高产量等问题亟须解决。

三、抗肿瘤类药物产业现状

肿瘤是我国乃至全球范围内导致人类死亡的重要疾病之一，寻找有效的抗肿瘤药物和治疗方法一直是研究热点。2018 年全球抗肿瘤药物市场规模为 1520 亿美元，前五年复合增长率为 7.96%，虽然相比于前十年年均 15% 以上的速度有所减缓，但仍然显著高于全球药物市场的平均增长率。在我国肿瘤药市场中，近半数市场被进口药品瓜分。实施抗癌药物零关税，加速推出国内药企仿制药，加强研发自主创新产品，有利于减轻癌症患者及家庭的治疗成本，化解民生痛点。在肿瘤治疗领域，寻找细胞毒性改良的药物仍然是发现现代抗癌药物的一条重要路线。许多重要的商业化新药是从天然来源或由天然化合物结构修饰而成，或是以天然化合物为模型、经人工设计合成的新化合物。在现已发现的治疗癌症的近 200 种小分子药物中，约三分之一直接来源于天然产物或是其衍生物，包括多糖类、蒽环类、有机酸酯类、萜类、生物碱类、大环内酯类及烯二炔类等，多种已在临床肿瘤治疗中发挥了极其重要的作用。这些抗生素类肿瘤治疗药在肿瘤药物市场中占有重要地位，是肿瘤治疗市场中不可或缺的产品。近年来，随着新型抗肿瘤药物的陆续上市，抗肿瘤抗生素类药物市场增速逐年降低，市场份额大幅萎缩。国内抗生素类肿瘤治疗药物主要品种包括非核糖体肽类、芳香聚酮类、异源表达生物碱类等，如放线菌素 D、博来霉素（BLM）、多柔比星（ADM）、吡柔比星（THP）、表柔比星（E-ADM）等。

四、酶抑制剂产业现状

酶也是一类重要的药物作用靶标。20 世纪 60 年代初，梅泽滨夫提出了酶抑制剂的概念，认为在微生物有机体内酶及其抑制剂是共存的，拓展了新抗生素筛选的思路，引导了许多新筛选模型与方法的建立，开创了从微生物代谢产物中寻找其他生理活性物质的新时代。已上市的酶抑制剂药物主要以受体、酶、离子通道和核酸为作用靶点。微生物产生的酶抑制剂可来源于微生物的初级代谢或次级代谢，研究最多的是放线菌，也是产生微生物药物最多的类群，其中最重要的是链霉菌属；细菌、真菌也是酶抑制剂的重要药源微生物。除了筛选分离传统药源菌外，研究人员的注意力已逐渐集中到海洋微生物、极端微生物等新类群。

五、免疫抑制剂产业现状

免疫抑制剂是对机体的免疫反应具有抑制作用的药物，主要用于防止器官移植的排斥反应和抑制某些自身免疫性疾病的进展等。微生物酵解生产的主要品种有环孢菌素 CsA 类、他克莫司、西罗莫司及其衍生物 SDZ-RAD 等。我国免疫抑制剂市场主要存在十多种药物，以他克莫司、吗替麦考酚酯以及环孢素为主。从总量上看，三大免疫抑制剂在最近 5 年持续稳定增长，实现了 7.95% 的复合增长率，市场容量仍有提升空间。从细分药品来看，目前三种药品的市场均呈现"原研发厂商 +1～2 家国产厂商"的竞争格局。

第四节　微生物药物技术的发展趋势

一、新型发酵工艺

在工业上，复杂结构的微生物药物往往难以通过化学方法合成或不易于实现产业化，而利用微生物细胞工厂发酵、大量合成目标产物则是一种高效经济的方法。发酵工艺是整个微生物药物生产工艺的中心环节。

（一）固定化细胞技术

在常用的液体发酵过程中，微生物细胞首先在"非合成生长期"形成抗生素合成所需的酶类，组成抗生素"生产线"，随后基于酶催化反应的可循序性，实现精确调控并产生大量的抗生素。在实际发酵过程中，存在菌株易迅速退化的问题。

在酶固定化基础上发展起来的固定化细胞发酵技术是消除以上不利因素的一种解决方案。所谓固定化细胞就是利用物理化学等因素将细胞限制在一定的空间界限内，细胞保留催化活性并能在较长时间内被反复或者连续使用，在抗生素生产领域具有巨大的应用潜力，特别适用于高效生产分泌到培养液中的抗生素。与传统液体发酵相比，固定化细胞技术有许多优点，如可使用柱式生物反应器连续性流动发酵、可利用固定化材料增加细胞密度、控制微生物细胞的非合成生长期和密度、不需要额外添加酶反应辅因子等，从而降低成本、提高产量。

目前，已经成功利用固定化细胞技术生产的微生物药物有青霉素 G、头孢菌素 C、氨苄青霉素、杆菌肽、头霉素、克念菌素和达托霉素等抗生素。如乳酸链球菌肽（Nisin）是由乳酸链球菌生产的具有重要经济意义的多肽类抗生素，具有抑制革兰阳性菌的活性，被作为食品添加剂广泛使用。以玉米浆和酵母提取物为培养基的传统液体发酵，进入发酵后期，培养基呈酸性，Nisin 释放到胞外的过程受到明显抑制，导致后续合成近乎停滞。利用聚丙烯酰胺、琼脂、凝胶、多聚糖等载体固定乳酸链球菌细胞，可以使发酵液连续流动，避免了酸性环境对菌株的抑制，大大延长细胞的半衰期，保持了单细胞活力，实现了产量的大幅提升。

固定化细胞技术具有潜力，但也存在自身瓶颈，还需提高发酵过程中物质的传递效率、改良固定化方式、优化载体、提高产品提取效率等。另外，虽然该技术成功案例很多，但是真正公布全部技术细节的很少，相关生产工艺被牢牢控制在国外几家知名企业手中，难以被复制，因此需要加强基础研究，自主开发先进的固定化细胞技术工艺，打破技术壁垒，推动我国微生物药物生产提高到国际先进水平。

（二）连续发酵新型工艺

分批发酵是现代发酵工业中大多数产品采用的方式。在分批发酵过程中，微生物的生长速度随时间而发生规律性变化，但随着发酵时间延长，营养成分不断减少，菌种老化和代谢产物受抑制等问题严重。连续发酵是在一个开放的系统内，以一定的速度向发酵罐内连续供给新鲜培养基的同时，将含有微生物和代谢产物的培养液以相同的速度从发酵罐内放出，从而使发酵罐内的液量维持恒定，培养物在相对恒定的状态下生长和代谢。

定量代谢组学可用定量描述生命体系的数学模型描述复杂的动力学行为，实现对系统的预测、设计以及优化，将其与连续发酵工艺相结合，能实现自动控制各参数维持在一定水平，保持低基质浓度，有利于提高设备的利用率和单位时间的产量，优化工业发酵过程，实现数字化、高效化控制。多维度的优化理论已经成功用于青霉素、红霉素、金霉素、重组人血白蛋白和疟疾疫苗等工业生物过程的优化与放大。Douma 等人在以葡萄糖为限制性碳源的恒化培养过程中，发现青霉素的合成能力与异青霉素 N 合成酶的活性呈较好的线性关系，由此建立了基因表达调控模型，成功地描述了补料分批发酵过程青霉素的合成与比生长速率的动态关系，不足之处在于没有涉及胞内氨基酸、磷酸糖、糖醇等组分和能量代谢动力学信息。

发酵过程中代谢物浓度变化时间很短，需要快速取样与高效可靠分析，获得某个时刻真实可靠的代谢物浓度信息。代谢组学技术能够准确提供生物体系应对基因或者环境扰动的反馈信息。因此，与发酵工艺串联的开发快速取样和代谢产物检测装置，可减少或者避免样品处理过程中的变化，以快速抽滤和滤饼冲洗取代传统的离心分离也可减少和避免胞内代谢物的渗漏，有效减少损失。

二、基因工程及组学技术

现代基因工程与基因组学引领的多组学技术的综合应用极大地促进了微生物药物及其先导物的发现和研究，有望显著缩短药物发现和前期开发时间，降低药物研发和生产成本。对微生物"细胞工厂"中天然产物代谢途径进行调控，不仅可以合成新型复杂化合物，也可以生产植物或其他来源的活性化合物。中国医学科学院与沈阳同联集团合作，在螺旋霉素产生菌中整合有异源酰化酶基因，共同开发出国家一类新药可利霉素，2019 年 6 月获批上市，是国内外唯一实现产业化的利用基因工程技术获得的"杂合抗生素"。

机器学习也促进了高通量微生物组的性能提升。2020 年合成生物学初创公司 Zymergen 公开了高通量（HTP）微生物基因组工程平台，基于计算机软件算法驱动，集成了分子生物学、自动化以及先进的机器学习流程，通过短时间内构建大量不同基因型的菌株，测试产生大量数据，并对上述数据进行自动化机器学习，并依靠多次迭代学习加以分析从而构成完善的 HTP 遗传设计库。该平台具有任意宿主的兼容性，因此适用于调节、改善任意微生物宿主性能。

发酵产率是微生物药物研究和开发的一个主要挑战。常规的工业高产菌种选育采用反复诱变加筛选，逐步提高菌株的发酵效价。微生物基因组通过突变基因加基因重组，筛选并积累有益突变的组合，实现定向进化，加速经典的菌株改良进程。另外，通过基因工程系统性地改造微生物菌株，还可以改善前体和辅因子供应、消除竞争途径、增强产物外排和自身抗性。代谢组学技术可以检测中间体积累和底物供应状态，分析借鉴工业高产菌株的基因组、蛋白组、全基因组转座诱变等数据，为菌株改良提供靶标基因。随着合成生物学的发展，代谢产物/中间体人工生物传感器、自主可控调控体系的设计应用将为高产育种提供新的方法和技术。然而，细胞内代谢网络复杂，人工改造易对系统产生不利或未知影响，也可能导致细胞活性降低甚至丧失，因此对于代谢网络的认知还需要进一步深入。

三、生物反应

通过生物信息学对生物反应的预测，可以为新结构代谢产物的高通量和高效发掘提供便捷。放线菌强大的天然产物生物合成能力，蕴藏于基因簇中，首个全基因组测序的放线菌天蓝色链霉菌是菌株包含超过 20 个潜在的次生代谢物生物合成基因簇，阿维链霉菌、灰色链霉菌和卡特利链霉菌等基因组都超过了 30 个。Kelleher 等开发基因簇全局家族分类法（GCF），将已知小分子与潜在的生物合成基因簇相关联，利用大型生物信息数据，实现了新的天然产物从无到有的发现。与链霉菌次生代谢物及其合成相关的生物信息学资源也大量涌现。例如，在线分析工具 antiSMASH 能够快速预测非核糖体肽类（NRPS）、聚酮类（PKS）、多糖类、细菌素类、萜类等多种典型次级代谢生物合成基因簇，现已更新至 5.0 版本。ClusterMine360 数据库则系统地收录了 200 多个 PKS/NRPS 生物合成基因簇和 185 个化合物家族。DoBISCUIT 数据库侧重于维护微生物 PKS 基因簇的人工校正。此外，BAGEL2 工具可分析多种类型的细菌素。

四、合成生物学

合成生物学综合酶工程、生物催化、结构生物学等多学科技术手段，对生物合成途径进行升级或再设计，发展出针对不同骨架或结构单元的生物合成与编辑策略，可对药物合成途径进行分析和设计，对微生物体系进行遗传改造和构建优化，赋予人工生物体系新的内涵和功能，实现药物的深度开发和高效生产。

（一）沉默基因簇激活

在充分认识药物的生物合成基因簇及其合成途径的基础上，通过对合成基因簇的改造，有望激活微生物内大量具有合成潜力但未表达的沉默基因簇，也能够产生大量具有重要应用前景的生物活性物质。暨南大学将推测合成烟曲霉酸的基因簇中的 9 个基因导入米曲霉 NSAR1 中，并在终产物中检测到烟曲霉酸，通过生物合成途径扩大夫西地酸类抗生素的结构多样性。

（二）生物元件的优化和构建

通过缺失、替换微生物细胞中 PKS 或 NRPS 的结构域，可以改变底物识别和催化特性，加上前体增添，组合生物合成可产生许多新的衍生物分子，改善药物的水溶性、治疗指数等。Kosan 公司利用 PKS 模块的取代置换制备红霉素、格尔德霉素和埃博霉素的类似物，得到新的微管稳定剂和 Hsp90 抑制剂。达托霉素是由 NRPS 在玫瑰链霉菌中产生的环脂肽，对耐甲氧西林的金黄色葡萄球菌（MRSA）具有杀菌作用，Cubist 公司通过交换 NRPS 模块组建的生物合成途径，产生了近百种新型达托霉素衍生物。组合生物合成的一个瓶颈是，新途径的催化效率往往显著低于野生型途径，关键酶的定向进化有望提高组合途径的适配性和效率。

（三）植物源或动物源药物的微生物合成

微生物发酵平台为许多植物源性药物的生产提供了一种经济高效和可持续的植物培养和化学合成替代品。近年来，越来越多的研究采用了合成生物学技术，青蒿素、紫杉醇、丹参酮、β－胡萝卜素、红景天苷等植物源药物及其前体得以在微生物中表达，为生产来源稀缺的天然药用物质提供了一种行之有效的方法和途径。

抗疟疾药物青蒿素的商业化微生物生产是合成生物学重要的标志性成果。2003 年 Keasling 团队首次在大肠埃希菌中重构了青蒿素前体青蒿酸的合成途径，并将青蒿酸的产量提高了 300 倍，后在酿酒酵母构建了青蒿素前体青蒿酸的高效合成途径，为更可控和更高效的青蒿素药物供给提供了现代工业的途径。植物生物碱，特别是苄基异喹啉类生物碱和单萜吲哚类生物碱类化合物，由于其药用价值已成为微生物生物合成的诱人目标，其合成途径已经在大肠埃希菌和酵母中成功组装表达。

异喹啉生物碱和吲哚生物碱具有显著的抗肿瘤活性。在一定程度上可以利用微生物转化模拟药物在动物体内的代谢。第一个现代海洋药物曲贝替定（Et－743）来自被囊动物红树海鞘，天然获得非常困难，目前则实现了由荧光假单胞菌发酵前体经半合成而大量获得。

五、基因编辑推动微生物代谢途径的精准改造

在微生物体系中，次级代谢产物是由不同的小分子前体经顺序协作的酶催化形成，参与合成的基因通常成簇存在，由骨架结构基因、修饰基因以及调控基因组成代谢网络。对基因簇的精准编辑可以实现合成途径改造、表达精确调节、副产物降低、目标化合物增产等。

针对结构基因的微生物代谢途径精准化改造已有很多成功的实例。例如，改变抗肿瘤抗生素柔红霉素糖基 4 位羟基的构型，获得毒副作用较低的化疗药物表柔红霉素；改变抗肿瘤抗生素小盘酰胺（来源于海洋微生物）前体肽氨基酸的组成，利用原修饰酶体系合成了与临床上使用的抗凝血剂依替巴肽类似的新型环肽类抗生素。

这些研究绕开复杂结构类似物化学合成难或工艺低效的问题，充分体现了基于理性设计的基因编辑在新药发现和发展方面的巨大潜力。

六、高通量筛选提高创新药物的研发效率

建立高通量筛选方法和技术平台，从数以万计的菌株突变体库中快速获得性能优越的目标菌株，在

微生物药物产生菌的快速进化，特别是工业菌株筛选过程中尤为重要。

（一）工业高产菌株筛选

微生物基因组中编码小分子天然产物（次级代谢产物）生物合成的基因成簇排列，易于识别，可用于预测某个或某类微生物中天然产物生物合成的多样性、新颖性；还可以根据特定的生物合成酶预测含有特定化学结构的天然产物，实现定向挖掘。基因组挖掘已成为小分子天然产物药物发现的替代过程。抗癌活性天然产物莱那霉素家族通过此技术发现了药物新成员。

基因簇异源表达是另一种有效的天然产物发现平台技术。采用细菌人工染色体、Gibson 组装、转化辅助重组，或 ExoCET 直接克隆等大片段基因簇捕捉技术，将完整的合成途径克隆到系统性改良的微生物宿主实现高产表达，通过高通量异源表达，可进行新化合物的分离纯化和后期开发。如利用基于活性筛选的基因组挖掘方法 library expression analysis system（LEXAS）平台技术获得一个新型羊毛硫抗菌肽雷克肽。

利用生物传感器构建高通量的筛选技术，通过微生物体内蛋白质或者核糖核酸（RNA），特异性识别并响应细胞内特定物质，产生特性的信号输出，再通过信号输出的强弱与目标产物进行可靠的关联，实现对目标产物的定量检测。液滴微流控技术的高通量筛选平台具有良好的单细胞分离性能，可以用于单细胞培养、蛋白表达分析、代谢物检测和多组学分析，可以实现更高通量和精度的筛选。微生物细胞生长的高通量表型筛选技术，一般是使用营养缺陷型菌株作为报告系统，可用于代谢物高产菌株或特定酶的筛选。

（二）微生物药物源头的创新筛选

经典的小分子药物研发流程缓慢，主要挑战是生产效价低、重复发现率高、新产物分离困难等。高通量技术在微生物药物中的创新应用，大大提升了新药发现与制造的效率。利用高灵敏度的分离技术和高通量的活性筛选模型，可以从次级代谢产物中筛选到抗生素、酶抑制剂、免疫调节剂等多种候选药物。小分子次级代谢产物作为先导化合物加以修饰，有助实现药物分子的结构衍生和具有临床应用价值药物的高效制造。

目前，随着人工智能技术在微生物领域的发展以及人类对于微生物各功能体系认识的深入，以优质的微生物资源共享平台为依托，建立多样化高通量的微生物药物筛选技术，不仅可以推动微生物药物的创新发现效率，而且可以为微生物药物的高效绿色智能制造奠定坚实的基础。

（杨　玮）

第十一章 合理用药与健康促进

第一节 概 述

一、合理用药的定义

合理用药（rational drug use）是指以现代的、系统的医药知识，在了解疾病和药物的基础上，从大卫生观出发，安全、有效、经济地使用药物，从而达到最小的卫生资源投入，取得最大的医疗和社会效益。其宗旨就是开展以患者为中心，全方位的药学服务，推进社会用药的合理性，提高人们的健康水平。

世界卫生组织（WHO）提出的合理用药标准有5条：①开具处方的药物应适宜；②在适宜的时间，以公众能支付的价格保证药物供应；③正确的调剂处方；④以准确的剂量、正确的用法和用药时间服用药物；⑤确保药物质量安全、有效。

二、合理用药的内容

合理用药是一个涉及面很广的课题，当今比较公认的合理用药应包含安全、有效、经济与适当这4个基本要素。药物合理使用的目的是以求药物治疗中获得最大疗效和最大安全，因此合理用药首先必须合理诊断，只有诊断正确，才能针对病因、病症选择适当的药物进行治疗。此外，在药物治疗中应充分考虑到影响药物治疗的各种因素，包括患者的生理状态、病理状态、药物相互作用、环境因素、用药时间、遗传因素、精神因素、饮食状态、过敏史，是否有吸烟、喝酒等嗜好情况。同时，要按照每位患者的具体情况，制定给药方案（包括选择适当的给药方法、药物剂量、剂型、给药间隔时间、给药途径、疗程长短等）。在患者用药过程中，应密切观察药效及不良反应，及时调整给药方案。

三、合理用药的参与者

各级医师、药师、护理人员和患者本人都是合理用药的参与者。

医师是合理用药的主角。医师的正确诊断是合理用药的基础，这就要求医师有高尚的医德、精湛的医术和广博的药学知识。

目前药师虽有坚实的药学知识，但临床知识相对不足。随着临床药理、临床药学、药学服务的开展，临床药师在合理用药中已逐渐成为主要力量。

护理人员在执行医嘱时，直接将药物施于患者并担当观察病情、反馈疗效的重担，其作用不容忽视。

患者本人是否能按医嘱用药，也直接影响药物的效果。随着我国药品分类管理制度的建立，非处方药物（OTC）不需要医师或其他医疗专业人员开写处方即可购买，这就要求每位公民都应具有一定的医药卫生知识，才能在"大病上医院，小病上药店"时避免因不合理用药而增加痛苦。因此，每位患者或健康人均是合理用药的参与者。

第二节 合理用药的四要素

一、安全性

药物作用于机体时，既会产生治疗效果（即疗效），也会造成不良反应，治疗效果使患病的机体恢复正常，不良反应则会为患者带来不适和痛苦。因此，合理用药的安全性不是药物的不良反应最小，或者无不良反应这类绝对的概念，而是强调用药者承受最低风险的同时获得最好的疗效，即风险与疗效的比值尽可能小。用药风险的表现形式和程度千差万别，轻者稍感不适，可自行恢复，重者致残致畸，甚至致死。用药时，患者对这种风险的承受能力也不相同，对于挽救生命的药物（如抗肿瘤的化学药物），能够承受比较严重的不良反应，而对于调节正常生理功能的药物（如安眠药和避孕药），即使有轻微的不良反应也不愿承受。

二、有效性

药物的有效性是指在规定的适应证、用法和用量的条件下，能满足预防、治疗、诊断疾病，以及调节人体生理功能的性能。根据药物治疗作用的效果，可将治疗效果分为对因治疗和对症治疗。此外，对于不同用途的药物，其有效性表现为不同的程度，分别为治愈疾病、延缓疾病进程、缓解临床症状、避免或降低某种不良反应、预防疾病发生、调节人体生理功能。临床药效学研究中常用最小有效量、最大效应、效价强度或半数有效量（median effective dose，ED_{50}）等指标衡量药物的量效关系。在临床治疗中，判断药物有效性的指标有治愈率、显效率、好转率、无效率、复发率和降低死亡率等。

三、经济性

同合理用药的安全性一样，经济性不是尽量少用药或使用廉价药品，而是获得单位疗效所投入的成本应尽可能低，即成本与疗效的比值尽可能小。只考虑疗效不顾及成本，在现实生活中并不可取。仅考虑成本，不顾及疗效亦失去治疗学意义。经济地使用药物，强调以低成本获得高收益，合理利用有限的医疗卫生资源，减轻患者和社会经济负担，最大限度地改善和提高人类健康水平。

四、适当性

合理用药的适当性指根据用药对象选择适当的药物，在适当的时间，以适当的途径、剂量和疗程，达到适当的目的。适当性是强调尊重客观事实，衡量多种因素利弊，让用药者和社会获得最大收益。①要立足于当前医药技术和社会发展水平，避免一味追求高水平的药物治疗；②要认真考虑用药者的生理和病理状态（如肝肾功能异常），制定合理的用药方案；③要注意药物对机体、机体对药物的作用，以及联合用药产生的药物相互作用，避免或降低对用药者的不良影响；④要重视特殊人群用药，如妊娠期和哺乳期妇女用药、新生儿及儿童用药、老年人用药等；⑤要通过对遗传药理学的研究，利用现代科技手段，个体化用药治疗；⑥要根据时辰药理学的原理，制订最佳给药方案，增加药物疗效，降低药物毒副作用；⑦要认识到药物发展水平的有限性，即有些药物只能起到延缓疾病进程或缓解临床症状的作用，不能不切实际地要求药到病除。

第三节　影响合理用药的因素

合理用药的目的就是要安全、有效、经济、适当地使用药物。要真正做到合理用药，就必须以当代药物学（药物代谢动力学和药物效应动力学）和疾病的系统知识与理论为基础，全面了解患者的病理和生理特点。然而影响合理用药的因素是多种多样的，有专业人员和公民的素质问题，有社会学问题，也有职业道德问题等。本节仅从药物、环境、患者和遗传等方面介绍。

一、药物因素

（一）药物的剂量

药物的剂量与治疗效果有密切关系。同一种药物使用不同剂量产生的效果不同。一般情况下在药物的最小有效量与极量之间为治疗剂量，按治疗剂量服药是安全有效的，超过了极量有中毒的可能。但由于个体差异的原因，同一剂量在不同人身上产生的效果不同。《中国药典》对一些药物规定了一次或一日极量，超过极量引起中毒的量为最小致死量，严重中毒导致死亡的量称为致死量。如果达不到维持治疗需要的剂量，就达不到应有的治疗效果。用药时应注意这些问题。

（二）药物的剂型

同一种药物用不同的方法可制成不同的剂型：如红霉素有口服片剂、注射剂；氧氟沙星有口服片剂、注射剂和滴眼剂等不同的剂型。剂型与效应的关系日益受到重视，因为剂型可以影响药物在体内的溶解速率和释放速率，进而影响药物作用的发挥。如近年来发展起来的膜剂、微囊剂、缓释剂、控释剂、泡腾剂以及脂质体等，使药物的疗效延长、作用增强。

（三）药物的制剂

同一药物的不同制剂，可引起不同的药物效应。这是由于同一种药物的不同制剂在生产中所用的工艺和辅料不同，在体内的药代动力学过程不同，达到的血药浓度不同，因而治疗效果也不同。甚至同一种药物，生产厂家不同，或同一个厂家生产的同一种药物批号不同，产生的效应也会不同。为了保证不同药厂所生产的不同批号的同种药品疗效相同，常采用生物利用度（bioavailability）来表示药物的效价。

（四）药物的给药途径

药物的给药途径主要影响药物的吸收速度、有效血药浓度高低以及药物作用的强弱。一般情况下，同一种药物出现药效的速度为：静脉注射 > 肌内注射 > 皮下注射 > 胃肠内给药。但随着制剂工艺的发展，许多口服药的效果已超过了注射给药，例如口服索马鲁肽治疗糖尿病的疗效优于注射用索马鲁肽。不同的给药途径影响药物的效果，如硫酸镁口服可导泻，而注射则可抗惊厥、镇静、降血压等。应根据患者的情况选择不同的给药途径，以达到最好的治疗效果。

（五）药物的给药时间与疗程

不同的药物要求给药的时间不同，只有按时用药才能维持治疗需要的血药浓度，从而达到最好的治疗效果。如有的药物要求 8 小时服一次，有的要求 1 日服 2 次；有的药物要求饭前服，有的要求睡前服用。疗程表示治疗时间的长短，如果仅按时服药而达不到所需要的疗程，也就达不到预期的治疗效果。如治疗胃与十二指肠溃疡的药物西咪替丁，口服 1g/天（要求三餐后各服 0.2g，临睡前再服 0.4g），疗程为 6 ~ 8 周。只有按此服药，才能达到最好的疗效（表 11 – 1）。

表 11-1　常用药物服用时间表

服药时间	举例	原因
空腹（清晨）	①驱虫药；②盐类泻药，如硫酸镁、硫酸钠；③青霉胺、头孢氨苄	①使药迅速入肠，并保持高浓度；②发挥致泻作用（服后应多饮水）服后 4~5 小时起效；③食物可减少其吸收
睡前（睡前15~30 分钟）	①泻药，如大黄、果导等；②催眠药：水合氯醛（临睡时服）、苯巴比妥钠（睡前半小时至 1 小时服）；③驱虫药哌嗪；④其他，如氟桂利嗪、西咪替丁、法莫替丁等	①服后 8~12 小时见效，睡前服第 2 天上午排便；②使适时入睡；③减少副作用，发挥最大疗效
饭前（食前30~60 分钟）	①苦味药，如龙胆、大黄制剂；②收敛药，如鞣酸蛋白；③胃壁保护药，如氢氧化铝、兰索拉唑、硫糖铝、碱式碳酸铋等；④吸附药，如药用炭；⑤阿托品、甲氧氯普胺、多潘立酮、普鲁卡因液、碳酸氢钠等；⑥利胆药，如硫酸镁、胆盐等。⑦肠肝丸剂；⑧人参制剂、鹿茸精等以及其他对胃无刺激的滋补性药物；⑨异烟肼、利福平、氨苄西林等	①可增加食欲和胃液分泌；②使药物快速入肠，遇碱性分解出鞣酸而起作用；③使药物充分作用于胃壁；④空腹时便于吸附有害物质及气体；⑤使药物保持有效浓度，发挥作用快；⑥使药物通过胃时不致过分稀释；⑦使较快通过胃，进入肠；⑧使吸收较快；⑨其生物利用度可因食物影响下降
饭时服（饭前片刻）	消化药（盐酸、胃蛋白酶、淀粉酶等）大部分药物可在饭前服	及时发挥作用
饭时服（食后15~30 分钟）	①刺激性药物，如阿司匹林、水杨酸、保泰松、吲哚美辛、盐酸奎宁、硫酸亚铁、碘化钾、氯化铵、亚砷酸钾溶液、醋酸钾、多西环素、黄连素等；②呋喃妥因、普萘洛尔、苯妥英钠、螺内酯；③维生素 B_2	①避免对胃产生刺激性；②食物会使其生物利用度增加；③随食物缓慢进入小肠

（六）药物相互作用

几种药物联合应用，药物间的相互作用对药物的疗效是有影响的，能干扰原来所预期的药物作用。如药物之间的拮抗或协同作用等，将使药效减弱或增强。

二、环境因素

（一）时辰药理学

是研究昼夜节律对药物作用、毒性和体内过程的影响。时辰药理学对合理用药有一定意义，可利用药物作用的昼夜节律性更合理地用药。在机体对药物敏感性低时可加大药物剂量，敏感性高时减少药物剂量，这将有助于提高疗效、减少不良反应。例如糖皮质激素地塞米松等，长期应用突然停药会产生肾上腺皮质功能不足的副作用，如果利用时辰药理学的知识，在早晨 8 点左右 1 次给予 1 天或 2 天总的药物的服用剂量，就会减少或避免对肾上腺皮质的抑制，从而减少或避免停药后产生的副作用。

（二）饮食的影响

药物的吸收受胃内食物的影响。如含脂肪丰富的食物会延缓胃排空，使药物吸收缓慢，影响药物的作用强度和持续时间的长短。如普萘洛尔、苯妥英钠等饭后服可增加药物的生物利用度，而利福平、氨苄西林等最好在饭前 1 小时服，可不降低药物的生物利用度。

（三）药物滥用

1. 滥用抗生素　其结果不仅能引起不良反应，还可以产生严重的药源性疾病，如滥用氨基糖苷类抗生素，造成了无数聋儿。最危险的后果是产生耐药菌株。

2. 精神药品、麻醉药品的滥用　精神药品是指直接作用于中枢神经系统，使之兴奋或抑制，连续应用产生依赖性的药品，如巴比妥类、苯丙醇胺、阿普唑仑、安非拉酮、地西泮、氯硝西泮等。麻醉药品是指连续应用易产生生理依赖性，能成瘾癖的药品，如吗啡、可待因、哌替啶等。

3. 滥用中药　相对地说，中药比西药安全。正因为如此，人们往往容易忽视中药的毒性反应。中药也可引起不良反应。曾有报道，交替服用朱砂安神丸、活络丹、补心丹造成了汞中毒，原因是这些中药都含有汞，长期服用可造成汞蓄积中毒。其他易造成中毒的中药还有：巴豆、苍耳子、六神丸、雷公藤、甜瓜蒂、木通、牵牛、苦楝子、云南白药、六应丸、梅花点舌丹等。有的中成药还可引起过敏，如牛黄解毒丸等。木通可引起肾功能损害，应引起警惕。

4. 其他滥用 滥用营养药、解热镇痛药、补药、维生素等。

（四）合理用药意识淡薄

我国不合理用药情况比较普遍且严重，一是群众合理用药意识淡薄，不了解药物的性能，尤其对药物的毒副作用更是知之甚少，造成盲目用药，重复用药；二是医疗保险制度尚不完善，受经济利益驱使，导致大处方、多用药、用贵药的现象发生；三是缺乏合理用药的知识，无论是卫生专业人员还是普通群众合理用药的知识都比较欠缺，因此易导致不合理用药现象。

（五）其他因素

自然环境、医疗环境、政治经济和科学技术的发展水平、社会风气等因素都可以影响合理用药。

三、患者因素

（一）生理因素

1. 年龄 药物在机体内的作用随年龄的不同而发生变化，主要表现在婴幼儿和老年人。婴幼儿机体尚未发育成熟，而老年人机体的各种功能逐渐衰退，对药物的反应各不相同。如儿童对中枢抑制药敏感，而老年人对肾上腺素、胰岛素、麻醉药比较敏感，故药物的剂量应按年龄的变化而不同。老年人用量一般应为成年人的 3/4，而儿童则应按机体的发育情况而定，新生儿用经肾排的氨苄西林必须减量。

2. 性别 男女性别不同，生理功能就不同，激素水平不同，对药物的反应也有明显的差异。如对某些选择作用于性器官的性激素反应不同。女性由于有月经、妊娠、哺乳期等生理特点，故对某些药物反应与男性不同，如月经期和妊娠期对泻药比较敏感，有引起月经过多、流产、早产的危险。某些药物可透过胎盘进入胎儿体内而导致中毒，因此妊娠期用药应特别注意。

3. 营养状况 营养状况的好坏直接影响患者的身高、体重和患者的分布容积等药代动力学参数，造成用药的个体差异。营养不良的人不仅体重相对较轻，而且对药物的作用较敏感，可能是因为血浆蛋白少，结合药物较少，肝脏药酶活性较低，对药物毒性反应的耐受性差造成的。

4. 个体差异 不同的患者对药物的敏感性可有很大的不同。有的患者对某些药物表现出高敏性、耐受性。特异质的患者对某些药物作用与一般人有质的不同，如吗啡是中枢抑制药，有特异质的人服后却表现出兴奋作用。

（二）病理因素

疾病使人体的生理状态和器官、组织的功能发生一系列变化，使药物的吸收、体内分布、代谢和排泄都受到影响，导致药物药动学和药效学方面的改变，必然会影响药物的疗效和不良反应。

四、遗传因素

（一）遗传对药代动力学的影响

绝大多数药物到体内后都在酶的影响下发生生物转化，由于酶和蛋白质是在基因指导下合成的，因此，遗传基因的不同必然导致酶和蛋白质的性质和数量的不同，从而产生药动学上的差异。

1. 对吸收的影响 药物吸收除受机体内环境影响外，也受遗传因素的影响。如维生素 B_{12} 需与胃幽门部位的糖蛋白（内因子）结合才能通过肠壁吸收，恶性贫血者因缺乏内因子导致维生素 B_{12} 吸收障碍而引发此病。内因子缺乏是由遗传引起的。

2. 对分布的影响 大多数药物进入血液后都与血浆蛋白有不同程度的结合，与血浆蛋白结合的药

第十一章 合理用药与健康促进

147

物暂时失去活性，同时因结合药物的蛋白质分子增大而不易透过生物膜分布到细胞中去。例如先天愚型患者由于血浆蛋白变异，与药物结合率降低，如服用水杨酸类药物易因游离药物浓度增高而中毒。

3. 对代谢的影响 人体内代谢需代谢酶参加，基因突变可引起酶活性缺陷，从而影响药物代谢。因此酶缺陷者用药，可出现罕见的药品不良反应，常用剂量即可造成药物蓄积中毒或引起药效减弱或丧失。

（二）遗传对药效学的影响

遗传因素可在不改变药物药动学特性的同时，使药物的药效发生改变，甚至出现一些异常反应。

（1）葡萄糖 – 6 – 磷酸脱氢酶（G – 6 – PD）缺乏 是人类最普通的遗传性缺陷。

（2）不稳定型血红蛋白病。

（3）葡萄糖醛酸转移酶缺乏综合征 为一种伴有大脑功能失调的先天性非溶血性黄疸症。

（4）受体缺陷疾病 主要有：①胰岛素受体病；②先天性肾性尿崩症；③华法林耐受性，属常染色体隐性遗传。

（5）遗传特异性的药物反应 ①肝性卟啉症，为一类血红素合成障碍遗传病，使用中枢类药、磺胺类药、激素类药等均可引起；②别嘌醇诱发过敏；③糖皮质激素致眼压升高；④肌强直性恶性高热症，使用一些麻醉药品可引起，属常染色体异常。

第四节 合理用药与健康促进

一、阅读药品说明书

药物的包装内都含有一份药品说明书，在使用药物前使用者应仔细阅读说明书。有关规范细则规定，药品说明书应包括药品的品名、规格、生产企业、药品批准文号、产品批号、有效期、主要成分、适应证或功能主治、用法、用量、禁忌、不良反应和注意事项，中药制剂说明书还应包括主要药味（成分）性状、药理作用、贮藏等。此外，某些药品说明书还注有"特殊药品、外用药品标识"和"警示语"，前者见于麻醉药品、精神药品、医疗用毒性药品、放射性药品和外用药品等，后者是指对药品严重不良反应及其潜在的安全性问题的警告，还可包括药品禁忌、注意事项及剂量过量等需提示用药人群特别注意的事项。有前述内容的，在说明书标题下印有醒目黑体字注明的"警示语"，无该方面内容的，则没有该项。

二、常见用药误区

1. 滋补药 有人认为"有病必虚，体虚必补"，一味追求人参、鹿茸等滋补品，因此容易滥用这类药物。中医治病讲究辨证，疾病有虚证，也有实证。对于实证是不主张滋补的，即使是虚证也未必要用滋补药。不经辨证论治，乱吃补药，有弊无利。

2. 贵重药 有人认为凡是价格昂贵或者药源稀少的必定是好药，竭尽全力买来使用，最典型的是对"人体白蛋白"的盲目使用。由于此药价格高，药源少，不少人都认为这是一种能治百病的良药。其实，"人体白蛋白"的适应证主要是肝脏疾病和低白蛋白血症。

3. 新药 有些顾客认为新药一定比老药好，一旦新药上市，就迫不及待地使用。然而，人们对新药的功效和毒副作用认识不足，盲目使用，可能产生不良后果。

4. 长期自选用药 有些长期患病的人认为自己"久病成良医"，自己选定几种药物长期服用，可不去医院复查。一方面，自选的药未必对症，另一方面，即使药物对症，所用剂量是否合适，用药间隔是否恰当，并非人人都清楚。有时病已痊愈，不必服药了，继续服用下去，反而对身体不好。

5. 期望快速见效的药 绝大部分患者都希望用药后能迅速见效，如果连用一两次未奏效，便急于更换其他药。药物治病需要过程，不能操之过急。值得重视的是，有的药物不宜突然停用，尤其是抗感染药物，要使用足够的疗程，才能彻底控制感染，有的药不宜过早更换其他药，因为体内尚有残留的药物易与其他药物产生相互作用。

6. 特定给药方式的药 错误的给药方式有时不但不能起到治疗疾病的作用，还会影响药效的发挥，甚至会对身体造成伤害。例如泡腾片含有泡腾崩解剂，一般是有机酸和碳酸钠或碳酸氢钠的混合物，二者遇水后发生化学反应，会产生大量的二氧化碳，若直接吞服，大量气体会急剧充斥气道，有引起窒息的风险。

7. 海淘药品 随着互联网及电商的发展，一些境外药品可通过海淘、微商代购等渠道运到国内，有些患者则想方设法购买国外生产的药品。然而，由于海外购药周期较长，药品可能在运输和保存过程中出现质量问题。此外，不同人种亦有差异，用药的剂量也有所不同，如果按照国外生产药品说明书的推荐量使用，可能发生过量给药或给药不足，从而影响治疗效果。

第五节　中医体质辨识与调治

一、体质的基本概念

体质的"体"，指身体，可引申为躯体和生理；"质"指特质、性质。体质，是指人类个体，禀受于先天，调养于后天，在生长、发育和衰老过程中所形成的形态结构、生理功能和心理状态方面与自然、社会环境相适应的相对稳定的人体个性特征。它充分体现出中医学"形神合一"的体质观。

理想健康的体质，是指人体在充分发挥遗传潜力的基础上，经过后天的积极培育，使机体的形态结构、生理功能、心理状态以及对环境的适应能力等各方面得到全面发展，处于相对良好的状态，即形神统一。

二、体质的分类与辨识

理想的体质，应是阴阳平和质。但是，人体的阴阳在正常生理状态下，总是处于动态的消长变化之中，使正常体质出现偏阴或偏阳的状态。一般而言，人体正常体质大致可分为阴阳平和质、偏阳质和偏阴质三种类型。

1. 阴阳平和质 其体质特征为身体强壮，胖瘦适度；面色与肤色虽有五色之偏，但都明润含蓄；食量适中，二便通调；舌质红润，脉象和缓有力；目光有神，性格开朗、随和；夜眠安和，精力充沛，反应灵活，思维敏捷；自身调节和对外适应能力强。

2. 偏阳质 其体质特征为多见形体偏瘦或适中；面色多略偏红或微苍黑，或呈油性皮肤；食量较大，大便易干燥，小便易黄赤；平时畏热喜冷，或易出汗，喜饮水；唇舌偏红，脉多滑数；性格外向，喜动好强而少静，易急躁，自制力较差；精力旺盛，动作敏捷，反应灵敏，性欲较强。

3. 偏阴质 其体质特征为形体偏胖或适中，易疲劳；面色偏白而少华；食量较小；平时畏寒喜热；唇舌偏白偏淡，脉多沉细；性格内向，喜静少动，或胆小易惊；精力偏弱，动作迟缓，反应较慢，性欲偏弱。

三、体质指导辨证

体质是辨证的基础，体质决定临床证候类型。因此，临床上可以出现同病异证和异病同证的情况。

同一病因或同一种疾病，由于体质各异，其临床证候类型可表现出阴阳表里寒热虚实之证的不同，称为"同病异证"。病因不同或疾病不同，由于体质在某些方面具有共同点，可出现相同或类似的临床证型，称为"异病同证"。因此，同病异证和异病同证的主要影响因素，不在于病因而在于体质，体质是证形成的内在基础，个体体质的差异决定着发病后临床证候类型的倾向性。

四、体质指导论治

体质与论治关系密切。个体体质的不同，决定了临床证型的不同，治疗也应当针对其证而有区别。中医"因人制宜"治疗原则的核心是根据个体体质的差异而论治。例如，偏阳质者，多发热证，宜甘寒、酸寒、咸寒、清润，当慎用温热伤阴之剂；偏阴质者，多发寒证，宜温补祛寒，慎用寒凉伤阳之剂。此外，中医论治重视善后调理，常涉及多种措施相互配合，这些措施的具体选择应用，均须视患者的体质特征而异。例如，偏阳质者病后初愈，慎食狗肉、羊肉、桂圆等温热及辛辣之品；偏阴质者大病初愈，慎食龟鳖、熟地黄等滋腻之品或乌梅等酸涩收敛之品。

五、体质指导养生

养生是指根据人的生命过程规律主动进行物质与精神的身心养护活动。中医学的养生方法很多，主要有顺时摄养、调摄精神、起居有常、劳逸适度、饮食调养及运动锻炼等。无论哪种方法调养，都应与体质特征相适应，才会有良好的效果。例如，在饮食方面，体质偏阳者饮食宜凉忌热，体质偏寒者饮食宜温而忌寒。在精神调摄方面，要根据个体体质特征，采用各种心理调节方法，以保持心理平衡，增进心理健康。例如，气郁质者，应注意情感上的疏导，消解其不良情绪；阳虚质者，应帮助其树立起生活的信心。

第六节　药食同源与健康

一、药食同源的基本概念

药食同源是指中药与食物是同时起源的，它们之间并无绝对的分界线。同中药一样，每种食物也具有"四性"和"五味"。广义地说，所有的动植物、矿物质等都属于中药的范畴，凡是中药，都可以食用，只不过用量上存在差异，中药的治疗效果突出，毒性作用大，因而食用量较小，而食物的治疗效果平缓，毒性作用小，因而食用量较大。

二、药食同源的理论来源

在古代原始社会中，人们在寻找食物的过程中发现了各种食物和药物的性味和功效，认识到许多食物可以药用，许多药物也可以食用。《黄帝内经》中记载的"大毒治病，十去其六；常毒治病，十去其七；小毒治病，十去其八；无毒治病，十去其九；谷肉果菜，食养尽之，无使过之，伤其正也"，可称为最早的食疗原则。《淮南子·修务训》称："神农尝百草之滋味，水泉之甘苦，令民知所避就。当此之时，一日而遇七十毒。"可见神农时代药与食不分，无毒者可就，有毒者当避。唐朝时期的《黄帝内经太素》一书中写道："空腹食之为食物，患者食之为药物"，同样反映出"药食同源"的思想。

三、药食同源物品

在我国传统饮食文化中，一些中药材在民间往往作为食材广泛食用，即所谓的"药食同源物品"。

原卫生部发布的相关规范对药食同源物品、可用于保健食品的物品和保健食品禁用物品作出具体规定。食药物质（即药食同源物品）指传统作为食品，且列入《中华人民共和国药典》的物质，此外纳入食药物质目录的物质还应符合中药材资源保护、野生动植物保护、生态保护等相关法律法规规定，同时安全性评估未发现食品安全问题。常见的药食同源物品有丁香、八角茴香、小茴香、山药、山楂、甘草、龙眼肉（桂圆）、百合、肉豆蔻、肉桂等。

四、食疗与养生

为达到健康之道，除须注意日常生活习惯外，调整饮食也可以达到养生的目的。《神农本草经》《食疗本草》《本草纲目》等医药名著，已将食物和医药溶成一体，演化出"药食同源"的文化。应注意的是，中医防治疾病相当重视"对症下药"，所以在选择适当的中药进行食补前应先了解自身体质及药物（或食物）的性质，以免失去养生的意义，甚至带来不良效果。

1. 体质 不同类型的体质有不同体征以供辨识，具体的体质特征详见本章第五节。

2. 食药材的性能 中药的性能即中药药性理论，主要包括四气、五味、升降浮沉、归经及毒性等内容。中药性能是历代医家在数千年医疗实践中，根据药物作用于人体所反映出来的各种生理病理信息，经不断推测、判断、总结出来的用药规律。同药材一样，食材也可分寒、热、温、凉等不同性质，有的食材可行气行血，有的可通泄燥湿，有的则具有泻下通便的作用。因此在食疗前，了解每种食材和（或）药材的性能和特点对促进健康、养生滋体起到积极作用。

3. 体质与食疗 了解清楚体质及食药材的性能后，便可依据二者间的关联合理调治，对症下药。例如，对于偏阳体质者，可选择凉性食药材，以镇静安神、消炎清肿，常见食物有芹菜、菠菜、萝卜、黄瓜、海带、西瓜等；而对于偏阴体质者，可选择温性食药材，使身体产生热能，增加活力，常见食物有韭菜、葱、大蒜、辣椒、姜、胡椒等。但仍需注意的是，食疗时不宜过度进食某种食材（或药材），以免带来不良效果。

4. 生活中的食疗 蔬菜类如马铃薯性味甘平，具有益气健脾、消炎解毒的功能，适用于治疗十二指肠溃疡、慢性胃痛、习惯性便秘和皮肤湿疹等症。水果类如枇杷性味甘凉微酸，具有镇咳祛痰、润肺生津、和胃降逆效用，可用于支气管炎、声音嘶哑、口渴咽干、干呕少食等疾病。干果类如栗子性味甘温，具有补肾、强筋骨、活血功能，可以治疗脾虚泄泻、腰膝酸软、腹泻、便血等疾病。肉类如虾味性甘咸温，具有补肾壮阳、通乳、解毒功能，常用来治疗肾虚阳痿、衰弱体虚以及各种疮疖溃破等症。

第七节　儿童合理用药

一、概述

（一）儿科药学的定义

儿科药学是药学科学应用于儿科医学领域交叉形成的分支学科，是以研究儿科药学基础理论（儿科药理）、探讨儿科合理用药（儿科临床药学）、开发儿科药物（儿科药剂）、质量控制与评价、儿科中药与中西结合等为主要内容与特色的综合性药学分支学科。

（二）儿科药学的主要内容

儿科药学的主要内容包括：①儿科药理的基础与临床研究；②儿科及围生期中西医临床药物治疗；③儿科新药评价与儿科上市药品的再评价；④儿科临床药学；⑤儿科中西药制剂及儿科药品质量控制；

⑥儿科药事管理与改革等。

（三）儿童生长发育

儿童的生长发育，都遵循一定规律，可大致归纳为以下三点：①儿童的生长发育是连续的、有阶段性的过程，不同年龄阶段生长速度不同；②各系统、器官生长发育不平衡，各系统发育速度的不同与儿童不同年龄阶段的生理功能有关；③儿童生长发育具有个体差异，评价时必须考虑个体不同的影响因素，才能作出正确的判断。

认识总的规律性有助于儿科药师根据患儿生长发育状况和病理生理情况合理给药，个体化用药。

儿童生长发育受遗传和环境两大方面因素影响，其中遗传决定了生长发育的潜力，环境则在遗传的基础上与之共同作用，决定着生长发育水平。影响生长发育的环境因素主要有营养、疾病、母亲情况和家庭社会环境等。

二、儿童用药特点与用药原则

（一）儿童药动学特点

儿童药动学，即儿童药物代谢动力学，是研究药物在儿童体内吸收、分布、代谢和排泄过程及药物浓度随时间变化规律的科学。由于年龄较小，儿童各脏器的组织结构和生理功能尚未完全发育成熟，从而影响机体对药物的吸收、分布、代谢和排泄过程。药物体内过程的改变，又直接影响靶器官中药物浓度及有效药物浓度维持的时间，从而影响药物的疗效和不良反应的发生。因此，在帮助儿童制订给药方案时，应考虑其药动学特点，以便更好发挥药物疗效和减少药品不良反应。

1. 药物吸收　儿童对药物的吸收符合药物转运的一般规律，但受不同发育阶段生理因素的影响，如胎儿受胎盘影响、新生儿因消化道特点影响口服药的吸收。对于口服药物，新生儿胃肠道 pH 值较高，对药物解离影响较小，有利于药物吸收；2 岁以下儿童胃排空慢，肠壁薄，多数药物的吸收增加。对于非口服药物，儿童血液循环快于成年人，因而静脉给药吸收较快；皮肤、黏膜面积相对较大且较薄，吸收较成年人好，可经皮给药或黏膜（鼻腔、口腔、直肠、肺泡等）给药。

2. 药物分布　药物在组织内的分布因年龄而异，如巴比妥类、吗啡、四环素在婴幼儿中的脑浓度明显高于年长儿。新生儿、婴幼儿的血浆蛋白浓度及药物的亲和力低于成年人，在相同血药浓度时游离药物浓度增加，作用增强，对具有高血浆蛋白结合率的药物尤应注意，如苯妥英钠等。此外，新生儿体脂比例较低，可影响脂溶性药物的分布。

3. 药物代谢　肝脏是最主要的药物代谢器官，儿童药物代谢受药物代谢酶与肝脏相对大小及发育程度影响。研究显示，儿童肝脏重量占体重的比例在 1 岁时最大，因而儿童在 1 岁左右时药物代谢最快。药物代谢酶主要包括微粒体酶系与非微粒体酶系，新生儿的这些酶活性均较低，使得以此类酶代谢为主的药物代谢较成年人或年长儿慢，$t_{1/2}$ 延长。

4. 药物排泄　肾脏是药物排泄的主要器官，新生儿出生后要经过一段时间肾脏功能才渐趋成熟。新生儿单位体表面积肾血流量和肾小球滤过率均低于成年人，药物及其分解产物在体内滞留的时间延长，增加了药物的毒、副作用。

（二）儿童药效学特点

与青少年或成年人相比，儿童生理和解剖方面的特点可引起药效学方面的差异。例如，儿童神经系统发育不完善，其胆碱能神经与肾上腺素能神经调节不平衡，对各类药物表现出不同的反应，如吗啡对新生儿呼吸中枢的抑制作用明显高于年长儿；儿童肠管相对较长，消化道面积相对较大，通透性高，吸收率高，药物过量易引起毒副反应；儿童肾脏对水、电解质平衡调节功能差，对影响水、电解质、酸碱平衡的药物特别敏感。

某些需经药酶作用解毒的药物，可因儿童特别是新生儿和早产儿体内药酶活性不足导致药物代谢延长而毒性增加，例如氯霉素可致"灰婴综合征"；新生儿体内葡萄糖醛酸转移酶活性较低，某些与胆红素竞争力强的药物可致高胆红素血症，如吲哚美辛、磺胺类药等；新生儿体内高铁血红蛋白还原酶活性低，本身有形成高铁血红蛋白血症的倾向，某些具有氧化作用的药物可加重这种倾向，如硝基化合物、氯丙嗪等。

（三）儿童常见药品不良反应

目前，虽然多种新型药物的出现为临床治疗提供多种选择，但是药品不良反应的发生率不断提高，特别是儿童常用药的不良反应更加突出。针对儿童患者来说，机体免疫力低，用药频率高，是常用药不良反应的高发人群。研究显示，抗菌药物、静脉滴注用药的不良反应发生率较高，表现在皮肤组织和消化系统的发生率较其他部位高。

临床常用药品不良反应主要体现在毒性反应、过敏反应、特异质反应和消化道反应。药品不良反应的诱发因素包括：①不合理的药物配伍；②抗菌药物应用不合理；③用药途径不一致，静脉给药并不需要肝脏的首过效应，药理作用强且迅猛，相比口服用药，静脉给药的不良反应发生率更高；④药物使用剂量过大。此外，也有部分患儿家长认为某种药物治疗效果佳，自行配制自认为效果更佳的药物，使得患儿药物使用剂量过高，增加不良反应的发生风险；⑤先天遗传因素，如有耳聋基因异常者，应用氨基糖苷类药物易导致耳聋。

除了药物的不良反应外，药物对儿童生长发育的影响同样值得注意。例如，长期应用肾上腺皮质激素和苯妥英钠可致骨骼脱钙和生长障碍；含铁食物可使小儿牙齿黑染；长期使用含激素营养补剂如蜂皇浆可能引起性早熟，性激素可促进小儿骨骼生长，但亦会促使骨骼和骨干过早闭合，限制身体增高。

（四）儿科疾病药物治疗原则

药物作用的结果，不仅取决于药物本身的性质，且与患者的功能状态密切相关。儿童具有独特的生理特点，对药物有特殊的反应性。因此，深入了解儿童不同年龄的药动学和药效学、慎重选择药物和剂量十分重要；掌握药物的性能、作用机制，毒副作用、适应证和禁忌证，精确的剂量计算和适当的用药途径，是儿科用药的重要环节。

1. 药物选择　选择用药的主要依据是儿童年龄、病种和病情，同时要考虑儿童对药物的特殊反应和药物的远期影响。

（1）抗生素　常用来治疗儿童感染性疾病，但抗生素也具有毒、副作用，过量使用抗生素还容易引起肠道菌群失衡，使体内微生态紊乱，引起真菌或耐药菌感染，因此儿科工作者要掌握抗生素的药理作用和用药指征。

（2）肾上腺皮质激素　短疗程常用于过敏性疾病、重症感染性疾病等；长疗程用于治疗肾病综合征、某些血液病、自身免疫性疾病等；哮喘、某些皮肤病提倡局部用药。较长期使用可抑制骨骼生长，影响水、电解质、蛋白质、脂肪代谢，也可引起血压增高和库欣综合征。水痘患儿禁用糖皮质激素，以防加重病情。

（3）退热药　一般使用对乙酰氨基酚和布洛芬，剂量不宜过大，可反复使用。婴幼儿不宜使用阿司匹林，以免发生 Reye 综合征。

（4）镇咳药　婴幼儿一般不用镇咳药，多用祛痰药口服或雾化吸入。

（5）止泻药　对腹泻患儿慎用止泻药，儿童便秘一般不用泻药，多采用调整饮食和松软大便的通便法。

（6）哺乳期妇女用药　阿托品、苯巴比妥、水杨酸盐、抗心律失常药、抗癫痫药、抗凝血药等可经母乳影响婴幼儿，应慎用。

2. 给药方法 根据年龄、疾病及病情选择给药途径、药物剂型和用药次数，以保证药效和尽量减少对患儿的不良影响。在选择给药途径时，应尽量选用患儿和患儿家长可以接受的方式给药。

（1）口服法 是最常用的给药方法，婴幼儿喂药时最好将婴幼儿抱起或头略抬高，以免呛咳时将药吐出。

（2）注射法 比口服法奏效快，但对儿童刺激大，肌内注射次数过多还可造成臀肌挛缩，影响下肢功能，故非病情必需不宜采用。

（3）外用药 要注意小儿用手抓摸药物，误入眼、口引起意外。

（4）其他方法 肺泡表面活性物质主要用于新生儿呼吸窘迫综合征，通过气道给药；雾化吸入常用于支气管哮喘患者；灌肠法小儿采用不多，可用缓释栓剂；含剂、漱剂很少用于小龄儿，年长儿可采用。

3. 药物剂量计算 儿童用药剂量较成年人更须准确，可按照多种计算方式计算。按体重计算是最常用、最基本的计算方法，即每日（次）剂量＝病儿体重（kg）×每日（次）每千克体重所需药量。此外，还有按体表面积计算、按年龄计算和按成年人剂量折算等其他计算方式。采用上述任何方法计算的剂量，还必须与病儿具体情况相结合，才能得出比较确切的药物用量。

（五）中医对儿科疾病的用药原则

儿科疾病用药，虽与成年人有相似之处，但绝不是成年人的缩影，有些疾病的治疗较成年人困难，主要在于儿童体质柔弱，易虚、易实、易寒、易热。在治疗儿科疾病时，药物选择、给药途径、剂量剂型等方面与成年人不同，归纳起来有以下几个方面。

1. 寒温用药 儿童是"纯阳之体，热病最多"，因而用药拟方多寒凉，但小儿又属稚阳，用药不可过于寒凉，以免损伤生生之气。另一方面，小儿有"易寒易热"的病理特点，在用温热药的同时，宜加用清润之品，防治温燥伤其阴津。

2. 虚实用药 儿科疾病，实证宜泻，虚证宜补。小儿体质多属纯阳，病多新起，因而有先天遗传因素，如有耳聋基因异常者，应用氨基苷类药物易导致耳聋。多于虚证，立法处方应"泻有余、补不足"，泻为主，补次之。表实者宜解表，里实者宜攻里；阴虚者宜补阴，阳虚者宜温阳，辨证定要准确。

3. 及时用药 儿科疾病，发生发展快速，朝在气，暮可到血，昨日在表，今可入里，传变迅速，如不及时用药，则难收疗效，乃致延误病机。然而及时用药必须建立在辨证准确的基础上，不可鲁莽尝试、贸然用药。

4. 精审用药 儿科疾病用药时既要及时，又要细心思索，审慎从事。儿童脏气清灵，随拨随应，用药得当则一药可愈。另一方面，小儿脏腑娇嫩，气血不足，不耐攻伐，用药不当易耗伤正气，所以在治疗过程中，对药物选择要精确恰当，剂量轻重适度才能收到好的效果，不可多服、乱服，特别对大苦大寒（黄芩、黄连）、大辛大热（肉桂、附子）、大攻大伐（大黄、甘遂）及毒性大（乌头、蕲蛇）的药物，应慎重施用，不可轻试。

（徐卫东　吴俊标）

第十二章 医院药学

第一节 概 述

随着科技进步与医药卫生事业的发展，国内外医院药学工作已由供应药品的单一模式逐渐向药学综合服务型转变。医院药学机构也由单一的药剂科逐渐发展为多学科综合的药学部。医院药学的发展，对临床用药的合理性、安全性和有效性均有重要的意义，可以避免药源性疾病和药疗事故的发生，可提高医院的医疗质量。

医院药学是为达到用药合理、安全、有效、经济的目的，围绕患者提供药物服务，并开展以药学理论为基础的多学科交叉的实践与研究的一门综合学科。现代医院药学主要研究怎样更好地开展临床医疗工作和向患者提供药学服务，它参与临床医疗和用药活动，能为临床医师提供与医疗有关的药学科学技术服务，对提高医院医疗水平和医疗质量有着重要意义。

一、医院药学与临床药学

医院药学（hospital pharmacy）是以药学理论为基础，以保证药品质量、确保患者用药安全、增进药品疗效，从而保障人民的生命健康为宗旨的一门管理与技术相结合的综合性应用学科。它具有自然科学和社会科学双重属性，是围绕患者开展的药学技术服务，并由过去单纯经验的管理模式转变为科学、标准和规范化的管理模式，工作重点由以保障药物供应为主发展为给患者提供全程化药学服务为主。

临床药学（clinical pharmacy）是为保证合理用药，以患者为对象，研究如何安全、有效和经济地进行临床药物治疗的一门学科。它是现代医院药学的主要内容，以临床医学、药学及相关的社会科学为基础，围绕着患者，开展临床药物治疗研究，有助于提高药物治疗水平，是药学与临床相结合的应用学科。临床药学工作包括临床药物的遴选、给药方案的制订，患者用药情况的监测，药物知识的咨询服务，药品不良反应（adverse drug reaction，ADR）的收集、报告和分析等。

二、医院药学的起源与发展

医院药房又称药局、药剂科及药学部，它的起源与发展是一个漫长悠久的历史过程。公元754年的巴格达城建立了药房，该药房被认为是当时独立配制和发售药物的专门机构，之后在该城药师成为一种独立的职业。意大利萨勒诺和西班牙托利多也在8世纪后相继建立了药房，出现了药师的职业。意大利南部、法国及其他欧洲国家还在12世纪出现了公共药学。而在美国，18世纪以前的药房以医生配制药剂供应给患者为主，直到1870年后，才出现自制出售药物的药店。药房和药师的出现意味着医药的分开，医药分开促进了药学事业与药学学科的发展。19世纪，药房作为药学和化学研究实验室，产生了很多重大的药物发明，也成为药学教育基地，培育了许多优秀的药学家、化学家和药师。

我国古代医药不分、师徒相传，医生在给患者治疗的同时出售自制药物。周朝开始才出现医药分工，《周礼·天官》记载："医师（官职）下属士、府、史、徒"，当时的府是管药物、器械、会计的官职，由此可见，周朝已有官办的藏药机构，并设立了管医和药的各种职位。宋神宗熙宁九年（公元1076年）设立了"惠民和剂局"，为世界第一所公办药房，在此之前，我国只有私人开设的药铺用于经营药品。1104 年，我国设立了修和药所，为我国最早制造中成药的药厂，专门加工制造丸、散、膏、丹等成药出售。而后在明清两代均设立了官办御药房，专门为王公贵族服务。1881～1910 年，我国医院药房条件比较落后，只能配制一些简单的制剂或照方配药，药品原料全靠进口。1911 年后，我国才有了自办的医药院校和医院，随着国际交流，西医传入我国，很多医院陆续建立了西药房，医院药学也有了较大发展。

三、我国医院药学的发展历程

我国医院药学的发展历史漫长，随着科学技术的不断进步和人们对医疗质量观念的改变，医院药学的发展历经了 4 个不同的时期。

20 世纪 70 年代前，我国医院药学处于药品匮乏、无序管理阶段，那时的医院药学以供应药品为主要任务，药学人员为保障门诊和住院患者的药品供应，四处找药，自己配药，因此，此时期以调剂业务为主，医院药房以药剂为中心，主要解决药品有或无的问题，当时的处方调剂工作量大，多为手工操作。随着门诊患者越来越多，手工调剂效率低，产生了协定处方，医生按协定处方开药，药师则按协定处方预先配制、分装和包装好药品，以减少患者等待时间，提高效率和保证药品质量。

20 世纪 70 年代后，是以制剂为主的时期，那时的药品品种单一、供应不足，医院药房通常自行调配药品来保证患者的用药。"文化大革命"使得制剂工业处于停顿状态，为满足临床医疗需求，医院扩大了制剂生产，医院制剂从数十个品种发展到数百种，其给药途径从外用、内服发展到静脉注射等多种途径，药物类别从西药发展到中药和中西药复方等。

20 世纪 80 年代后，医院约 50% 收入来自药品利润，医院药剂科承担着"以药养医"的历史重任。随着国内制药企业的迅速发展壮大，很多药品已由过去的短缺不足转变为供大于求，迅速过剩。此时期，医院药剂科主要人力集中在药品采购和制剂工作以及解决效益问题上，而忽视药师的临床服务职能。尽管如此，很多医院已经启动了临床药学工作，药师开始涉足临床，他们开展治疗药物监测（therapeutic drug monitoring，TDM）、ADR 监测及报告、提供药物情报咨询、协助制定给药方案等工作，临床药学逐渐成为医院药学工作的重心，但那时的药师仍然比较关注药物本身，临床药学的工作侧重于临床药理学的范畴。

20 世纪 90 年代以来，医院普遍认同了"全程化药学服务"的理念，纷纷增加了药师对药物使用监控的职能，药师通过与医护人员及患者的合作，促使全程化药学服务工作得以开展，从而达到改善患者健康和生活质量的目的。全程化药学服务包括用药前的宣传教育，用药过程中的咨询、监测及用药后的监测与评价。此时期，医院药学已经处于药学服务阶段，并以药学、药物治疗学及临床药学的理论为基础，同时通过计算机网络化技术实现药学服务工作的标准化、规范化管理。而医院制剂的规模不断缩小，医院药学工作重心由原来的"药物"转向"患者"，工作模式从过去的"供应保障为主"转变为"药学服务为主"。

四、医院药学的研究内容

医院药学研究是医院药学工作的主要内容，也是医院药学学科建设的核心，通过医院药学研究，尤其是技术的研究革新，有利于提高药品质量、保障用药安全、提升诊疗水平，也可以推动医院药学学科和其他方面工作的发展。我国医院药学研究主要包括以下内容：药品供应管理、药品调配、医院制剂、医院中药、医院药物质量控制、临床药学、中药临床药学、药物经济学、药物利用评价、药学信息及医院药事管理等。

1. 药品供应管理　研究药品的消耗规律、使用趋势、库存比例、贮存条件及特殊药品的管理方法，达到合理采购、储存、使用及管理药品的目的。

2. 药品调配 研究药物的调配规律、调配模式、调配工作质量及效率，尤其是静脉药物集中配置的方法和服务特点，预防职业暴露，保证调配药物的质量。

3. 医院制剂 研究临床治疗需要的新制剂、新剂型、复方制剂、药物配伍变化、医药辅料及包装材料、新制剂工艺等，以补充医药市场不足，满足疑难杂症的特殊治疗需求。

4. 医院中药 研究中药炮制方法、中药配方颗粒、中药调剂、中药组方配伍、中药制剂、中西药结合制剂、中药制剂质量控制、中药药理及中药药动学等。

5. 医院药物质量控制 研究药物及药物制剂（包括医院制剂）的质量检验、质量保证和质量稳定性以及用于控制药物质量的手段与检验方法等。

6. 临床药学 包括药代动力学、群体药动学、药物相互作用研究，药效学研究，生物药剂学研究，TDM 研究，基因多态性与个体化用药研究、药物生物等效性研究，新药临床研究与评价等。

7. 中药临床药学 以中医药理论为指导，运用现代药剂学、药理学手段，研究中药及其制剂与人体相互作用的规律、作用机制，监测中药用药过程，合理、有效、安全地使用中药，并满足不同患者的个体差异和复杂多变病情的防治需求。

8. 药物经济学 以经济学的原理和方法为基础，结合相关医学研究结果，研究分析各种治疗方案或治疗药物的成本与效果、效益等经济性，根据经济性差异，遴选出最佳的治疗方法。

9. 药物利用评价 根据预先制定的标准，评价药物选择、给药剂量、给药途径、药物配伍等的合理性和准确性，保证药物使用安全有效，提高治疗质量，降低药物消费支出，指导医院和医师正确选择药物。

10. 药学信息 采集、存储、传递和实时共享药物合理使用、新药开发、药物相互作用、ADR、药物警戒等信息，分析药学信息，挖掘数据；药学信息知识库、药品和物资计算机辅助管理系统、医院药学机构及人员管理、临床用药审查及不良反应监测、新药筛选、药动学计算、临床处方设计等研究建设。

11. 医院药事管理 运用管理学、法学、社会学和经济学的原理与方法，以及药学专业技术，研究医院药事活动，总结管理规律，用以指导医院工作。研究内容包括：医院药学实践的组织管理、药品供应管理、调剂业务管理、医院制剂业务管理、药品质量监督管理、临床药学业务管理、药物信息管理、经济管理、医院药学科研管理、各类人员培训和继续教育管理等。

第二节 医院药学学科的地位和作用

一、医院药学在国民经济中所扮演的角色

"药学服务"最早出现在 20 世纪 70 年代，其主要目的是促进合理用药和减少整体医疗服务费用等。我国医院药学的发展历经了 3 个阶段：第一阶段是以药品供应为中心的传统阶段，包括以调剂业务为主和以制剂业务为主的两个时期；第二阶段是以临床药学实践为主的阶段；第三阶段是以患者为中心、改善其生命质量的全方位药学服务阶段。随着发展阶段的不同，药学服务的对象、内容和方式发生了变化。与发达国家相比，我国药学服务水平整体较为滞后，且不同等级医院的药学服务模式存在等级差异。尽管如此，药师通过药学服务，能够保证用药的合理、安全、有效和经济性，提高患者的顺应性、生命质量及满意度；通过参与医疗质量管理，可以节约医药卫生资源。医院药学是医疗卫生体系中的主要组成，在医疗过程中发挥着不可替代的作用，政府相关部门应充分认识医院药学价值，进一步加大对

医院药学的支持力度；药学人员也要不断提高自身素养，联合其他学科协作服务，以实现各地区、各医疗机构药学学科的可持续发展。

由于药品研发困难、投入巨大，少部分药品价格居高不下，导致其与公众降价意愿之间的矛盾深化，对于原研药等较昂贵的药品，很难从根本上降低其药品定价。药师虽然不能改变药品价格，但可以通过对药品的了解和比较，或有效地复查医师的重复处方，为患者提供更具成本－效益的用药方案，减轻患者的经济负担、节约医疗资源，这将直接提高治疗方案的经济实用性。医院药学发挥这种经济作用，主要体现在对医疗费用投入较大的治疗方案的干预方面，如重症监护病房（intensive care unit, ICU）护理、全关节置换术、糖尿病治疗等，药师的干预可为每人每年节省大量的净成本。另外，药师还可通过传播新药专业信息，提高药物的可及性。

医院药学变革经历了从单一到多元、从简单到复杂的过程，服务对象、内容和方式都发生了阶段性的变化。这些变革使药师提供的药学服务可以帮助医师检查处方的合理性，为患者提供用药指导、优化用药计划、确保用药安全、提高药物治疗效果、降低用药成本，甚至实现对疾病的早期预警。随着社会经济的发展，以及人们对高质量医疗服务观念的改变，将最大程度推动未来医院药学的发展。因此，为患者提供全方位服务的理念，将继续贯彻于医院药学发展内涵中，而未来医院药学可能朝着更加国际化、标准化的方向演变，如搭建国际药学信息服务平台、共享先进干预模式、药学服务标准化等。

二、医院药师的职业价值

伴随国家医疗保健制度的健全，公立医院综合改革推进，"以药养医"已逐渐转变为"以技补医"。我国现代医院药学工作模式也在逐渐变革，药学服务的内容不断扩展，由传统的供应药品为主向围绕患者的全过程药学服务转化。在医院药学学科的管理和发展过程中，药师是学科建设的核心内容，但是我国医疗机构的药师队伍从数量和学历层次来看，都还远不能满足公众需求。

随着我国经济的快速发展和医药卫生体制改革的深化，医疗服务与保障体系逐步完善，人们对医疗及药学服务的需求不断提高，药师的服务质量也需要有相应的提升。在医疗机构的运行中，药师发挥着不可替代的重要作用，他们通过不断提高专业技术水平来为患者选择最合适的药物，设计出合理的用药方案。合理用药对于患者的治疗和康复十分重要，如果用药过程缺乏药师专业的分析和衡量，将可能对患者造成不利影响，从而导致病情恶化甚至危及生命。因此，医院药学已成为整个医疗服务链中不可或缺的一环，药师应与医护人员和患者之间建立良好的合作关系，能够科学合理和专业地提供用药指导和咨询等服务。

新医改方案与国家药物政策明确了医院药师具备确保合理用药的职能，各医院通过多种现代化管理手段，促使药师向患者提供有针对性的药学服务。此外，国家制定的各种管理条例与标准，也使得药品调剂、静脉输液调配、医院制剂制备等药学服务工作有据可依。一些现代化设备也在医院药房中得以推广应用，如摆药机、智能针剂调配机、智能存储系统、自动发药机、智能发药系统及批量上药系统等，使用这些设备可大大提高调剂工作的质量与效率，促使药师将更多的时间和精力用于药学服务，真正体现出药师的价值。

第三节　医院药学的新理论及新成就

我国医院药学事业发展至今，取得了令人瞩目的巨大成就，涌现出许多重要的人物和事件，而医院药学学科建设也产生了很多新理论和新成就，例如，开展"以患者为中心"的临床药学工作、推动药师参与临床合理用药、实施 TDM 与用药个体化、开展 ADR 监测与药物流行病学的调查、完善药学信息咨询服务、提高药师的业务素质、培养临床药师、开展药物评价与药物经济学的研究、结合临床开展应用研究、推广应用药学新技术、加强药物临床应用管理、确立临床药学专业学制教育、组建中国药学会医院药学专业委员会、开展医院药学学术活动与国际交流、出版医院药学学术期刊与系列教材等。

一、开展以"患者为中心"的临床药学工作

（一）推动药师参与临床合理用药

药师走进临床是临床药学工作的主要形式，在没有临床实验室的中、小医院，药师在日常工作中主要开展用药分析、用药咨询等工作，药师利用丰富的药学知识、优良的服务态度拉近与患者之间的距离，增加患者的信心。在有临床科室的医院中，药师可根据本院的临床需求与自己的兴趣，选择病情变化多、用药复杂的科室，从跟查房、听病例讨论开始，不断提高业务水平，逐步建立与医护人员和患者之间的信任，配合医护人员对药物治疗疗效、不良反应、用药方案等进行观察与分析，对出院患者携带的药品进行用药指导，提高患者用药顺应性，使达到最佳治疗效果。目前，药师参与临床用药、干预和纠正不适宜用药已成为医疗常规。

（二）实施 TDM 与用药个体化

药师应走出药房，与患者接触，实地了解使用药物过程中的问题，建立重点患者的药历，系统记录用药全过程；实行药学监护，参与用药决策，提供药物知识和信息。三甲医院应具备临床药学室，并配置仪器、设备和专职临床药师，开展血药浓度监测及临床药代动力学研究，药师应根据实验数据解释临床药物治疗现象，设计个体给药方案。由于 TDM 费用较高，需医、护、患配合，普遍开展有一定困难，目前很多医院只对少数药物和部分患者实行监护。我国的 TDM 药品品种主要为治疗窗窄、血药浓度与临床反应关系明确品种，如茶碱、地高辛、洋地黄毒苷、氨基糖苷类抗生素、抗癫痫药、抗抑郁药、抗肿瘤药及环孢素等。我国用于体内药物分析的仪器包括：荧光分光光度计、荧光偏振免疫分析、HPLC、GC、HPCE 及色谱仪与 MS 的联用技术等。

（三）开展 ADR 监测与药物流行病学的调查

ADR 监测的任务是发现、收集不良反应病例，并将其因果关系加以评估，填写报告表，上报各级 ADR 监测中心。在临床治疗中联合用药是在所难免的，但并用种类越多，不良反应的发生率越高，反应种类越繁杂。在我国，抗菌药物滥用情况严重，ADR 发生率较高，因此，开展 ADR 监测非常有必要，需药师深入临床，与医护人员配合，建立报告制度，及时对发现的不良反应进行全面的记录，分析发生的原因，提出处理的意见，找出规律性，避免其流行，保证用药安全有效。

（四）完善药学信息咨询服务

药学信息咨询服务内容主要包括：开展药学情报收集、鉴别、整理、咨询、分析及综合工作；分析临床治疗方案的药物经济学特点，调查用药趋势、本医院或本地区用药情况、药品市场的价格等；编写本医院的《药讯》《处方集》《医院药品集》；开展 ADR 监测、药物警戒及药物流行病学研究等；做好新药上市后再评价，收集、整理、分析及反馈药物安全信息；开展计算机技术在医院药学中的应用研究等，探讨数据挖掘技术在医院药学中的应用，从中提取出隐含的、可信而有效的信息与知识。我国很多医院具备资料室或情报室，拥有各国药典、国内外大量与药品有关的参考书、专业期刊和电子数据库等。各医院药学部应根据本院的实际情况，配备相应人力与工具（如图书、杂志、计算机、软件、数据库及网络等），以提高药学信息咨询服务的水平。

（五）提高药师的业务素质，培养临床药师

为适应新形势的发展，医院药师应加强学习以提高自身素质，如临床药理学、药动学、药效学、临

床诊断、生化指标等临床知识和技能的学习。医院也应该有针对性地培养或从高等院校中毕业的硕士生、博士生调配组成一支懂医精药的各科临床药师队伍。这支队伍应能参与病房查房、会诊及疑难病症药物治疗的讨论，负责患者药物治疗的全过程。

（六）开展药物评价与药物经济学的研究

如何利用有限的医疗卫生资源，保障人们的用药安全、经济和有效，提高治愈率，减少不良反应，需要医院药师对药物进行全面的评价。药物评价是从药效学、药动学、药剂学、药物经济学及药物政策等对新上市的药物在社会人群中的疗效、不良反应、用药方案及费用等是否符合安全、有效、经济、合理等用药原则作出科学的评价和估计。通过比较评价各种用药计划、方案、方法的风险及效益，比较可供选择的药疗费用与其产生的价值（如最低日费用、疗程费用、效益、效果、效用）以及生命质量等相关性进行分析，使用药的经济性、安全性、有效性处于同等重要的位置。以最小的费用获得最佳的疗效，从而降低过度上涨的医疗费用，最大限度减轻患者的经济负担。

二、结合临床开展应用研究

结合临床开展应用研究工作，可以提高医院药师的专业知识与技术水平，对医院药学的发展具有重要的影响。医院药学应用研究内容主要包括药剂学和中药学等方面的研究。

（一）药剂学方面

随着科学技术的发展和生活水平的提高，普通的固体制剂和溶液制剂已很难满足高效、长效、低毒、缓释、控释、定位释放的临床用药要求。运用药剂学知识和方法研制新剂型以改变某些药物的给药途径，例如缓控释制剂、靶向制剂等，将经过临床长期验证的医院制剂进一步改良以提高药效，满足长效、低毒等要求，最终开发为新药是非常有必要的。新药的研发涉及药剂学、药物分析、药理学和毒理学等理论，因此，医院制剂的研究能推动上述各学科的发展。我国医院药学在药剂学方面的研究，包括以下内容：原料和成品的研究与质量评价，制剂稳定性考察，脂质体、环糊精包合物、膜剂等新剂型药物的研究，临床紧缺药剂的开发，处方改进及评价，制剂工艺研究及优化，速崩制剂、缓控释制剂、靶向制剂等新剂型所用的新辅料研究，药物制剂配伍变化及其变化原因和正确处理方法的研究，制剂包装材料与贮存条件的研究，体内外药效学评价等。

（二）中药学方面

包括中药制剂质量控制和中药药动学的研究。目前，中药制剂的质量控制已成为中药标准化、现代化、国际化的关键。中药制剂的质量评价体系已由单一有效成分或指标性成分检测体系，发展为药效与毒性相关的多指标、多组分检测体系。中药制剂质量控制的研究热点为：以色谱指纹图谱为核心对中药质量进行综合评价，包括中药各化学成分信息的获取、药效的相关性研究、中药的安全性评价（主要集中在对中药毒性成分检测及含量测定方面）、中药注射剂安全性评价（如药材来源、处方组成、制备工艺、质量标准、功能主治、机体差异、误用与滥用、剂量与浓度、微粒与异物、溶媒与 pH、储存与输液操作、不良反应、药物相互作用）等。中药药动学主要研究中药单体成分、部分中药多组分和中药制剂的药动学，包括中药成分的吸收、分布、代谢及排泄机制的研究。近年来中药药动学的研究热点是：中药复方多种有效成分药动学研究、中药复方药动学评价指标研究、中药复方 PK/PD 联合模型研究、中药复方代谢动力学研究、中药复方指纹图谱库的研究建立、中药复方药动学新技术应用研究、中医药理论与中药复方药动学结合性研究、有效成分组理论药动学研究等。

三、加强药物临床应用管理

医院药物临床应用管理，是随着社会的进步和医疗事业的发展对医院药事管理提出的新要求、新内容。2011 年 1 月 30 日，卫生部、国家中医药管理局、总后勤部卫生部结合当时国家药物政策以及医疗机构药事管理工作的新形势和新任务，联合颁发了《医疗机构药事管理规定》，明确提出了医院药事管理工作中药物临床应用管理的内容，并在组织机构、人员配置、工作内容、岗位职责、监督管理各方面，都提出了具体的标准和要求，要求医院实现由保障供应型向技术服务管理型转变、由被动型服务向主动型服务转变、由以对"药品"的管理为主向"以患者为中心"转变。医院药学部门作为本院药品实施监督管理的职能机构，既具有处方审核、制剂生产、临床药学、临床药理及新药开发等专业技术职能，又具有贯彻执行药政法规与实施医院药品管理的职能。原卫生部颁布了一系列法律、法规与规章制度来加强药物临床应用管理，有助于推进医院药学的发展，发挥医院药师作用，规范临床药物治疗，促进合理用药，保障患者用药安全。例如，《处方管理办法》明确规定药师应审核处方用药的适宜性，调剂处方应做到"四查十对"；《抗菌药物临床应用指导原则》和《抗菌药物临床应用管理办法》规定医疗机构要配备专职的抗感染治疗的临床药师，参与临床抗感染用药与管理；《医院处方点评管理规定（试行）》《中国国家处方集（化学与生物制品卷）》和《静脉用药集中调配质量管理规范》等，通过突出药师作用，加强药物临床应用评价，以提升处方质量，提高药物治疗水平。

随着国家新医改方案出台及医保制度改革，医院对药品使用过程的监管力度增大，各医院均制定了本单位的药物临床应用管理办法、抗菌药物临床应用指导原则及分级管理制度、处方分析与点评及合理用药干预、用药安全与风险、基本药物处方集、药品品种的引进与淘汰、药品采购、库存与消耗中各个环节的管理等，这些都体现出医院药学职能性的强化。在医院药学的发展过程中，其两重职能相互渗透、相互协调，各自工作内容进一步充实和拓展，在 ADR 监测管理、以药物利用研究结论为依据修订调整医院基本药物处方集和建立药品引进与淘汰制度、通过研究临床治疗与用药现状制定某类疾病药物治疗原则等工作内容均体现了医院药学工作的双重性。

第四节　医院药学的新技术

随着科学技术的进步，以计算机与互联网为代表的信息技术、人工智能与自动识别技术、现代物流系统、自动摆药系统、静脉药物配置中心、小包装饮片及中药配方颗粒剂等现代科学技术推动医疗技术取得了较大的突破，医院药学得到迅速的发展和转变。医院药学工作从以往的单一落后的医疗模式，逐渐发展为高科技、信息化的医疗形式。医院的药学机构已经不再是以往的单一药剂部门，而是由许多学科门类的部门共同组成的药学部，这一转变顺应了医院药学的发展，满足了广大人民群众对医药的需求。

一、信息技术

信息技术是指利用计算机、网络、广播电视等各种硬件设备及软件工具与科学方法，对文图声像各种信息进行获取、加工、存储、传输与使用的技术之和。现代医院药学领域中的处方或医嘱传输、患者信息获取、处方审查、处方点评、合理用药指导、患者教育及用药咨询等，均以信息技术作为依托。医院想要提高这些环节中的工作效率，节省人力和时间等资源，就必须充分利用信息技术，例如，利用计算机或手机网络建立短信用药依从性服务系统，为患者提供药学服务和用药依从性提醒的服务，以此提高长期用药患者的安全性；利用互联网技术和资讯聊天工具，建立药师在线咨询和交流服务平台，以使药师能及时了解患者的用药情况，并与患者沟通，增加用药安全性；建立药学专门服务网站，设立药政法规、药事新闻、药品说明书和功能、用药规范性等栏目，帮助患者了解药物信息及正确使用方法，避免患者误用错用药品；利用计算机网络与自助调剂药柜或与药店的终端服务器相连并可实时视频咨询的自动发药机等，建立无人值守药房，以方便患者及时、安全地购买 OTC 药品。建立药学信息技术服务，一方面可以培养和提高药师的综合素质，另一方面可以让药师为临床提供更为快捷、实用的药学服务，让临床认识到药师的作用，增加药师的存在感。

二、人工智能

人工智能（artificial intelligence，AI）是指通过普通计算机程序来实现人类智能的技术。它研究利用计算机的软硬件来模拟人类某些智能行为，或者利用智能原理，制造类似人脑智能的计算机，例如机器学习、计算机疾病诊断系统、图像识别等。在移动互联网、大数据、超级计算、传感网、脑科学等新理论、新技术及经济社会发展的共同驱动下，人工智能发展迅速。目前，我国已有很多家医疗机构将人工智能，如药品采购自报系统、智能复核系统、智能导航传输系统、智能化电子标签技术和分拣系统、自动发药机、中草药自动调配机、处方自动审核系统、智能医用物流机器人系统、静脉用药配置系统、合理用药检测系统、中药煎药追溯系统、人机对话系统等引入到药学部门各岗位，提高了医院药学的工作效率和质量。但是随着人工智能在医疗体系中的广泛应用，对医院药学人员的冲击也越来越明显，给医院专业技术人员带来了巨大的竞争压力，医院药学人员面临着岗位需求严重萎缩的局面，如自动发药机的应用将削弱对调配人员的需求，人机对话的开发和大数据的应用将对咨询药师形成挑战等。在严峻的形势下，医院药学人员应当顺应潮流，立足自身专业特点，重视复合型知识和技术的培养，才能应对人工智能的冲击，进而推动医院药学的发展。

三、自动识别技术

自动识别技术（auto identification）是指应用一定的识别装置，通过被识别物品和识别装置之间的接近活动，自动地获取被识别物品的相关信息，并提供给后台的计算机处理系统来完成相关后续处理的一种技术。例如，售货员通过商场的条形码扫描系统扫描商品的条码，获取商品的名称、价格，输入数量，后台 POS 系统即可计算出该批商品的价格，从而完成顾客的结算。自动识别技术包括字符识别、条形码识别、声音识别、影像识别、射频识别、生物特征识别、光学特征识别等。条形码识别技术是现代物流系统中最经济实用、应用最广泛的自动识别技术，在商品流通、工业生产、仓贮管理、信息服务、药品追溯管理等领域普遍应用。目前，我国很多医疗机构也把自动识别技术应用在处方或医嘱识别、药品包装识别、药房和药库保安防盗识别等方面，以优化流程，提高工作效率，降低差错，发挥良好的效益。未来，自动识别技术还将广泛应用于防止用药错误方面，如患者的腕带将使用条形码，摆药框、药杯和药盒安装射频芯片等，都能减少用药差错的环节，防止人为错误，从而加强患者的用药安全。

四、现代物流系统

现代物流系统是指借助信息技术、光电技术、机械传动装置等一系列技术和设施，在设定区域内进行物资传输的系统，实现"物流替代人流"的现代化物流管理。由于医院里药品品种繁多、科室众多且分散。药品运输时效性复杂多样等，传统的人工运送方式已经不能满足医院实际需求，越来越多医院采用现代物流系统作为运输手段。现代物流系统因其智能、高效、安全等优势，成为医院药房（包括住院药房和静脉用药调配中心）的最主要运输方式。常见的医院现代物流系统包括轨道式物流传输系统、气动物流传输系统、自动导引车（automated guided vehicle，AGV）传输系统和高架单轨推车传输系统四个种类。

1. 轨道式物流传输系统 是指在计算机控制下，利用智能轨道载物小车在专用轨道上传输物品的系统，可以用来装载重量相对较重和体积较大的物品，如运输医院药品、批量的检验标本、供应室物品、无菌器械、文本等医疗物资，一般装载重量可达 10～30kg。

2. 气动物流传输系统　是指以压缩空气为动力，借助机电技术和计算机控制技术，通过网络管理和全程监控，将各科病区护士站、手术部、中心药房、检验科等数十个乃至数百个工作点，通过密封传输管道连为一体，在气流的推动下，小型医疗用品以 2.5～3m/s 或 5～8m/s 的速度，在密封管道内在不同站点间的自动传输的系统。气动物流传输系统可用于传送质量轻、体积小的物品，如药品、标本、处方、病历、文件、后勤物资等，且由于造价低、速度快、噪声小、运输距离长、方便清洁等特点，可以用于解决医院紧急而琐碎的物流传输问题。

3. 自动导引车传输系统（automated guided vehicle system，AGVS）　又称无轨柔性传输系统、自动导车载物系统，是指在计算机和无线局域网络控制下的无人驾驶自动导引运输车，经磁、激光等导向装置引导并沿程序设定路径运行并停靠到指定地点，完成一系列物品移载、搬运等作业功能，从而实现医院物品传输的系统。AGVS 可用于取代劳动密集型的手推车，运送患者餐食、衣物、医院垃圾、批量的供应室消毒物品等，能实现楼宇间和楼层间的传送。

4. 高架单轨推车传输系统　是指在计算机控制下，利用智能滑动吊架悬吊推车在专用轨道上传输物品的系统。通常应用在大型医院或特大型医院，利用服务通道（如地下通道），实现推车（如餐车、被服车）快速、高效的长距离输送。

医院物流传输系统核心的功能是用于医院内部各种日常医用物品的自动化快速传送。采用不同的现代物流传输系统传送各类型医院物品，对于医院工作有以下重要的意义：①与人工物品传送相比，现代物流系统更快捷、更安全、更准确、更可靠，是现代化医院提高工作效率和医疗服务质量的有效保障；②高效的自动化系统取代了低效率的人工劳动，节省了医护人员的时间，在节约物品流转时间的同时，检验标本、抢救药品、血液等制品的快速传输也为患者的抢救赢得了时间；③传统的物流模式是由专门的人员承担物流传递工作的模式，往往因沟通不到位等原因导致物品传送出错而延误正常诊疗工作，现代物流传输系统由于减少了中间环节，沟通直接，可大大降低差错；④现代物流传输系统的使用能帮助控制成本，把时间还给药师和护士，让他们有更多的时间来为患者提供用药服务，节约了物流消耗的人力成本，减轻电梯的工作量，节省了电能，降低二级库存量，降低库存成本；⑤有助于优化医院各部门工作流程，避免因供应室等部门某些时段对部分电梯的垄断使用造成的矛盾；⑥有利于提高医院整体运营管理水平和医院整体运营效益。同时医院物流传输系统也是医院后勤保障信息化、智能化的重要体现和保障。

五、自动摆药系统

原卫生部于 2011 年颁布了《医疗机构药事管理规定》，明确要求住院药品调剂室对口服制剂实行单剂量调剂配发，由药学技术人员负责调配，以此加强对药品使用监督和安全用药监管。药品单剂量调剂配发是指根据病区治疗单或医嘱由药剂人员或护士在药房将药品摆入患者的服药杯（盒）内，经病区治疗护士核对后发给患者服用，也称为中心摆药制。传统的摆药方法通过人工拆零药物后摆放，再传送至患者使用，工作效率低，容易出错，患者等待用药的时间长，药品均去除了外包装，在运送途中易受污染等，针对这些问题，目前越来越多医院使用自动化摆药机。

自动摆药机是一种药品单剂量分包的设备，它按照药品的电子处方实现药品分类、分配、包药、打印、封装及对药品的存储管理功能。药品单剂量分包机主要用于医院住院药房，通过医院信息系统控制，主要由可摆放上百个药盒的储药部及打印封装部两部分组成。其工作原理是根据医院信息系统的药品电子医嘱信息，根据患者口服药物的用法用量将要服用的片剂或者胶囊药物自动包入药袋内并封口（即单剂量摆药），同时打印出患者信息、药品信息、用法用量信息等。

自动摆药机应用后的优点：提高工作效率，改变手工摆药模式，提高摆药速度；改变护士工作模式；规范医生处方；促进医院数字化进程；提高用药准确性；改变传统摆药的卫生状况；满足患者服药的知情权；加强口服药品的管理等。自动摆药机应用中遇到的问题：设备价格昂贵，加大医院的成本投入；耗材价格较高；药品准备工作量大且繁琐；药盒不可随意更换；对某些科室（如儿科病房）全自动口服摆药机弊大于利；对摆药人员要求提高；无法支持各类剂型药品摆药；多规格药品摆放困难；退药处理矛盾；药物浪费；部分患者依从性低；设备故障发生率高，维护维修成本高等。

六、静脉药物配置中心

临床使用注射剂时，经常需要将药物溶解于溶剂中，或者将几种注射剂混合使用，在开瓶取药的过程中，空气中的细菌、病毒、颗粒都可能混入药液中，给患者用药带来风险，为规避这样的风险，我国从 20 世纪 90 年代末起陆续建立静脉药物配置中心（pharmacy intravenous admixture services，PIVAS），实行集中调配，规范静脉用药的管理，确保静脉用药安全。

PIVAS 是指在符合国际标准、依据药物特性设计的操作环境下，经过药师审核的处方由受过专门培训的药技人员严格按照标准操作程序进行全静脉营养、细胞毒性药物和抗生素等静脉药物的配置，为临床提供优质的产品和药学服务的机构。PIVAS 将原来分散在病区治疗室开放环境下进行配置的静脉用药，集中由专职的技术人员在万级洁净、密闭环境下，局部百级洁净的操作台上进行配置。

PIVAS 的优点：改变了各种临床静脉输液加药混合配制的传统做法，保证输液质量；避免了过去化疗药物因开放性加药配制对病区环境的污染和对医务人员的损害；加强了对医师医嘱或处方用药合理性的药学审核，发挥了药师的专长与作用；有利于合理用药，提高药物治疗水平，降低治疗费用；明确了药师与护理人员的专业分工与合作，把护士从日常繁杂的输液工作中解脱出来，护士有更多的时间用于临床护理，提高护理质量。

医院建立 PIVAS 取得的效益：促进临床药学发展，药师通过审方、合理用药设计、参与临床查房、收集 ADR 信息、参与制定用药方案等确保用药安全；全面提升临床医疗质量，确保配制质量和用药安全，避免临床因配置引起的输液反应；全面加强了医务人员的职业防护，实现了药物配置从"暴露环境"到"洁净环境"的转变，彻底解决了细胞毒性药物等的职业防护难题；优化资源配置，实现资源共享，实现了药品信息、医嘱信息、调剂信息共享，并通过研究开发安全用药防火墙，预防不良反应的发生；优化人力资源配置，节约了护理人员，也使药师从单纯发药等简单重复劳动中解放出来，能充分发挥药护人员各自专业优势；加强医院药事管理，深化医院改革，通过促进合理用药、杜绝药品回扣、为医院制定合理用药政策提供依据等，使患者每日平均用药量及每日药费下降；深入风险控制研究，实现了全面质量管理，针对 PIVAS 工作流程每个环节中存在的可能风险，从环境质量、配制过程、人员培训、操作规范等各个方面建立健全各项规章制度、操作规程、人员职责及细则、岗位职责及细则；创造经济效益，广东、上海、山东、云南、黑龙江等地物价均批准了 PIVAS 配制收费；加强了药品管理，使得账物相符，避免药物失效和流失，避免药品污染和包装破损；实行药品、耗材的合理分享，实行同品种集中配置，节约一次性空针等耗材；避免了因输液反应引起的医疗纠纷，避免了由医疗纠纷引起的直接误工损失、间接经济损失和社会影响。

七、中药小包装饮片

随着中医学不断发展，现代中医药持续进步，中药于临床推广应用，在疾病治疗中取得了较大的占比。传统中药是通过戥秤抓药，在实际操作中会出现取药、煎煮和称量不准确、不卫生等缺点。例如，传统散装中药饮片配方，特别是一方多剂时，调剂人员的实际操作一般是按总剂数称取每味中药饮片的总量，再进行粗略分剂，这会造成一方中每剂药之间的重量差异。因此，传统散装中药饮片已无法适应人们逐渐增强的自我保护意识，中药饮片的包装亟需创新，进而衍生出了中药小包装饮片。

中药小包装饮片是指将加工炮制合格的中药饮片，根据临床常用剂量规格用合适的包装材料封装成小袋，只需"数袋"调配，供临床使用的中药饮片形式。由于中药小包装饮片具有调配快速、方便保存、利于管理、干净卫生等特点，当前已被各大医院、医疗机构广泛使用。

中药小包装饮片的优势：提高效率，减少误差，提升调剂质量，减少患者等待时间；包装标识清晰，剂量准确，便于复核，减少处方差错率；采用无毒纸袋或薄膜塑料袋包装，可有效阻断药品与空气接触，最大程度降低外界环境对中药饮片的影响，避免药物霉变、变质，确保药物疗效；克服了传统散装中药调剂时称量不准确、分剂不均匀、浪费大等问题，实现了院内的中药饮片量化管理，可通过包装上条形码建立饮片追溯管理；杜绝了一些质地松散的粉末状药材的粉尘飞扬，减少了药师在工作中的健康损害，对中药房的工作环境有很大的改善；包装上标注了药品名称、剂量、生产日期、生产厂家等信息，保障患者知情权，药师工作受患者监督。

八、中药超微饮片

中药超微饮片是利用超微粉碎细胞破壁技术，将药材粉碎成 $1 \sim 75\,\mu m$ 超微粉末，按不同的规格剂量分装在密封的包装袋里，可以按照医生用药的不同分量需要，很方便地加入处方里，使用时只要打开包装倒入水中，几秒钟内就可以溶化服用的一种微米级新型中药饮片，分为单味中药超微饮片和中药复方超微饮片。

中药超微饮片保持了传统饮片随症加减、灵活配方的特色，克服了传统中药饮片使用不方便与质量不稳定的不足，具有节省药材、质量可控、使用方便等优点。中药超微饮片的特点是饮片经粉碎成超微粉，细胞基本都已破壁，冲服不仅保留了原饮片的全部成分，且所含成分易于溶出和吸收，可在提高有效成分生物利用度的基础上，降低处方用药剂量，节约资源，便于服用。

中药超微饮片传承和发扬了中医药的特色与优势，避免了煎煮的麻烦，并节省药材、保证疗效、方便携带与服用，具有质量可控、节省药材、增强药效、促进吸收及方便调配、便于服用的特点，且超微饮片中药有效成分的溶出量和溶出速率及溶出速度均高于其传统饮片，适应现代社会快节奏的步伐，顺应当今低碳发展的潮流，并符合资源节约型、环境友好型社会的要求，对中药材资源的可持续发展及推动中药剂型现代化及相关中药行业的科技进步具有重要作用。因此具有极强的技术及市场竞争力，应用前景广阔。

第五节　医院药学学科的未来与趋势

一、医院药学存在的问题与反思

我国医院药学经历药学工作者几代人的努力，其学科理论及实践均取得了长足的发展。药学服务职能作用的发挥，有效降低了药源性疾病的发生率和死亡率，提高了公众的药物治疗效果和生活质量。但是，医院药学学科建设还存在一系列问题，如学科建设与管理机制不健全、学科发展模式单一、学科内涵建设不够深入、现代化信息技术推广应用不足等。

药师的工作模式，从传统的药品采购、保管、调剂转向不良反应监测、药学查房等关系到用药安全的工作，其在临床医疗中的作用也不断发生变化。作为学科建设的重要内容，我国医疗机构的药师队伍的数量和学历层次还没有完全达到《医疗机构药事管理规定》中的要求，远不能满足公众需求。

我国很多大型三甲医院的药学服务工作发展相对规范，设置了门诊药师，为患者提供专业的药学服务，在住院查房中也有临床药师查房和指导用药。但是临床药学服务仍然存在一些问题：门诊药师通常无法及时主动对患者的用药情况进行实时追踪和监控，无法主动得到用药反馈，只能被动接受有需求患者的咨询；门诊药房窗口直接发药给患者的同时口头简单交代用药事项，患者未能获取药物使用注意事项的信息，门诊药师缺乏对患者用药后的效果数据收集，无法对临床用药的合理性进行后续评估；社会总体上对药学服务方面重视不够，人们往往就医过程中会更加关注自己病情的严重程度或药品价格高低，而忽略甚至从来没有与药师进行过交流，取药之后更倾向于向接诊医师询问服药注意事项，没有从药师身上体会到医院药学的价值；住院患者出院后，由于医院药学服务的局限，缺乏长期、连续服务，药师不能及时获得患者用药状况，无法有效追踪患者的预后情况。

二、医院药学学科的未来

（一）深化药学学科重点内涵，细化药学学科分类发展

确定学科发展的方向和架构首先需要突出重点、深化内涵。目前，很多医院的药学部肩负监管全院合理用药、处方点评的工作，还要为患者提供基础门诊药学服务，与医师配合确保安全、合理用药，并需要向基层社区提供基本用药方面的常识教育。医院药学部将以往聚焦于药品供应和药物经济学方面的药学服务，转向于临床用药专业指导方面，向服务型、学习型药学部靠拢，促进了药学学科专业化。医院药师队伍可以根据岗位不同进行细化分类，临床药学服务也可以进行专业化细分，例如，细分为临床各专科、不同病种药学服务，重点关注科室如呼吸科、肿瘤科、内分泌科、心血管科等，重点关注药品为抗感染药、免疫调节药、抗肿瘤药等。药师和药学服务工作细分后，有利于开展针对性的权威用药指导服务、血药浓度监测和基因多态性检测，能体现药学服务的专业水平和精准程度。

（二）创新药学学科管理模式，参与慢性疾病管理，提高医疗工作效率

完善药学管理制度，针对药学部各岗位工作差异制订具有针对性和时效性的管理制度，规范医院药学业务流程管理，明确分工。引进 PDCA 循环、品管圈等管理方法，调控药学工作质量和管理过程，不断降低成本、提升药师工作效率。健全医院药学供需系统、服务系统及绩效考核体系，突出"以患者为中心"的药学监管职能。利用数字化信息平台，实现药品供应、采购、保管、分析、调剂、临床药学、临床药理等过程一体化。三级医院需要主动探索搭建医药院校之间各类层级合作，为临床药学教育、药学交流、人才建设提供实践平台。由于医院药师在公众用药方面的重大社会责任，在学科管理过程中应制订相关法规制度保护药师合法权益，形成完善的药师管理法规体系，以法律促监管、明责任。药师应积极参与到慢性疾病管理中，对慢性疾性病患者进行用药指导和健康指导，将有助于患者降低医疗费用。此外，将先进的互联网技术运用到药学服务中，有利于药师开展用药指导工作，例如，开发微信用药教育平台，对患者进行用药宣传教育服务，指导患者安全用药；对医师、护士及药师进行新药及相似药品教育，回复公众用药咨询，做到全方位慢性疾病综合护理，能提高药师工作效率，让公众体验到药师在疾病治疗中的重要作用。

（三）重视药学学科人才建设，发展临床药学，提升药师综合素质

临床药师是医疗团队中的核心成员，其主要职责包括参与查房和会诊、救治危重患者、讨论病案、提出药物治疗建议，锻炼药师分析病例的能力，帮助医师判断 ADR 和及时调整用药方案。目前，我国医疗机构中，临床药师参与的抗感染会诊占较大比例，加强了抗菌药物的使用和管理，并减少了耐药菌产生和节约患者的药品费用。但是，我国的临床药师队伍来源及建设还不完善，无论 4 年制药学本科专业或 5 年制临床药学本科专业，课程设置主要围绕药学学科设置或简单地临床与药学相加，内、外、

妇、儿各科临床专业知识深入学习不够，病理学、生理学、人文心理学的课程也较少涉及。知识结构不完整造成刚毕业的药师难以胜任临床药学工作。加强学科人才队伍培养，在坚持传统继续教育学习模式的基础上，药学技术人员还可根据新药发展收集最新医药信息，编写医院内部药学资讯，方便临床使用，并在编纂过程中强化医药知识学习。此外，医院要注重与高校、医院之间的合作，联合搭建成长平台，采取有计划进修、跨学科培养等方式，根据专业特点，针对不同层次药学人员，分别实施不同级别的临床药师培训。

（四）发展药学学科特色研究

开展药学科研提高药物治疗效用，以药学学科内涵为基石，开展系统性综合研究，如药品物流供应模式、临床药学服务、药物研发、信息化平台建设和电子化管理等，加快药学信息化建设及药房自动化建设速度。药学科研是药学学科重点发展的特色内容，开展药物之间在药效学与药动学方面相互作用研究，中西药配伍应用研究，特殊人群如老年、儿童、孕妇以及肝或肾功能损害患者的临床药动学研究，基于药动学的药物基因多态性研究等药学科研课题，有助于提升临床药物治疗效用，促进临床合理用药。此外，TDM、高危药品的血药浓度检测等研究是将临床用药从传统经验模式提升到较为科学的量化手段之一。

（五）实现药学服务信息化

随着经济的发展及科学技术的进步，药学平台信息化发展是现代药学服务发展的必然趋势，通过人工智能、大数据、云计算等先进 IT 技术将医院药学服务进行资源优化整合，对临床药学服务以及药物管理、药学信息等数据进行统一管理和实时利用，可以为广大患者带来更好的医疗服务体验，也能够提高药学服务质量与效率。药学服务信息化是药学服务的新理念，它是伴随着互联网技术的飞速发展应运而生的，是一种能满足临床药学服务从业者及临床专科医生工作需求的系统平台。我国大多数药师虽然具有较高的专业素质水平，但其知识结构并不足以胜任所有的药品咨询和一般药学工作。即使在门诊部，也不可能凭个人专业经验为所有药物提供完全正确的指南，在社区医疗机构药学服务的困境更加突出。因此，为了保证药师发挥最高效能作用，更好地为广大患者提供药学服务，有必要建立一个完整的信息化药品服务平台，实现医院药师工作与全国大多数药房的互联互通，以弥补药师个人专业素质的不足，使我国药师整体服务能力和服务效能得到全面提升。新媒体是大众获得信息、传播信息的主要工具，其交互性与即时性、个性化与社群化、大数据与共享性等特征使它更加适合现代社会的发展。医院药学服务可以利用互联网、手机等新媒体的互动性和即时性，与患者建立联系，通过及时处理和回复患者留言或疑难问题保持互动；通过新媒体平台实时发布各种信息，吸引患者的关注，扩大学术以及医疗服务的影响力，既消除患者的用药疑虑，又提高依从性，并对后期患者健康教育提供了人群基础；利用新媒体平台资源共享，建立与临床用药知识有关的共享大数据，例如药学前沿信息报道、慢性病的日常用药健康教育、服药期间的饮食禁忌、专家微课堂等，使患者和关注者及时获得有价值的信息；与传统媒体相比，新媒体可以整合文本、图像、声音等多种形式，使传播内容更加丰富生动形象，患者更容易理解和接受，能更好地沟通，从而减少医患矛盾；在信息平台中，患者可以成为信息的发布者，表达自己的观点并传播自己关注的信息，并可从中获取有价值的药学信息；具有共同关注点、共同职业、共同个性的用户可以通过平台联系起来，形成社区传播，能拓展影响范围和传播渠道。

三、医院药学学科的展望

1. 更有利于临床药学的全面发展　未来，医院药学学会将贯彻"以患者为中心，以药学服务为导向"的理念，基于这一理念的临床药学服务相关工作包括：辅助医生开药，向医生分析相应药物的药理作用和一系列药动学参数，帮助医生调整药物或设计个体化给药方案；与相应的医生一起查房；参与疑难病例的会诊和中毒、危重患者的抢救；参与不良反应监测，承担全院不良反应报告工作；药物监测与分析，开展病理生理条件下的药效学研究、药物等效性研究等一系列工作。

2. 医院药学服务趋向现代化和深远化 国家陆续出台了一系列管理制度，有效改变了医院单一的药房模式，逐步实现了"医院－社区药房－药店－超市"的共存格局，让人民群众形成了"小病进药店，大病去医院"的共识。同时，医院将以前的窗口服务改为平台服务，这将有利于患者更好地沟通，使患者更容易接受药学服务。

3. 现代医院药学 要实现药学服务的国际一体化，需要与时俱进，引入药学服务新理念，如 JCI 标准、JCI 思维等。JCI 是医疗保健组织认证联合委员会（JCAHO）的附属机构，负责美国境外医疗机构的认证。JCI 标准是全世界公认的医疗服务标准，代表了医院服务和医院管理的最高水平，也是世界卫生组织认可的认证模式。JCI 思维是一种全新的医院管理思维模式，以国家高端医疗标准为基础，以不同规模和服务类型的医疗机构为依托，科学合理地建立医疗管理体系，严谨规范地建立医疗质量流程，合理配置和重组医院资源，最大限度地满足患者用药安全，降低医疗风险，实现医疗质量的持续改进，使医院可持续发展。

4. 医院药学信息化和智能化覆盖面更广 目前，我国医院药学信息化和智能化技术包括用于药品保障供应的基于网络平台的药品集中采购业务、现代化物流技术、智能化药品在库管理、用于药品调剂的条形码扫描系统、射频技术、智能存取系统、自动化发药系统、自动配液机器人技术、用于临床药学的信息化临床药师支持系统、无线终端查询系统、合理用药监管干预系统、药品不良事件主动监测与评估警示系统等。这些技术的应用，提升了药师职业价值。但是，我国医院药学信息化自动化建设起步较晚，成熟的医院药学领域信息化、自动化系统仅在大规模三甲医院中应用。提高自动化设备在不同层次的医疗机构中的使用率势在必行，为了适应医院药学信息化自动化建设，药师在具备药学技能的基础上，还需要掌握管理知识和计算机技能，除了自动化设备的引进和使用外，医院药学信息支持系统的开发利用及与医院整体流程的整合尤为关键。

5. 重视创新和科研 我国医药事业的发展，离不开现代科学技术，科学研究是医院药学工作不可或缺的一部分。医院药学科研内容主要有：临床所需的新剂型研究，医院药物的质量和稳定性研究，药物临床试验研究，各类药物的疗效和经济学评价研究，不良反应监测研究，创新性临床药学研究，创新性药物服务研究等。我国目前的药学服务研究的广度和深度仍然不足，亟待建立药学服务研究方法与评价体系，开展更多前瞻性研究设计。将有助于解决临床药物治疗中的各种难题，对具体临床问题的研究可以获得有益的药学研究成果，更好地为患者和临床服务。医院药学人员要积极参与科研项目，有意识地锻炼和培养自己的药学科研能力，全面提升医疗服务质量，为患者带来更优质的诊疗体验和更专业的服务。

医院药学不是一门的独立学科，在不断充实学科内涵、做好基础药学研究之外，还必须重视医药相关领域的研究工作，加强多学科、多层次的医院药学学术研究，重视药师队伍建设，加强培养其临床实践能力，紧跟未来医院发展方向，创新药学服务模式。随着科学技术进步，医院药学的相关研究将更加深入，也必将推动医院药学获得更大发展。

（罗爱勤　朱颖杰）

第十三章 药物经济学

第一节 概 述

药物是临床治疗和疾病预防的重要资源，随着社会经济的发展，人们对健康的认知水平不断提高，医药学科学技术不断发展，使得人们对医药的需求也在不断变化。由于社会资源的稀缺性对于医药领域的资源有着直接的影响，所以需要进一步采用科学方法优化配置，并对药物资源进行高效利用。

一、经济学与药物经济学

在公共领域的经济性评价中，对项目的评估主要是通过成本和收益这两个基本概念来实现的。成本是指为实现某种目的所必须付出或已经付出的代价，通常以货币形式予以计量。收益是指活动或项目有利/有益的结果。公共领域中经济性的评价基本指标分为时间性、价值性以及效率性这三类指标。时间性指标是利用时间对实际花费的成本的回收或者是偿债能力进行衡量，其中包含固定资产投资借款偿还期、投资及增量投资回收期。价值性指标能够将项目所获得的净收益的绝对值得以体现，是指项目获取利润的能力，比如包含项目实际的费用现值、费用年值以及净现值。效率性指标能够将单位成本实际获利的能力得以体现，同时也表示的是项目实际的资金使用效率，包含内部收益率、外部收益率及投资利润率、净现值率及费用－效益比。

药物经济学评价是把公共领域的经济性评价原则和方法在医药领域中进行应用，在公共领域经济评价的理论和方法的基础上，结合医疗领域特殊性进而发展起来的。药物经济评价表示的是在医药系统中和药物治疗有关的干预办法以及所花费的成本和得到的收益开展的测量、识别以及比较等相关工作。

药物经济学最早出现在 20 世纪 70 年代的西方实践经验中，主要表现是成本效益分析方法在药物治疗领域的实际应用。药物经济学研究作为一门独立学科，其形成的重要标志是 1991 年《药物经济学原理》专著的问世和 1992 年《药物经济学杂志》的出版。

二、药物经济学的定义

药物经济学是应用经济学等相关学科的知识，研究医药领域有关药物资源利用的经济问题和经济规律，研究如何提高药物资源的配置和效率，以有限的药物资源实现健康状况的最大程度改善的科学。药物经济学是为医药及其相关决策提供经济学评价结果作为参考依据的应用性学科。各国学者从不同的角度对药物经济学的定义不同，但总体上在研究目的方面基本保持一致，其目的是让药物资源的配置效率以及利用率得以提升，尽最大的可能让药物资源的效用得以发挥，用有限的资源进一步提升人们的健康水平。

需要注意的是，药物资源的有限性和人们对健康需求的无限性决定了药物资源优化配置的必要性。药物资源有狭义和广义之分。狭义的药物资源是指药品及其使用过程中所必需的医疗产品或服务（如处方药、注射器等）；广义的药物资源则不仅仅包括狭义的药物资源范畴，还包括在药品的研究开发、生产、流通、使用过程中所需的人力资源和各种物质资源、技术、资金、时间等。目前我国的药物经济学研究主要集中在狭义的药物资源范畴。

此外，经济性并不是评价干预方案的唯一性指标。药物经济学研究以及评价的基础就是干预方案的安全性以及有效性能够得到保障。所以对于经济学详细研究的主要目标不只是让整体成本得以减少，也不只找寻出良好的预防及诊疗措施，主要是权衡干预方案的医药成本以及具体的健康产出，尽最大的能力花费最小的成本，从而得到最好的效果，让有限的药物资源能够得到充分利用。

三、药物经济学的研究内容

药物经济学因其跨学科属性，研究范围也比较广泛，不同的学者在研究中亦指出不同的研究内容，侧重点不同但总体上保持一致。药物经济学的研究内容可划分为以下三大类。

（1）对药物资源利用的经济效果进行研究，同时对药物资源利用程度的水平进行评价，简称为药物经济学评价，是药物经济学研究的基本内容。诊断、治疗的方案往往是多种多样的，一般是用备选方案这一概念代指用于预防、诊断、治疗某种疾病干预措施或项目，不同的备选方案所消耗的成本不同，其产生的预防、治疗效果亦不同，药物经济学评价就是对备选方案的药物资源利用的客观经济性进行评价，从而选用经济性好的药物以及药物资源利用程度较高的途径与方法。

（2）对药物资源利用水平的手段及技术进行研究，能改善药物资源的利用水平，从而整体上提升药品资源的合理配置效率。在这一层面上，药物经济学主要研究在实现药物的安全性、有效性的同时，如何最大程度地提高药物资源的配置和利用效率，寻求提高药物资源利用程度的途径与方法。同时研究包含药品的研发、生产、流通以及使用多个环节，研究的核心目的是如何从根本上提升药物资源的利用效率。为此，药物经济学需要研究在药品全过程中提高药物资源利用程度的科学路径与方法，从而尽可能地提升药物资源的利用效率；同时将药物经济性评价结果运用于实践，推动合理用药发展及药品目录制定中的应用；研究如何利用创新技术提升医药管理水平，从而进一步实现药物资源的优化配置。比如采用现代科学技术的方法与手段，促进药物的生物利用度等相关指标得以提升，从而使得药物资源的作用得以有效发挥。

（3）对医药和经济的相互关系进行研究，对医药和经济的促进协调发展的途径进行详细探讨。经济学家们认为最活跃的生产就是人，且经济的发展依赖于人的健康状况，同理，人力资源的健康状况会对经济产生直接的影响。医药产业的价值就在于维护人力资源的健康状况，提高人力资源的健康水平。因此医药成本可以视为是对生产力的投入或者消费，且这种投入或者消费水平与经济发展水平又密切相关。因此，医药投入以及经济发展这两者是互相影响、相互促进的。结合目前的研究以及实践状况来分析，这一层面的药物经济学研究内容，主要是对"国家用在卫生保健的投入占到整体 GDP 的收入的比例多少是合理的"进行了详细研究。随着药物经济学的不断完善和发展，药物经济学的研究领域与研究对象将会持续增加更新。

四、药物经济学的服务对象

药物经济学研究内容的广泛性，决定了其服务对象的多样性。药物经济学的服务对象包括一切对药物资源的配置和利用有经济性要求的组织和个人。根据当前的药物经济学实践经验，可以把服务对象划分为政府管理或决策部门、医疗机构、保险公司、医药企业和患者等。

1. 政府管理或决策部门　指药品审评部门、药物价格管理部门、药品报销目录的制定及医疗保障基金管理部门、基本药物的遴选部门等。

2. 医疗机构　指能为患者提供医疗产品或服务的正规机构或医生。

3. 保险公司　指承办医疗保险业务相关的保险公司。

4. 医药企业　指依据药物经济学相关内容开展新的药品研究开发以及进行老药改进等相关医药

企业。

5. 患者 指健康受到损失的人，比如受伤的患者，使用药物周期较长的慢性病患者，病情和用药复杂、患有多种疾病的患者。

五、药物经济学的作用

药物经济学是一门应用型的综合性学科，其评价结果能够为政府部门、医药相关行业企业、医疗服务机构和个人提供决策和选择的科学依据，从而促进医药资源的优化配置和高效利用，因此，药物经济学的主要作用如下。

（一）对政府决策部门的作用

国家负责药品相关政策的制定，主要是为了保障药品的公平性及可及性，促进药品的合理使用及控制药品费用的不合理增长。将药物经济学研究与评价的结果用在指导医药政策的制定方面，即基于科学证据的政策制定，意义重大。在药品审评、审批及申报报销补偿过程中，越来越多的国家和地区鼓励或强制新药提供药物经济学评估证据。药品能否进入药品报销目录，药物经济学证据也会起到关键性作用。此外，在政府药品定价措施中，政府设立药品价格管理部门，按照相应法律法规制定并管理药品价格，如日本的厚生劳动省、意大利的价格委员会等，这些部门负责组织药理、临床、管理、经济等方面的专家讨论制定药品定价或调整方案并由政府部门最终审核颁布，定价的基础通常是药品的生产成本、临床疗效以及相应的利润。

（二）对医疗服务机构的作用

首先，药物经济学评价结果能够为医疗机构决策提供科学依据。由于医学以及药学持续发展，同时也就让治疗某一疾病能够有更多可供选择的药品（不同类型、规格和剂量的药品），也出现了各种各样的治疗办法以及手段。实际的价格以及成本最终达到的治疗效果都是不一样的，药物经济学的研究和评价能够让医生或者是药师合理地对药品治疗办法以及手段进行选择。其次，药物经济学也可以促进医疗机构的持续发展。药品的使用是服务于医疗目的的，不一样的医疗服务人员实际提供相同类型的医疗服务的成本也是不一样的，而不一样的医疗服务成本会对干预方案的经济性造成直接的影响。所以医疗服务成本对于医疗机构竞争能力的提升有着直接的影响。进行药物经济学研究和评价工作，能够让医疗机构的管理水平和医疗水平得以提升，促进医疗机构得以持续发展。

（三）对医药相关企业的作用

首先，为药物研究开发决策提供科学依据。药物经济学在药物研发项目的选择以及终止决策等方面得到了广泛的应用。药物研发包括新药的研制和已知药物的改进，新药研发工作是一项高技术、高投入、高风险以及周期长的系统工程，使得新药研发决策的正确与否对于药企来说十分关键。经过药物经济学评价，能够在研发阶段较早地对方案经济性进行判定，从而为制定合理的研发计划提供帮助，减小新药研发过程中的损失。其次，促进医药企业的健康发展。药物的经济性已经成为其安全性、有效性得以满足后，决定药品能否广泛使用的关键因素。药品的寿命周期及其疗效对于药物的经济性有着直接的影响。药品的寿命周期成本广义上是指药品从刚开始的研发、生产、流通到最后使用阶段实际花费的整体成本，同时也包括药品在使用时实际消耗的成本，也包含由于使用药品所导致的不良反应所花费的成本。药物的经济学要求，将推动相关企业采用科学方法降低对药品寿命周期缩短的成本，对提升药品疗效的办法进行探索，促进医药企业在药品研发、生产以及流通等领域的技术水平及管理水平得以提升，实现医药企业的持续发展。

（四）对个人的作用

首先，从整体的人类社会角度来看，药物经济学有利于人群整体健康效果的改善与提高。同时考虑安全性、有效性、经济性的评价指标才有利于人类的生存发展和社会的不断进步，才能使所做的评价与决策真正符合伦理学要求，因此药物经济学评价有助于人群整体的医药需求被合理地满足，从而使有限的医药资源能较好地满足更多人的医药需求，提高医疗卫生保健的公平性与可及性的实现程度，使人群整体的健康效果得到最大程度的改善和提高。其次，指导患者正确选择药物，减轻患者负担。随着药品分类管理制度的逐步建立和完善，越来越多的患者选择自行到药店购买药品，因此患者对药品的价格十分敏感，可以采用药物经济学的研究成果，指导其选择质优价廉、安全高效的药品，减少不合理用药现象。

第二节 研究与应用药物经济学的必要性

一、研究和应用药物经济学的广泛必要性

药学的基本概念是以药为研究对象，而药具有稀缺性。由于稀缺性的客观存在，因此目前迫切需要解决的问题就是怎样优化配置及合理利用有限的资源。随着新药研究开发所需投入的技术、资金、人员、时间等的大幅度增多及开发难度的不断加大，以及医药支出的不断上涨等，药物资源的"有限"和人们对生命质量、健康水平需求的"无限"之间的矛盾也随之日益突出。因此，如何合理地配置药物资源、提高药物资源的使用效率，使有限的药物资源最大程度地提高生命质量、产出最大化的健康效果，是世界各国所面临的日益突出而重要的共同问题。因此，研究和应用旨在为有效解决上述问题提供科学依据的药物经济学对世界各国具有普遍的重要性和必要性。

二、基于我国国情的紧迫性

从我国的基本国情出发，我国人口较多，即使是整体的经济体量较大，资源总量也较多，可是人均资源相对来说很少，其中就包含了医药资源。我们应尽可能科学合理利用目前有限的药物资源，让人们的医药需求得以满足，在此过程中，药物经济学评价结论能够为我国的医药实践提供参考。

自 2018 年以来，国家医疗保障局每年开展国家医保药品目录准入谈判工作，药品通过谈判新增进入目录，价格下降，为患者减负，节约了医药资源。在医保药品目录准入谈判工作中，药物经济学的评价理念在"循证决策"机制中发挥着关键作用。在药品的价格测算环节主要由药物经济学专家与基金测算专家针对谈判药品背对背分别开展价格测算。在此过程中，药物经济学专家主要运用药物经济学方法和预先设定的经济性阈值测算基准价格。同时辅助参考各省招采最低中标价格、重点国家与地区的国际最低价格、疗效相似的竞品价格等，对基准价格进行调整，最终谈判双方达成一致。

三、药物经济学评价自身特点的客观要求

药物经济学评价不仅需要从经济角度出发，除此之外，还要对人文、情感、地区等相关的非经济因素进行综合考虑，这些非经济因素和价值观以及文化背景有着直接联系。不一样的国家，其实际价值观以及文化背景各不相同，具有较大差异性。药物经济学评价方法中的效用测量，往往采用主客观相结合的方法，需要根据本国（地区）居民的健康状况及其对健康的期望来测量健康结果量表及其配套使用的效用积分体系，同时不同经济发展水平的国家其社会贴现率的确定也不尽相同，"阈值"的确定也需要结合本国（地区）实际情况，包括经济状况和人文社会状况等，不同国家（地区）之间不能简单照搬，否则所得数据及评价结果会因不符合本国（地区）的实际而不足以为本国（地区）决策提供科学的参考。

虽然《中国药物经济学评价指南》（2020）中建议在增量分析中，对于 QALYs 的意愿支付阈值建议采用全国人均 GDP 的 1~3 倍，但从根本上来看，我国尚未确定与成本－效果分析、成本－效用分析配套使用的经济性判定标准（"阈值"），目前普遍使用的测量健康结果产出的量表也绝大多数来自欧美国家，由此导致对效用的测量值可能与实际值存在较大偏差，尤其是导致成本－效果分析、成本－效用分析由于阈值的缺失而通常无法对干预方案的经济性作出判定和选择，导致成本－效果分析、成本－效用分析在我国无法广泛应用。因此，开展结合本国（地区）实际情况的药物经济学研究工作至关重要，是决定和影响药物经济学能否得以切实应用的基础和前提。

第三节　药物经济学评价方法与指标

一、经济评价指标

成本和收益不仅是公共领域经济评价的两大指标，也是医药领域经济性评价的重要指标。

（一）成本

成本（cost）是指为达成一事或获得一物所必须付出或已经付出的代价，通常以货币形式予以计量。药物经济学评价中的成本包括直接成本、间接成本和隐性成本，其中直接成本中又包括直接医疗成本和直接非医疗成本。其主要内容包括成本的分类及测量。

1. 成本的分类　在公共领域的经济性评价中，为了更好地进行后续的研究以及测算，对成本管理进行优化，一般结合实际的需求，从不同类型的角度来划分成本。药物经济学评价包含以下几种类型的成本。

（1）医疗成本和非医疗成本　医疗成本与非医疗成本是药物经济学研究与评价中最为常用的成本分类之一，分类的依据是所发生的成本与医疗行为的相关性。

医疗成本表示的是实施某一预防、诊断或者是医疗等相关项目实际花费的医疗产品以及服务。例如预防接种的疫苗，医疗所花费的药品、化验、注射、手术等所消耗的卫生材料以及消耗品等。

非医疗成本表示的是实施预防、诊断或者是医疗等相关项目实际消耗相关资源。就是在预防诊断或者是治疗相关项目之中，实际需要消耗的医疗成本之外的代价，比如患者为了实现治疗目标，需要承担相应的交通以及家人陪护租房成本等。

（2）直接成本与间接成本　针对药物经济学评价中的直接成本与间接成本的划分标准，不同的研究有不同的观点。

1）依据是否需要分摊来划分　直接成本指实施预防、诊断或治疗项目所发生的不用分摊可直接计入该项目的成本。即一种资源仅被用于一种医疗产品或服务中，则该种资源耗费就是该种产品或服务的直接成本。如药品成本、一次性注射器的成本等医疗成本，以及患者及其陪同家属因专程为诊治疾病而发生的交通成本等非医疗成本，都是所采取的干预项目的直接成本。间接成本是指不能直接计入而需要按一定标准分摊计入各种相关项目的成本，即被两个或两个以上项目所共同消耗的成本。如医院的行政管理成本、辅助科室成本、固定资产折旧等。间接成本就是资源被超过两个的项目或者是服务所共同利用，没有办法直接加入一个项目之中去，这一资源成本是在相关的项目中间进行分配。

2）依据成本和医疗服务的相关性来划分　直接成本表示的是与获取提供医疗服务直接有关的成本。比如药材耗费、在治疗疾病之中实际消耗的医疗产品等。间接成本表示的是获得和医疗服务相关的间接成本。这种划分标准和医疗成本与非医疗成本的划分标准重叠，所以就出现了医疗成本与直接成本相混淆、非医疗成本与间接成本混淆的问题。

3）依据能否伴随货币的转移而实现划分 直接成本是伴随货币转移的资源耗费，例如包含医护人员对重症患者的护理以及服务之中的检查费用等。间接成本不是伴随货币转移的资源耗费，比如家人对于患者的无偿护理，从而导致患者以及家人的误工费等。

直接成本与间接成本的划分不是绝对的，随着研究问题系统边界的改变而不断改变，由于系统边界在不断地扩展，间接成本也可以转变成直接成本，比如在专业的服务之中，结核病的专门防治医疗机构，其所投入的全部产品或者是相关成本都是对结核防治的直接成本，包含工作人员的工资、固定资产折旧等。在综合医院，工作人员的工资、固定资产的折旧等，都是需要多个科室共同分摊的，是一种间接成本。

（3）有形成本与无形成本 依据是否伴随资源消耗，可以将成本划分成有形和无形两种类型。有形成本表示的是在接受医疗干预项目之中实际花费的成本，特征就是伴随着资源消耗而出现。无形成本也叫隐性成本，是指因疾病引起的或因实施医疗干预项目而引起的患者及其亲朋的生活不便、肉体或精神上的痛苦、忧虑或紧张等，以及由医疗干预项目引发的医院声誉受损或社会不安定等。这一成本的特征就是出现并不伴随资源消耗，而无形成本是真正存在的，也是在选择方案必须进行考虑的。在上述药物经济学评价中常见的不同的成本分类中，实践中应用较多的是直接医疗成本、直接非医疗成本、间接成本以及无形成本。医疗及非医疗成本是在直接医疗和直接非医疗成本基础条件上，同时结合了医疗以及非医疗成本相关的标准来划分的；间接成本一般包含亡故以及务工所导致的成本。

2. 成本的测量 在测量成本的过程中，应先将干预措施有关的资源项目列举出来，对评价项目的计量单位进行明确。计量单位包含三种不同的类型：①卫生资源实际消耗的单位；②结合相关部门所制定的项目标准；③结合研究实际需要界定的计量单位。

成本计量单位是在宏观方面体现的，比如一年就诊、一次住院、一次门诊等，这些单位也是可以进行微观体现，包括一次护理、一次注射等。在数据能够得到的基础之上，尽可能地使用一些微观的计量单位，主要是能够对成本数据的构成以及其合理性进行科学考察；同时在不一样的地区使用不一样的治疗方案的实际价格也是不同的。

（二）收益

收益表示的是有利或者是有益的结果。其在公共经济评价领域中常用于药物经济学评价的三大指标分别为效益、效果、效用。

1. 效益 收益的货币表现形式就是效益，故也可以利用货币对收益进行计量。具体而言，药物经济学中的效益表示的是进行某一药物治疗或者是相关干预方案实际得到的有利结果，并利用货币的形式对这一结果进行计量。效益的分类类似于成本的分类，使用最多的办法就是把效益划分成直接效益、间接效益以及无形效益这三种类型。

（1）直接效益 表示的是进行某一治疗或者是干预方案所出现的健康改善或者是生命延长，节约了资源消耗以及成本消耗等。

（2）间接效益 表示的是进行某一治疗或者是干预方案出现的生命健康资源之外的成本节约或者是整体损失的降低，比如通过合理的治疗，减少了务工以及休学等损失。

（3）无形效益 是指实施某诊治或干预方案所导致的患者及其亲朋的行动或行为不便、肉体或精神上的痛苦、忧虑或紧张等的减少，以及由医疗干预项目引发的医院声誉的提高等。

2. 效果 是药物经济学评价中健康产出的一种形式，通常采用医疗卫生服务的卫生统计指标或是对疾病和健康影响的结果指标，来表示干预方案的有益产出或有用结果，例如某些传染性疾病的发病率和死亡率有所下降，某种疾病的治愈率和好转率提高等。简而言之，效果是采用临床指标对干预方案的收益进行计量，是干预方案所产生的有益结果。在药物经济学中，效果指标的分类一般包括两种，中间指标和终点指标。

（1）中间指标　通常指的是预防和临床治疗所达到的短期效果，例如生理生化指标的变化，可以通过临床的生理测量进行判断，另一类典型的中间指标如肿瘤的分期，是预测和判定疾病进展或者严重程度的临床表现。反映不同疾病的中间指标各不相同，不存在普适性的中间结果指标。中间指标的得到一般耗时相对较短，且一般情况下较为简便、经济，能够降低随访成本，所以，在进行临床试验的过程中，这一指标的应用相对较多。测量的过程相对较为简便，并未存在侵入性操作，可以呈现出治疗的真实效应；且中间指标同终点指标，呈现出的相关关系强；中间指标不仅能作为终点指标的其中一种，还可以接近终点指标的中间过程，也即中间指标可以呈现出自然史，有时能够呈现出生物学机制改变趋势，例如病理生理上的改变等。中间指标较好的情况下，可以同终点指标形成一致的推论，两者同临床干预措施在统计学方面的相关性一致。

（2）终点指标　是指反映干预方案的长期效果指标，临床常用的终点指标包括发病率、患病率、治愈率、某疾病好转率、某疾病死亡率、某疾病病死率、死亡率、生存率、人均期望寿命、药品不良反应发生率等。与中间指标不同，终点指标的临床判断需要样本量大，研究耗时长、费用高、不确定性高。对于心血管疾病，针对其治疗效果进行分析的时候，通常可以参考的指标，包括总死亡率、生存率等。这一指标同样也存在自身的劣势，其不一定能够保证患者最后有没有收获到实际的收益。

3. 效用　概念同效益、效果最主要的区别在于其引入了心理学和社会学的方法来测量患者对某种健康状况的偏好或主观愿望，并通过定量方法加以描述。不同的疾病治疗方案会对患者的身体、生理或精神均产生作用，结果通常表现为患者疾病客观状况的恶化、改善或治愈，从患者角度来看，其在接受治疗前、后也会产生不同的主观感受。因此，治疗方案所产生的效用也受两类因素的影响：一类是治疗后的客观指标，如血压、呼吸、心率等，这些临床结果直接影响效用的大小；另一类是治疗后患者的主观感受，如症状减轻、疼痛减轻、功能恢复、精神好转等。效用就是对患者临床客观指标和患者主观感受的综合评价的结果。

常用的反映健康效用的指标包括质量调整生命年（quality adjusted life year，QALYs）、伤残调整生命年（disability adjusted life years，DALYs）、挽救年轻生命当量（saved young life equivalents，SAVEs）和健康当量年（healthy years equivalents，HYEs）等。其中质量调整生命年在国际相关的研究与评价中，是最为常用的指标。

二、药物经济学常用评价方法与指标

药物经济学评价的过程就是对卫生保健系统中与药物治疗相关的干预方案的成本及其健康产出（效益、效果、效用）进行识别、测量和比较。药物经济学评价最早使用的方法是成本-效益分析，这一方法主要参考公共领域经济评价效率性指标中的收益-成本比指标。与公共领域经济评价中可货币化的成本和收益指标不同，虽然医疗成本可以通过患者支出货币化呈现，但医疗项目的收益主要表现为挽救人的生命或改善人的健康等情况，较难对其实现货币化计量。为了解决该问题，学者们提出了采用其他指标来计量医疗项目的收益，此后逐渐发展出以效果、效用对医疗项目的健康产出进行计量的评价方法，至今形成了药物经济学评价的四种常用方法：成本-效益分析（cost-benefit analysis）、成本-效果分析（cost-effectiveness analysis，CEA）、成本-效用分析（cost-utility analysis，CUA）、最小成本分析（cost-minimization analysis，CMA）。不同的研究者可以根据研究的疾病和治疗方案的特点、数据的可获得性以及评价的目的与要求选择合适可行的评价方法。

（一）成本-效益分析评价指标

1. 概述　通常采用效益-成本比（benefit-cost rate，B/C），是指方案在整个实施期间或作用期内的效益之和与成本之和的比值。当干预方案所持续的时间满一年或超过一年，必须要考虑资金时间价值，即进行贴现。

2. 判别准则　判断方案经济性要遵循一定的原则和标准，即判别准则。在药物经济学领域，不同的干预方案，其经济性的判别准则不同，视具体情况而定。

（1）单一方案　对单一方案而言，若其效益成本比为 B/C≥1，则表明采用此干预方案是经济的，反之，成本超出收益，干预方案不具有经济性。

（2）多方案　当面对多个方案进行选择时，方案之间的关系不同，所适用的选择方法不尽相同。因此，需要首先判定干预方案之间的相互关系，分别为独立关系、互斥关系及相关关系。主要并据此选择适宜的方法并依据相应的判别准则进行方案经济性的判定和选择。另外在公共经济评价领域，对一组互斥方案的评价、选择，其方法主要有两类：直接比较法和差额分析法。直接比较法是将每个方案的经济评价指标值直接对比进而选优的方法，在常见的三大类经济评价指标中只有价值性指标适用于该方法。差额分析法又称增量分析法，其实质是判断投资或成本大的方案相对于投资或成本小的方案所多投入的资金或成本（增量投资）能否带来满意的增量收益。如果增量投资或成本能够带来满意的增量收益，投资或成本大的方案较优，反之则投资或成本小的方案较优。

（二）成本－效果分析评价指标

1. 概述　成本－效果分析中，评价经济性的指标为成本－效果比（C/E），为获得的结果为单位效果所需花费的成本。

2. 判别准则

（1）单一方案　对单一方案而言，判断方案经济性的标准为 C/E，即成本与效果之比。与成本效益分析不同的是，成本效果分析的分子、分母计量单位不同，由此导致 C/E 指标缺乏判定方案经济性的内生评价标准（"1"）。因此，无法直接依据 C/E 的值判定单一方案的经济性，需要人为设定判断干预方案是否具有经济性的外生评价标准——"成本－效果阈值"或"经济性阈值"，简称为"阈值"。单一方案的 C/E 只有在与事先设定的阈值比较才有意义。当干预方案 C/E 的值小于或等于阈值时，干预方案具有经济性；反之，方案不具有经济性。

（2）多方案　多方案的经济性判定与选择适用于成本－效果分析的备选方案，其方案间的关系主要是互斥关系及独立关系。不同关系的方案，其经济性判定与选择方法不向。对多方案的经济性判定和选择与成本－效益分析类似，互斥方案需要运用增量成本－效果比。

（三）成本－效用分析评价指标

1. 概述　成本－效用分析的过程中，所使用的经济评价指标即成本－效用比（C/U），这一指标可以呈现出干预方案的单位效用成本。

2. 判别标准

（1）单一方案　所用的经济评价指标为成本－效用比（C/U）。与成本效果评价相同，因 C/U 指标的分子、分母单位也不同，由此导致 C/U 指标同样缺乏判定方案经济性的内生评价标准（"1"）。因此，无法直接计算 C/U 的确切值来判定单一方案的经济性，需要人为设定判断干预方案是否具有经济性的外生评价标准——"成本－效果阈值"或"经济性阈值"，简称为"阈值"。当干预方案的成本效用比小于或等于阈值时，方案具有经济性；反之，方案不具有经济性。

（2）多方案　首先判断方案之间的关系。备选方案如果为一组互斥方案时，需要运用增量成本－效用比，结果表示的是两种备选方案之间单位效用差异下的成本差异，用于权衡分析增加的成本是否能够获得增量的效用。一般认为增量成本－效用比不超过某一特定值（阈值），该方案就具有经济性，可以实施。

（四）最小成本分析

最小成本分析是指在各备选方案的收益（具体指效益、效果或效用）相同或相当时，只需要对备选方案之间的成本差异进行比较，经济性最优的方案是成本最小的方案。最小成本分析法的适用条件较为严格，要求必须是备选方案的收益相同或相当，是不同干预方案经济性比较的一种特例。

三、药物经济学评价常用方法与指标面临的问题

（一）指标评价方法本身存在的问题

开展经济评价需要确保评估指标的科学合理性，与此同时，要根据评价指标的取值情况，对所评估项目的经济性进行科学合理的判定，而在判定的过程中要遵循经济性判定标准。在公共领域里，判断经济学的黄金标准即为 $B/C \geq 1$，该标准在药物经济学评价指标中与成本效益分析方法相一致。成本效益分析方法的分子与分母均采用货币的形式进行计算，而这也标志着该指标存在内生性的经济性判定准则。然而，药物经济学另外两种常用的评价方法——成本效果分析和成本效用分析因其健康产出的计量方式与单位不同于公共领域的结果产出，所以在实际中并不存在类似于 B/C 指标中客观的、内生与指标自身的评判标准。所以只能够采用外在或人为的形式给出判定经济的标准或阈值。而这一特性也是该方法所存在的不足之处和需要规范完善的地方。但仅看这一方法，若没有标准的限制，就意味着运用成本 – 效果分析和成本 – 效用分析对备选方案进行评估与比较时没有遵循的规章准则，因而无法得出方案是否经济以及哪个方案经济性较优的结论。而在卫生保健系统中，备选方案的收益难以货币化计量的情形较多，即大多数备选方案适合采用的方法不是成本 – 效益分析，而是成本 – 效果分析或成本 – 效用分析。因此，如何科学，合理地制定符合本国（地区）具体情况的标准是成本 – 效果分析和成本 – 效用分析所面临和需要解决的重要问题。

（二）指标在实践应用中存在的问题

在实际的药物经济学评价中，国内的研究主要集中在成本 – 效果分析，成本 – 效用分析因近些年才发展起来，因此适用性仍需加强，尤其是在面对老龄化、居民对于健康的需求在不断提高的客观情况，如何科学地发挥药物经济学评价方法在资源配置中的作用显得更加重要。同时，药物经济学评价的数据相对缺乏，尤其是临床方面的数据。在我国开展药物经济性评价，成本数据往往比较容易获得，但是临床数据缺乏系统的收集整理和数据库，一些学者不得已采用国内的成本数据与国外的临床数据开展研究，这必然会受限于人口健康状况、地域差异、疾病发生率和流行程度的差异，导致研究的局限性。此外，药物经济学评价的最终目的是可以为决策提供科学依据，促进医疗资源合理分配以及利用效率的提高，但在实践中如何促使决策者采纳科学评价的结果也是药物经济学评价方法在适用中面临的重要问题和挑战。

第四节　药物经济学评价步骤

科学规范的药物经济学评价需要遵循一定的步骤来完成。根据《中国药物经济学评价指南》（2020）中关于规范化药物经济学评价的要求，药物经济学评价的主要步骤如下。

1. 明确研究的问题　在此部分需要梳理研究背景，明确提出药物经济学评价的主要研究目的和待证明的问题，问题应当以可回答、可检验的方式提出。

2. 明确研究的角度　首先，研究者应根据研究目的和报告对象明确研究角度，主要包括以下几类研究角度：全社会角度、卫生体系角度、医疗保障支付方角度、医疗机构角度以及患者角度等。《中国

药物经济学评价指南》（2020）推荐采用全社会角度和卫生体系角度进行评价，但研究者可根据研究目的选择合适的研究角度。所有应用于公共决策的药物经济学评价都应该提供全社会角度的评价结果。其次，在一项药物经济学评价中，可以分别基于多种角度开展评价，但在基于每一种角度的评价中都应当自始至终坚持研究角度的一致性。

3. 确定备选方案　即确定干预措施和对照选择。干预措施和对照的描述应该包括剂型、规格、用法用量、治疗方式、合并用药和治疗背景等信息。对照的选择建议尽可能采用适应证相同的标准治疗方案。如果没有标准治疗方案，可以考虑临床上的常规治疗方案。如果某些疾病目前仍然无有效医疗措施或不建议干预（如前列腺癌的观察等待法"watchful waiting"），药物经济学评价可以与无干预措施进行比较，但须说明该疾病无医疗干预的临床合理性。

4. 选择适当的药物经济学分析方法　即选择评价指标和评价方法。研究者应当根据研究中疾病和干预措施的特点、数据的可获得性以及评价的目的与要求选择适当的评价方法。在条件许可时，建议优先考虑采用成本 – 效用分析；也可以采用成本 – 效果分析、最小成本分析或成本 – 效益分析等，但应当说明其理由。研究者可同时采用两种或两种以上的方法进行评价，或者以一种方法为主联合其他方法进行评价，并比较和分析各种方法评价结果之间的差异。

5. 识别并测算成本和健康产出（效益、效用、效果），必要时进行贴现　成本测量时应首先列出与实施干预措施相关的资源项目，明确评价项目的计量单位，再根据该计量单位测算消耗的资源数量。对于因疾病治疗所付出的间接成本，建议采用人力资本法进行计算，即假定所有损失的时间用于生产，用劳动力市场平均工资水平去估算因疾病或过早死亡带来的劳动力损失。健康产出的三类测量指标包括疗效/效果、效用和效益。当研究时限为 1 年以上时，研究应该对发生在未来的成本和健康产出进行贴现，将其折算成同一时点的价值当量。贴现时建议对成本与健康产出采用相同的贴现率。建议采用每年 5% 的贴现率进行分析，同时在 0% ~ 8% 对贴现率进行敏感性分析。若采用其他贴现率，应给出合理解释。

6. 比较成本和收益并进行增量分析　运用所选择的评价指标和方法求算经济评价指标值，并依据具体情况对所得结果加以必要的论述和分析，并运用增量分析方法在干预方案与对照方案之间进行的成本和产出两个维度的比较。如果干预方案相比对照方案成本更低而产出更高，则干预方案为绝对优势方案；相反，如果干预方案相比对照方案成本更高而产出更低，则干预方案为绝对劣势方案；如果干预方案相比对照方案成本更高而产出也更高，需要计算两方案之间的增量成本 – 效果比（incremental cost – effectiveness ratio，ICER），即两组成本之差和效果之差的比值。如果 ICER 小于等于阈值，则干预方案相对于对照方案更加经济；如果 ICER 大于阈值，则对照方案相对于干预方案更加经济。在备选方案中选出经济性好的方案，为决策提供依据和参考。

7. 进行不确定性分析及差异性分析　研究者应当对药物经济学评价过程中的各种来源的不确定性进行全面分析，包括方法学不确定性、参数不确定性及模型不确定性等。

8. 公平性、外推性及预算影响分析　在条件允许情况下，对基础分析中评价结果的公平性问题进行检验。公平性是指一项干预活动影响的关于所有生命、生命年（LYs）或质量调整生命年（QALYs）的价值都（假设）是相等的，而不关注目标群体个人的年龄、性别或社会状态等，可以通过进行敏感性分析，说明公平性假设对结果的影响。或在预先设定的因素基础上，通过亚组分析，确定主要的受益亚组和劣势亚组的公平性相关特征，如年龄、性别、种族、地区、社会经济地位或健康状态等群体特征。当不同亚组获益程度不同，且可以选择性地对不同亚组进行干预时，则应当报告每个亚组的成本 – 效果信息。外推性是指"能否将一种环境或群体中的结果应用于或外推至另外一种环境或群体"，是在解释和推广研究结果时必须要考虑的问题。当研究中使用其他医疗环境（包括其他国家、地区或医疗服务体系）下获得的数据时，研究者应根据当前研究的医疗环境验证其适用性。最后预算影响分析是指从预算持有者角度，进行预算影响分析研究设计时应首先考虑与资金预算和支付决策有关的医药卫生系统特征，以保证研究内容与结果符合决策实践的要求。

第五节　药物经济学评价指南及作用

一、药物经济学评价指南

我国的药物经济学研究起步较晚，尚未系统性或强制性地应用于中国医药卫生决策过程。近年来，中国药物经济学研究队伍和能力不断壮大，总体呈现快速发展的良好趋势，但研究质量参差不齐，规范性差，总体水平亟待提高。根据发达国家经验，如果没有系统的研究和评估规范，不同药物经济学研究的结果标准和质量各异，影响药物经济学评价的可比性、科学性以及对医药卫生决策的参考意义。截至2019年已经有44个国家和地区制定出了适合本地区的药物经济学评价指南用于规范研究（ISPOR，2019）。因此，为了规范中国的药物经济学研究，更好促进其对医药卫生科学决策的指导，中国药学会药物经济学专业委员会组织编写制定了《中国药物经济学评价指南》，目前我国颁布的最新版本是2020年版（以下简称"评价指南"）。

药物经济学评价指南是应用药物经济学理论制定的对药物进行经济学评价应该遵循的一般框架和规范，是研究执行的方法学指南和研究质量评估的标准。除了前言和引言部分，"指南"包括11个具体的指南：研究问题、研究设计、成本、贴现、健康产出、评价方法、模型分析、差异性和不确定性、公平性、外推性、预算影响分析。

二、药物经济学评价指南的作用

1. 提高研究的规范性及提高可比性　理论上，药物经济学评价要求其备选方案要包括实现某一特定目标的所有可供选择的方案。备选方案是否包括所有可供选择的方案是一个不容忽视的重要问题，它关系到所选择方案的经济性是否切实是最佳的。通过对可供选择的备选方案进行评价，客观上要求各个评价主体按照相同的评价准则进行评价，确保不同的评价主体所得的评价结论具有可比性。同时研究设计上研究所用数据的质量、研究成果的可信性、临床试验研究及观察性研究的研究步骤、研究方法、数据收集及分析都需要在评价指南的指导下规范严谨的进行。

2. 提高医药卫生资源的配置效率　评价指南可以在药物的研究开发、生产及使用全过程中如何提高药物资源的利用效率给出指导性的方法。对多种备选方案的药物资源利用程度进行评价，判定方案的经济性，方便选出经济性最优的方案，提高卫生资源的配置效率。同时通过指南引导及利用创新来推动医药科技进步和管理水平提高，从而在新的高度和新的层面更加好地实现药物资源的优化配置和利用。

3. 促进合理用药，推动我国药物经济学的学科发展　合理用药内涵包括安全、有效、经济、适当四个基本要素。目前药物经济学在合理用药中仍存在着基于群体数据的评价结果指导个体用药存在偏差、证据支持不足、各治疗方案选择主体对药物经济学了解较少或态度存疑相关问题。在这个前提下要求研究人员根据实际的治疗情况开展更细化、深入、规范的研究，让医务人员、药师以及患者转变只注重治疗方案有效性、安全性的传统观念，使其广泛了解并正确认识到药物经济学在治疗方案选择中的作用和意义，药物经济学评价结果应作为确定用药方案的重要参考信息被医务人员、药师以及患者所知晓，以使其能在充分权衡后作出合理的选择，减少不合理用药现象的发生。同时集合多方面力量不断丰富其内容并推动我国药物经济学发展。

4. 推动医药与经济协调发展，促进中国医药卫生事业的发展 评价指南相关内容提及了医药发展与人力资源健康状况两者的关系。医药成本既是投资又是消费，都与国家经济发展密切相关。基于评价指南作用下研究卫生保健投入在国民收入财政收入合理投入比例应为多少。提高卫生保健水平，规范备选方案选择指标的表现形式，推动我国卫生事业发展。

（唐伟 张秋 杜康）

第十四章　军事药学

第一节　概　述

一、军事与军事药学

军事可以定义为人类有组织的、大规模的、使用专门工具的斗争活动及其直接的准备活动。其中，军事药学作为军事医学和药学学科的重要组成部分，不仅具有一般药学属性，同时又在应用领域、药品需求以及供应等方面具有特殊的军事属性，是关于军队防治常规和特种武器伤及特殊环境引发疾病所用药物的研究、生产、储运、供应和使用等内容的一门药学综合性分支学科。

二、军事药学与药学学科交叉渗透发展

在军队卫生领域全方位、多层次深化拓展的背景下，军事药学作为军事医学和现代药学的重要组成部分，与其他药学学科交叉渗透、技术协同集成愈发明显，国际化、专业化以及军事化程度不断加深，军事药学依托与纳入国家药学体系已成必然之势，其核心已经从"关于防治特种及常规武器伤和防治军队特殊环境引发疾病所用药物的研究、生产、储运、供应和使用的科学"延伸至"为军事服务，保障军队作战行动与保证军人健康的药学"。同时，军事药学的未来发展方向已倾向于将军事药学教育训练体系、人才培养体系、科研体系以及保障体系有机融入国家药学体系，从而有利于各类高效、安全、便捷、经济的军队特需药物开发以及加速推进军事药学与国家药学体系融合式发展。

第二节　军事药学新理论、新成就、新方法

一、药材供应保障

当前军队药材保障管理体系已经形成极具我国特色的组织和实施方法，建立起完善的军队平战时所需药材供应分类体系，从而为军队提供及时有效的药材供应保障。

美军在药材保障管理体系方面具备信息化程度最高的先进战略思想，为我军提供了具有研究价值的药材保障管理范式。首先，美军建立工业生产基地维系计划、主供货商制、供货商管理库存制、直接配送商制等多种管理模式和供应制度保障军队卫生物资供应渠道，同时运用联勤医药资产信息库以及计算机辅助决策实现药材供需信息流畅和全资产可视化管理。其次，作为"聚焦后勤"的重要组成部分，美军通过研制各类药材需求预测模型工具，通过小公司激励计划及合同招标等方式吸纳多渠道科研力量参与军队特需药品新药创制。因此，未来应当以多样化军事任务特点和要求为牵引，着重加强军民融合式药材供应体系设计与建设、战备药材管理策略和规划建设、药材可视化和物流网点建设，以适应后勤现代化建设需要，实现药物保障需求预测和计划拟定智能化以及药物保障决策支持技术信息化，确保多样化军事任务药材保障（尤其是高科技条件下药材保障以及突发灾害事件的医疗救护药材保障），推动

我军传统的药材保障理论和工作模式创新。

目前实现多样化军事任务药材保障理论创新和工作模式创新主要涉及以下几个方面：①优化药材供应资源配置方式，聚焦药材保障的新理论、新模式；②大规模作战条件下药材保障的部署运用、组织指挥、职能定位、力量编成以及非战争条件下药材模块化保障的理论和模式；③军民融合式药材保障政策制度建设以及军队药材保障社会化机制；④多样化军事任务药材保障模拟工具开发，包括构建药材需求预测模型以及基于地理信息系统的药材保障辅助决策系统。

二、军队医院药学

在军队医院药学体系中，军队医院药局在工作模式上已从战争时期沿袭下来的单纯供应保障模式向以药剂学为核心的技术服务模式转变，并进一步转变为以临床药学为核心的军队医院药学新模式，逐步实现从安全提供药品向以患者为中心的全面药学技术服务方向的全过程转变，形成由临床药学、社会药学、物理药学以及化学药学为基础的完整体系。军队医院药学机构也逐渐由单纯的药械科、药剂科向由多个二级科室组成的药学部转变，确保其适应现代医院药学科学技术发展的要求，满足现代医学药物治疗高质量的需要。

未来军队医院药学应当以科学发展观为指导，走具有军队医院特色的技术服务型药学发展道路，通过提升服务部队、服务临床、服务患者以及服务战备逐步建成军队医院药学中心，确保服务军民和新时期军事斗争卫勤准备的双重任务顺利进行，对于后续安全有效地使用临床药物，避免药源性疾病和事故发生，提高医院整体医疗质量，保障全体军人身心健康和保持部队战斗力具有重大意义。

第三节 军事药学的分支学科

军事药学可根据军事目的与任务分为军事药物学、军队药材供应管理学以及军队医院药学等主要学科。

一、军事药物学

军事药物学是关于防治特种武器、常规武器和军事特殊环境引发疾病、伤痛药物应用（包括预防、治疗和诊断等用途）的一门科学，是军事医学和军事药学的重要组成部分。该学科着重关注适合军用特需药物的研究和开发，并确保在平战时和军事特殊环境下合理使用药物、保障军人身心健康以及最大限度地避免伤亡和保存战斗力。

军事药物学的主要内容包括核武器损伤防治药物、化学武器损伤防治药物、生物武器损伤防治药物、战伤救治药物、军队常见传染病防治药物、军事环境疾病防治药物以及新概念武器防治药物等。

二、军队药材供应管理学

药材供应管理学是以医药学技术为基础，运用管理学和社会学理论对药品、医疗器械和其他卫生材料进行科学的筹措、分配、储备及运输，是药学与管理学相结合的一门综合性学科。其中，军队药材供应管理学是在药材供应管理学的基础上发展而来，具备社会科学与自然科学的双重属性，是研究军队平战时药材供应和药事管理规律的学科，同时也是军事后勤和军事药学的重要组成部分。

军队药材供应管理学的主要研究内容是以现代战争为背景，运用医药科学和管理科学的新理论新成就，充分合理并及时地为部队各级卫勤机构提供质优量足的医药卫生物资，确保药材保障从军队自我保障向军地联合保障以及供应保障为主向供应保障与管理监督并重转变，对维护军人身体健康和保障部队战斗力具有重要意义。军队药材供应管理学主要涉及军事科学、后方勤务学、卫生勤务学和管理科学在内的多个体系，包括军队药材预算、采购与核算、药材储备、药材管理体制及供应标准、药材仓库管理及各种条件下的药材保障等研究内容。

三、军队医院药学

军队医院药学是一门以药学理论和医院实际临床工作为基础，以保证药品质量及疗效、保障军队医院平战时用药及军人用药安全、维护军人身体健康为宗旨的现代技术和科学管理相结合的综合性应用学科，是军事药学及卫生勤务学的重要组成部分。军队医院药学是在军队医院特定环境下以药剂学和临床药学为中心展开的医院药事管理和药学技术工作，确保安全合理有效的临床药物治疗的同时保障医院医疗、科研、教学的药物供应。

军队医院药学涉及众多药学学科，包括药剂学、药理学、药物化学、中药学、临床药理学等，同时整合管理学、治疗学、生物医学、临床检验学以及临床基础医学等相关学科的理论和研究进一步发展。其涉及业务范围广泛，包括药学研究、制剂工作、调剂工作、战备药材的储备与管理、医院药事管理、药物检验、临床药学、药学信息工作、药学教育与训练等主要研究内容。

第四节　军用特需药品

一、军用特需药品发展简史

作为军队卫勤保障的重要物资资源，军用特需药品与普通药品相比较有其特殊的要求，是军队用于军事特殊环境以及战伤引发疾病的药品及试剂（包括预防、治疗和诊断等用途），对最大限度地保障军人身心健康和保存军队战斗力发挥了至关重要的作用。

公元 2 世纪，华佗创制的麻沸散开创了我国麻醉术和麻醉药使用的先河，并陆续开始应用于普通外科以及神经外科疾病的治疗，对中国乃至世界医药发展具有重大意义。1846 年，美国口腔医生莫尔顿在美国马萨诸塞州总医院成功展示了首例乙醚吸入麻醉手术，标志着医学麻醉的诞生以及医学外科新纪元的开始。次年，俄国外科医生皮罗戈夫首次将乙醚麻醉应用于战场，并迅速在军队伤员手术中得到推广，极大减轻患者术中痛苦的同时最大限度地避免了军队因伤病造成的减员。20 世纪 40 年代初，青霉素首次被批量生产并应用于第二次世界大战中，从根源上解决了抗微生物感染，拯救了无数军人的生命，开创了抗生素时代以及军队抗感染药物的新纪元，成为二战医学的三大贡献之一。1944 年，第一批国产青霉素诞生，并在 2001 年底占世界青霉素年总产量的 60%，居世界首位。另外，在防治各类传染病的军用特需药品研究方面，我国也取得了很大进展。1972 年，我国首次从中药青蒿中分离获得抗疟有效成分青蒿素，实现了抗疟药研究史上的新突破，并在 2015 年被授予了诺贝尔生理学或医学奖，这项研究被国际誉为"20 世纪后半叶最伟大的医学创举"。而在其他外科用药如止血愈创药、止痛药以及抗休克药的研究中，我国均首先通过在军队中的成功应用从而推广普及。

自进入 20 世纪以来，随着高科技武器装备的持续发展，现代战争已进入机械化、信息化、空中化、立体化以及不对称化模式，核化生物武器和一些新概念武器的防治药物成为各国的研究热点。辐射防治药物的研究开始于 20 世纪 40 年代，德国科学家达勒于 1942 年在研究中报道了有机硫化物具备作为辐射防治药物的潜力，能够有效抑制 X 线对酶的灭活作用。1949 年，比利时科学家巴克和美国科学家贺夫发现了氰化物的辐射防护效果。20 世纪 50 年代掀起了由美国和前苏联引导的，针对急性放射病防护药物研究的高潮，如美国陆军医学研究所系统地合成和筛选了 4400 多种代号为 WR 的化合物，并最终确定了 WR2721 等多种有效的辐射防护剂，并通过肿瘤化疗试验发现普鲁卡因、利多卡因等具备有氧正常组织辐射防护的潜力。而法国军事医学研究所合成并筛选的四氢噻唑衍生物系列亦具有数百种，其中巯乙胺、四氢噻唑、氨乙基异硫脲、苯乙胺、5 - 羟色胺等在进一步的深入研究中发现具备良好的辐射防护能力。

另外，临床上应用的阿米三嗪、N - 乙酰基 - 丝氨酰 - 天冬氨酰 - 赖氨酰 - 脯氨酸、秋水仙碱、雌激素以及部分全身麻醉药和镇痛安定药也被进行了广泛的抗辐射研究并取得了突破性进展。1957 年，我国科学家合成了巯乙胺等辐射防护药，并进行了相应的动物研究，开启了我国自主研发辐射防护药物的新纪元。20 世纪 60 年代开始，我国科学家在各种动物和离体组织上对胱胺、硫辛酸二乙胺基乙酯、雌激素及相关衍生物、细菌内毒素、生物制品和中草药的药理毒理、药代动力学特性以及辐射防护作用进行了全面系统的临床前研究，发现了一系列具有较好抗辐射作用的药物。

在化学武器防治药物的研究上，由于光气、双光气、芥子气等化学武器在两次世界大战中的大规模应用且迅速发展，人类对化学武器损伤防护药物开始了系统深入的研究。抗胆碱药以及胆碱酯酶复活剂是目前神经性毒剂中毒的常用治疗药物。20 世纪 70 年代，德国报道了 4 - 二甲基氨基苯酚的抗氰化物中毒作用并成功应用于临床。而光气、双光气和芥子气等中毒防治药物是各国军特药的研究热点和研究难点，目前仍未有相应的特效药物，主要采用综合治疗，治疗的原则包括防治肺水肿、纠正缺氧、防治休克、纠正酸中毒及维持电解质平衡。20 世纪 60 年代，我国军事医学科学院成功设计合成水溶性良好的氯磷定和新型叔胺类胆碱酯酶复活剂，开创了有机磷农药中毒急救新技术并迅速在全国范围内得到推广。

生物武器与核武器、化学武器及常规武器相比有其独特的杀伤和破坏作用，具有污染性、致病性、传染性、持久性、隐秘性、效应多样性、生物专一性、经济性等特点。因此在其防治药物的研究上，除了抗菌药物的应用外，世界各国均研制和引进了大量的疫苗、抗血清以及抗病毒药物。

二、军用特需药品研究现状及发展趋势

由于高科技武器装备的持续发展，现代战争早已由大兵团作战发展成海、陆、空、太空一体化的侦察、火力打击模式，其致伤特点也随之由单途径、单因素、单点杀伤向多途径、多因素、多点杀伤方向转变，致伤类型则由硬杀伤向软杀伤转变，同时附带严重的心理创伤和心理失能，常规武器造成的伤亡人数已急剧下降。另外，全球有数十个国家具备潜在的核武器或核材料生产能力，其中有一部分国家已拥有或正在研发化学武器和生物武器，甚至还有少数国家正在研发或已生产了上述大规模杀伤性武器。因此，核化生武器损伤防治药物仍然是军队特殊用药研究的热点。根据核化生武器新的发展形势以及由整体和脏器层面向细胞分子层面转变的医疗认知，目前已形成有关核生化武器损伤防治的新理论与新方法，并以此为基础开发研制新型药物传输系统或药械一体的新品种军队特需药物，在提高疗效、减小毒副作用的同时解决高强度连续作战条件下愈发突出的心理与生理应激问题，以适应现代战争新的发展趋势和日益复杂的军队特殊用药需求。

随着高技术局部战争下新概念武器的不断引入，激光武器、微波束、激光束或粒子束等定向能武器，侦察型、消极干扰型、噪声干扰型、欺骗干扰型、反侦察型和反干扰型等软武器，以及各种智能化武器将是未来战争模式下各国研究的热点。新概念武器给卫勤保障带来的最大挑战是其致伤机制不同，甚至机制不明。因此，针对新概念武器损伤范围广、程度深、机体损伤与精神损伤并存的特点研制新概

念武器损伤防治药物将成为各国军特药发展的趋势。

　　另外，部队特殊环境伤病和常见病、多发病以及心理疾病的防治药物仍是研究的重点。尽管现代战争中卫勤保障能力已经得到改善，但战场环境下复杂残酷的生存环境、薄弱的医疗条件以及恶劣的卫生情况必然对人体造成一系列生理及心理损伤，例如在湿热酷暑环境、寒冷环境、航空环境及航海环境等特殊环境下引起的中暑、冻伤、皮炎湿疹、高原病、海洋生物的刺伤和咬伤，以及战时的精神应激和劳累导致创伤后应激障碍等心理问题，对军队战斗力构成严重威胁。因此，部队常见病、多发病以及心理疾病的防治与重大武器损伤的防治同等重要。

（郑腾羿）

第十五章 老年药学

第一节 概 述

一、老年药学的定义

老年药学（geriatric pharmacy）是研究老年人群用药规律和益寿延年的一门药学学科，是人类老年学在药学的一门分支学科，其研究内容涉及老年生理学、老年病理学、老年药理学、药物剂量学、药动学、药效学、药品不良反应等诸方面。

随着人口老龄化问题日益突出，老年药学在探求老年人科学用药规律，研究开发抗衰老药物，提高老年人生活质量，实现健康老龄化具有重要的作用和意义。

二、老年药学的主要研究内容

老年药学的主要研究内容包括以下四个方面：①老年药学的基础理论和学科技术；②老年人安全、合理、有效用药和医药保健；③老年医学所确定的常见、多发老年病防治药物的研究、开发与应用；④研究开发抗衰老药物。

三、老年药学基础理论

（一）衰老的病理生理

人体衰老的病理生理改变，一般具有以下特点：一是普遍性，即机体各部位各脏器的衰老现象是普遍存在的；二是渐进性，即衰老是不停顿的逐渐发展的过程；三是退行性，即随着年龄的增长而逐渐衰退；四是内禀性，即衰老有其内在固有的基础，内因是其衰变的根据，外因是其衰变的条件。老年病理生理变化总的趋势是各组织器官随增龄而储备能力减少，适应能力降低，抵抗能力减弱，功能不稳定性增高，形态也有改变。

（二）细胞的衰老变化

细胞是人体形态结构的基本单位，也是进行生命活动的功能单位。所以细胞的衰老是人体衰老的基础。人体内有一类细胞，如心肌细胞、骨骼细胞和神经细胞，一般在人出生后不再分裂更新，伤亡一个少一个，当数量少到危及功能时，就影响机体的生存。这类细胞的衰退变化，主要表现为细胞数量的减少、细胞质改变和脂褐素颗粒堆积在细胞质内，随增龄而增加，影响人体寿命。

组织的衰老变化，一般而言是萎缩，实质是细胞的衰老、死亡、减少和细胞间质的衰变。不少组织和器官内的细胞之间的空隙，被非细胞的间质成分所填充。不同的组织内，细胞间质的成分不同，生理功能也不相同，它们对细胞的营养代谢、物质的运输和交换以及组织形态构成起着重要的作用。人到老年，会出现细胞间质中的水分减少，黏度增大；血管纤维化导致硬化；骨质引起疏松；皮下结缔组织纤维化，弹性减弱等衰退变现象。

（三）老年医学、衰老生物学与老年药学

老年医学是老年学中形成最早，发展较快的一门重要学科。古老的老年医学已有 2000 多年的发展

历史。而近代老年医学则始于 20 世纪初，它是研究老年人机体的增龄变化规律，探索衰老和发病机制，预防和治疗老年性疾病，增进老年人身心健康的一门医学学科。目前已形成具有研究老年人常见病、多发病的病因、病理和临床特点，寻求诊疗和防治的有效方法，以及进行防治老年病和抗衰老新药临床研究的老年临床医学；研究老年人体各器官系统的组织形态、生理功能和生化免疫等的增龄变化，探索衰老机制及延缓衰老方法的老年基础医学，以及老年流行病学、老年预防医学、老年社会医学等多门分支的重要学科，在老年医学的漫长发展过程中也孕育了老年药学的成长发展。从这一学科发展的历史进程来看，老年药学实际上是一门古老而年轻的学科，同时也说明老年医学的许多理论和技术，也是老年药学学科的医学基础理论和技术。衰老生物学（biologyofsenescence）也是老年学现代发展中的一门重要分支学科，它是研究生物衰老的现象、过程和规律的学科。其任务是揭示衰老的特征，探索衰老之所以发生的起因和规律，研究延缓生物衰老和延长生物寿命的途径与方法。衰老生物学是当代生命科学的重要组成部分，它所研究揭示的生物衰老的现象、本质、过程和规律等成果，是老年药学研究合理用药规律和开发抗衰老药物的重要理论依据和技术手段，它的许多实验研究技术和方法，在老年药学的研究中已被越来越多地直接应用或参考借鉴，成为老年药学学科理论和技术的重要组成部分。

当前的抗衰老研究，一方面从分子、基因水平，研究探索基因表达与调控等规律，进入当代生命科学的前沿阵地，不断深化进展；另一方面，又从外界环境、后天因素等复杂系统的角度，在生活实践、生态环境和社会学、心理学、临床医学、营养学、微生物学、生物节律，乃至行为科学、气象和信息科学等方面诠释人类长寿与衰老的奥秘。将自然科学、社会科学、交叉科学等结合起来，组成抗衰老的系统工程，开展全方位、多学科、多层次、多因素的协作研究，老年药学必将得到较快发展。

四、衰老机制学说

衰老（aging）指机体对环境的生理和心理适应能力进行性降低、逐渐趋向死亡的现象。衰老可分为两类：生理性衰老和病理性衰老。前者指成熟期后出现的生理性退化过程，后者是由于各种外来因素（包括各种疾病）所导致的老年性变化。衰老是一个复杂的生物学过程，具有普遍性、内在性、进行性、有害性、个体差异性和可干扰性等特性。针对观察到的衰老特征和现象，多种相关机制和假说被提出，代表性学说有自由基学说、端粒学说、线粒体 DNA 损伤学说、信号通路学说等。

1. 自由基学说　机体代谢产生的自由基引起脂质过氧化，破坏生物膜的稳定性，产生褐脂素、脂质过氧化反应、基因突变等，最终导致衰老。

2. 端粒学说　衰老源自细胞染色体端粒的不断缩短，端粒的长度代表生物体的"年轮"和细胞衰老的"生命之钟"，调控细胞寿命。

3. 线粒体 DNA 损伤学说　线粒体 DNA 损伤导致三磷酸腺苷（ATP）产生减少，进而出现细胞、组织和器官功能衰退。

4. 信号通路学说　研究发现，多种信号通路在衰老进程中发挥重要作用，包括 MAPK 信号通路、p53/p21 信号通路、Wnt 信号通路、NF－κB 信号通路、m TOR 信号通路及 Notch 信号通路等。

除上述学说外，还有基因调控学说、染色体突变学说、交联学说、免疫学说、差错学说等，有待深入研究。

根据相关学说，一些药物经研究发现具有一定的抗衰老作用，如 NAD$^+$ 补充剂、二甲双胍、西罗莫司、亚精胺、白藜芦醇和姜黄素等，这对于减少衰老相关疾病的发生和延长健康寿命具有积极意义。

五、中医学的衰老学说

中医学认为，人的衰老和寿命不仅取决于先天禀赋，肾气、脾气、脏腑虚衰与阴阳失调均会导致衰老。人体是以五脏为中心的统一体，衰老起始于五脏，波及六腑，至经络、筋、骨、肉、皮、毛等全身组织。历代中医都非常重视协调脏腑功能，五脏坚固为长寿之根，而五脏皆虚是衰老之本。

1. 肾虚衰老　肾为先天之本，主藏精，主生长发育与生殖，肾气亏耗及由此产生的阴阳气血失调是造成衰老的重要原因。

2. 脾虚衰老　脾胃为后天之本、气血生化之源，主运化水谷精微。脾气虚致脾运化功能失常，出现免疫系统紊乱、代谢功能下降、枢机不利，自由基损伤最终导致衰老。

3. 心虚衰老　心藏神而主血脉，心血充足则全身脏腑功能得以正常维持，身强体壮。反之，心脏虚衰致气亏血少、神疲乏力、减寿早衰。

4. 肝虚衰老　肝主疏泄，主藏血而为血海，为百病之纲领。肝气虚衰、双目干涩、视力减退是人体逐渐衰老的表现。

5. 肺虚衰老　肺司呼吸，在体合皮，其华在毛。人至老年，脏腑虚衰，始见于肺，肺虚是老年人最为常见的虚证，保肺理虚是老年人抗衰老的重要措施。

中医从整体出发辨证施治，提倡"虚者补之"，研发出各味中药或复方制剂。应用较为广泛的抗衰老中药包括人参、黄芪、枸杞、黄精、灵芝、冬虫夏草、三七等。经典名方包括茯苓人参散、琼玉膏、草还丹、还少丹、人参固本丸、延寿丹等。

第二节　老年人合理用药

合理用药是指根据疾病种类、患者状况和药理学理论选择最佳的药物及其制剂，制定或调整给药方案，以期有效、安全、经济地防治和治愈疾病的措施。老年人通常患病较为频繁，包括很多病情持续时间长、发展缓慢的疾病，他们比年轻患者使用更多的药物、接受更多的照护。国内老年患者罹患的慢性病主要包括心脑血管系统疾病、恶性肿瘤、慢性呼吸系统疾病和糖尿病等。老年人受到基础疾病较多、机体代谢水平较差以及联合用药较多等因素的影响，发生药品不良反应（adverse drug reaction，ADR）的概率相对较大。因此，提高老年人合理用药水平，对于减少 ADR 的发生、节约日益紧张的社会医疗资源、降低患者的医疗费用和延长老年人的健康寿命具有极其重要的意义。

一、老年人药动学特点

老年药动学，即老年药物代谢动力学，是研究药物在老年人体内吸收、分布、代谢和排泄过程及药物浓度随时间变化规律的科学。随着年龄的增长，老年人各脏器的组织结构和生理功能逐渐出现退行性改变，从而影响机体对药物的吸收、分布、代谢和排泄过程。药物体内过程的改变，又直接影响靶器官中药物浓度及有效药物浓度维持的时间，从而影响药物的疗效和不良反应的发生。因此，在帮助老年人制订给药方案时，应考虑其药动学特点，以便更好发挥药物疗效和减少药品不良反应。

（一）药物吸收

老年人胃肠运动减慢，胃酸分泌下降，胃排空时间延长，但对大多数口服药物的吸收影响并不大，主要因为口服给药经胃肠道的吸收大多属于被动转运，不需要酶和载体，也不消耗能量。因此，大多数口服药物的吸收量在老年人和成年人之间并无明显差异，只有葡萄糖、部分维生素、氨基酸、钙离子等主动运转吸收的药物才随年龄的增长而吸收量降低。老年人局部组织血流量降低，血液循环差，肌内注射、皮下注射、透皮给药吸收较慢且不规则，生物利用度较低。

（二）药物分布

老年人总体液量减少，体内脂肪比例升高，导致脂溶性药物（地西泮、利多卡因等）在脂肪组织内的分布量增加，分布容积增大，血药浓度峰值降低，体内作用持久，而水溶性药物（地高辛、吗啡等）在老年人体内的分布容积减小，血药浓度增高，起效较快，药理作用和不良反应也增强。此外，老年人血浆蛋白含量下降，导致结合型药物减少，游离型药物增加，在老年人同时应用几种血浆蛋白结合率高的药物（华法林、保泰松等）时，由于竞争性结合，易发生药物间的置换，导致结合力弱的药物游离型增多，相应不良反应发生的风险也随之增高。

（三）药物代谢

老年人功能性肝细胞减少，肝药酶活性降低，肝脏代谢药物的能力下降，导致部分药物（非洛地平、普萘洛尔等）的半衰期延长而不良作用增多，包括首过效应明显的药物（维拉帕米、利多卡因等）。为了防止药物蓄积产生不良反应，老年人应用对肝脏有损害的药物时应适当减量，做到个体化用药，同时在使用过程中定期复查肝功能。此外，长期服用肝药酶抑制剂（西咪替丁、酮康唑等），再服用被肝药酶分解的药物，容易导致药物蓄积而产生不良反应。少数药物的代谢过程不通过肝药酶，一般不引起药物相互作用，发生药品不良反应的概率较低。在同类药物中，老年人应优先选择非肝药酶代谢的药物。

（四）药物排泄

肾脏是药物排泄的主要器官，老年人肾血流量下降，肾小球滤过率降低，在服药时可能因为排泄减慢而引起药物蓄积，导致药物半衰期延长，血药浓度升高，发生药品不良反应的风险增加。老年人使用糖肽类、氨基糖苷类、强心苷类等药物要严格控制剂量，必要时监测肾功能，根据肌酐清除率或血药浓度调整用量。

二、老年人药效学特点

老年药物效应动力学简称老年药效学，是研究药物对老年人机体作用及作用机制的科学。老年人的药物效应动力学改变很复杂，与老年人器官结构的老化、适应力减退、内环境稳定调节能力下降以及受体数目及亲和力的变化有关。一般来说，老年人对药物的敏感性增加而耐受性降低，但个体差异较大。例如，老年人由于脑萎缩、脑血流量降低造成中枢神经系统功能减退，对镇静催眠药、抗抑郁药、抗精神病药、吸入性麻醉药等中枢抑制性药物的敏感性增加，尤其在缺氧、发热、意识障碍时更加明显。老年人对华法林的敏感性增加，其需要量随年龄增大而降低，主要与药效学因素有关，白蛋白降低也可能是原因之一。老年人内环境稳定性降低，应用降压药如哌唑嗪容易引起直立性低血压，给予降糖药或胰岛素容易发生低血糖症，使用袢利尿药容易发生电解质紊乱、听力下降、低血容量等。个别情况下，老年人对少数药物的敏感性降低，例如由于心脏 β 受体数量或亲和力下降，对 β 受体激动剂和 β 受体拮抗剂的敏感性降低，使用异丙肾上腺素加快心率或普萘洛尔减慢心率的作用相对于中青年人减弱。

三、老年人常见药品不良反应

老年人药品不良反应主要累及胃肠道系统、皮肤及其附件或出现全身性损伤，一般不良反应主要有皮疹、头晕、恶心呕吐、瘙痒、静脉炎、寒战、心悸、发热、头痛等，严重不良反应包括骨髓抑制、过敏性休克、白细胞减少、血小板减少等。相比于年轻人，老年人发生药品不良反应具有其自身特点及原因：①老年人身体各项功能逐渐衰退，药物在体内的吸收、分布、代谢、排泄等药动学过程受到影响，导致药物清除率下降，半衰期延长，使药物容易蓄积从而发生药品不良反应；②老年人通常患有多种慢性疾病，有研究显示发生不良反应的老年患者中，患两种以上疾病的占85.4%，而老年人严重药品不良反应报告中，患两种以上疾病的占92.4%；③老年人记忆力下降、用药依从性较差也是药品不良反应发生的重要原因。

四、老年病治疗药物监测

治疗药物监测（therapeutic drug monitoring、TIM）是近20余年来发展起来的临床药学专业技术，是当前临床医学中发展最快的领域之一，它以临床药代动力学为指导，通过测定血液或其他体液中的药物浓度，应用电子计算机拟合各种数学模型，求出各种药代动力学参数，用来制订或调整临床给药方案，达到最佳的治疗效果。

五、老年人合理用药一般原则

合理用药是指根据疾病种类、患者状况和药理学理论选择最佳的药物及其制剂，制定或调整给药方案，以期有效、安全、经济地防治和治愈疾病的措施。要做到老年人合理用药，需要医生和患者共同努力，相互协作。对于医生来说，合理选择药物、用药剂量个体化、适当联合用药以及重视生物节律较为重要；对于老年患者来说，谨遵医嘱和不滥用药物则较为重要。

1. 合理选择药物　①明确诊断，对症用药，有针对性地选择疗效好、不良反应少的药物；②从近期和远期疗效综合考虑选药，尤其是慢性病，需要特别考虑远期效果；③选择适合老年人服用方便的剂型，治疗方案尽量简单，可用可不用的药物尽量不用；④病情好转及时停药，并做好老年患者病史记录。

2. 用药剂量个体化　老年人用药应根据年龄、性别、病史、体质、药物特性、脏器功能情况等选择合适的剂量。老年人对药物的反应存在较大的个体差异，因而应酌情选择剂量，对治疗指数较小的药物最好进行血药浓度监测，以达到剂量个体化。

3. 适当联合用药　用药种类尽量简单，注意药物间潜在的相互作用。如老年糖尿病患者易合并冠心病，若降糖药和普萘洛尔合用，后者不仅可以加重低血糖反应，还可以掩盖低血糖症状，使低血糖反应的危险性明显增加。

4. 重视生物节律　时间医学研究表明，人体疾病的发生、发展和转归往往具有时间依从性，故老年人用药应注意机体对时间的感受性，生物系统对某种药物在昼夜24小时的某一时间高度敏感，而在其他某个时间反应较差或完全不反应，呈现生物周期变化。如肾上腺皮质激素类药物的择时治疗，全日药量早晨一次投予患者比全天多次投药效果好，副作用低。糖尿病患者的血糖往往在凌晨急剧升高，出现所谓"黎明现象"。因此，服用降糖药，早晨用大剂量非常有效。根据血压的昼夜变化规律，高血压患者服降压药早晨一次比较恰当，晚间最好不服降压药，当然不是所有药物都得早晨服用，具有催眠作用的褪黑素，必须在傍晚或睡前服用才能奏效。药物种类、患者年龄、性别、病程和环境条件的差异都是用药的制约因素。

5. 谨遵医嘱　老年患者的依从性较低，往往不能遵医嘱按时按量服药，特别是老年人患有阿尔茨海默病、抑郁症或独居时，更应警惕防止误服或过量服药。

6. 不滥用药物　部分身体较为健康的老年人，为了益寿延年，过度依赖保健药品，如抗衰老药物和滋补药物。有些保健药品忽视了生理功能上的调理，甚至含有多种违规的添加剂或激素。老年人若过量服用这些保健药品，结果往往适得其反，甚至引发药源性疾病。

六、中医对老年病的用药原则

从中医学角度来看，老年人疾病具有四方面特点：①阴阳失调，起病隐潜；②反应迟钝，变化多端；③脏器衰退，虚实夹杂；④多病相兼，缠绵难愈。依照以上疾病特点，结合老年患者病理生理特点，中医对老年病的用药原则可归纳为以下几点。

1. 补勿过偏，谨防壅滞　人之老年，多为脏腑功能虚弱、阴阳失调、精血耗损的表现，故治疗老年病时不免偏重于补益，但补虚要恰到好处，宁取循序渐进，不可峻补太过，否则会引起偏盛偏衰的病理现象。运用补益药，要讲究组方法度，不能蛮补，以防闭门留寇或误补益疾。应当使之补而不滞，滋而不腻，守而不呆，流通畅达，从而达到补益疗疾之目的。

2. 攻勿过猛，免伤正气　老年之人，虚证为多。但亦常受外邪侵犯，形成虚实夹杂之症，故治疗亦当宗"虚则补之，实则泻之"之原则。老年人元气衰弱，攻邪不可太猛，太过则伤正，加速其衰老；太猛劫夺，更损伤元气，邪虽祛而正不复，也达不到治疗目的。

3. 顾护胃气，从本缓图　胃气乃人的生命之本，胃气的盛衰有无，关系人体健康与否及生命的存亡。老年人诸脏皆虚，脾胃尤虚，其居中焦，受他脏之累，亦受百药之毒。因而治疗时应重视胃气，顾护脾胃，胃气不伤则化源不竭。倘若胃气受戕，则内伤难复。因此，临证用药宜清淡平和，不可攻伐太过。

4. 药量宜小，慎施重剂　由于老年人生理功能减退，机体的代谢速度减慢，肾排泄功能的减退和肝脏代谢的延迟，对药物耐受性差。所以处方用量不能和青壮年等同。若用大剂量常弊多利少，必须注意老年之体不任重剂，药量力求适中，既要避免杯水车薪、药不胜病，也不能药过病所、诛罚无过。应予小量用药，整体调理，缓缓治疗，逐渐收效。

第三节　老年药学新理论、新成就、新方法

一、阿尔茨海默病

阿尔兹海默病，即老年痴呆，是以记忆力下降、认知功能障碍、生活自理能力及社会活动能力下降甚至丧失为特征的老年常发疾病。阿尔茨海默病的病因尚不十分清楚，治疗仍未有特效药物及根治方法，但患者在经过药物治疗后可显著改善症状、延缓疾病进展。因此合理的药物治疗对于阿尔茨海默病患者疾病的控制、生活质量的改善及减轻家庭、社会负担意义重大。

治疗阿尔茨海默病的药物种类较多，按其作用机制分为以下几种：①脑血管扩张药，如尼麦角林、尼莫地平；②改善脑代谢药，如银杏制剂、吡拉西坦、阿尼西坦、艾地苯醌等；③神经递质相关药，如石杉碱甲、多奈哌齐、卡巴拉汀、美金刚等；④神经营养因子，如小牛血去蛋白提取物、乙酰谷氨酰胺等。

阿尔茨海默病的治疗原则主要是多靶点全面治疗与辅助用药相结合，即按照有关指南推荐，在联合应用ChEIs（多奈哌齐、卡巴拉汀和加兰他敏）及谷氨酸NMDA受体拮抗剂（美金刚）等一线药物的基础上，控制高血压、高血糖、高血脂、脑缺血等其他危险因素，并结合患者病情和经济情况决定是否加用其他辅助药物，如银杏叶提取物、吡咯烷酮衍生物（吡拉西坦）等。

二、脑卒中

脑卒中（stroke）是由于各种诱发因素引起脑内动脉狭窄、闭塞或破裂而造成的一种急性脑血液循环障碍性疾病。中国每年发生脑卒中患者达200万。发病率高达1.2%，致残率高达75%，每年死亡人数达120万。脑卒中给人类健康和生命造成极大威胁，给患者带来极大痛苦，给家庭及社会造成沉重负担。

目前关于脑缺血再灌注损伤的发病机制有若干学说，如兴奋性氨基酸中毒、细胞信号传导（包括Ca^{2+}超载和NO损伤）、线粒体损伤、氧自由基大量生成、免疫炎症损伤、细胞凋亡及其他因素。这些学

说并不是孤立存在的，而是密不可分、互相联系的。

三、帕金森病

帕金森病，又称"震颤麻痹"，是一种常见的老年神经系统退行性疾病，典型症状分为运动症状（静止性震颤、肌强直、运动迟缓、姿势步态障碍）和非运动症状（感觉障碍、睡眠障碍、自主神经功能障碍）两大类。药物治疗是帕金森患者综合治疗的首选方案，以达到有效改善症状、提高生活质量和工作能力为目标，同时力求减少药物副作用和相关并发症。

常用药物包括多巴胺前体药（左旋多巴）、促多巴胺释放药（金刚烷胺）、多巴胺受体激动剂（非麦角类如普拉克索）、单胺氧化酶 B 型抑制剂（司来吉兰）、儿茶酚 – O – 甲基转移酶抑制剂（硝替卡朋）、芳香族 L – 氨基酸脱羧酶抑制剂（卡比多巴）、抗胆碱能药（苯海索）等。

在药物治疗过程中，有一些常见的用药误区应当避免，概括起来有以下六个方面：①帕金森起病隐匿，症状常被忽视，延误诊治；②饭后服用左旋多巴，或与高蛋白食物同时服用；③怕漏服药物，自行减少服药次数，增加单次的服药剂量；④担心药物副作用，自行减少药物剂量；⑤开始服药时就加到足量；⑥一旦因其他疾病需要停服抗帕金森病药物，就突然停药。

（段　恒　徐福平）

第十六章　制药工程学

第一节　概　述

一、制药工程学的定义

制药工程学（pharmaceutical engineering）是一门运用药学理论与具体制药企业的实际相结合来完成具体的筹建项目的策划设计，以实现药品规模化生产、质量监控等一系列理论与实践相结合的综合性学科。

制药工程学专论是针对制药工程学领域内所涉及的具体环节所要解决的一些实际问题，逐一逐项地加以解释、演示说明。尤其是见长于具体实例的解析。

制药工业是以药物研究与开发为基础，以药物的生产销售为核心的制造业。制药工业体系是随着19世纪80年代第二次工业革命之后化学、医学、生物学、微生物学、工程学等学科的发展而逐步形成并发展起来的。其内容涵盖了化学制药、生物制药、中药制药等三大制药领域的原料药和制剂的制造。

二、制药工程学的主要研究内容

制药工程学研究的任务是针对制药项目如何组织、规划并实现对该药的工业化生产，建立一整套完善的质量监控体系，最终建成一个质量优良、科技含量高、劳动生产率高、环保达标、确保安全运行的药物生产企业。

制药工程学研究的内容是把新药的研究成果转化为工业化生产的产品运用科学的思维和方法手段来保证制药企业建设计划的实施并确保实施质量。运用制药工程的理念将实验室的药物生产工艺逐级地由中试放大到规模化大生产的相应条件，在选择中设计出最合理、最经济的生产流程，根据产品的档次，筛选出合适的设备，设计出各级各类的参数同时配备各级各类的生产设施，质量监控条件，检验、化验设备，自动化仪表控制设备，其他公用工程设备，最终使该制药企业得以按预定的设计期望顺利投入生产。

三、制药工业的起源与发展

人类对药品的认识最早是从传统医药开始的，后来演变到从天然物质中分离提取天然药物，进而逐步开发和建立了药物的工业化生产体系。制药工业最早起源于欧洲。19世纪早中期，科学家先后从传统的药用植物中分离得到纯的化学成分，如从鸦片中分离出吗啡、从金鸡纳树皮中分离出奎宁、从颠茄中分离出阿托品、从茶叶中分离出咖啡因等。与此同时制剂学也逐步发展为一门独立的学科。到19世纪末，化学制药工业初步形成。20世纪初，科学家们用同样的方法从生物体中分离出第一个作为药物使用的激素——肾上腺素；同时，随着植物化学和有机合成化学的发展，科学家们开始根据植物有效成分的结构及其构效关系对其进行结构修饰以得到更有效的药物，从而促进了药物合成的发展。当时研究发现的许多药物到现在依然发挥着重要作用。如根据柳树叶中的水杨苷和某些植物挥发油中的水杨酸甲酯合成具有解热镇痛作用的阿司匹林（乙酰水杨酸）；根据毒扁豆碱合成的拟胆碱药新斯的明；根据吗啡合成具有镇痛作用的哌替啶和美沙酮等，这些合成药物成为近代药物的重要来源之一。

20 世纪 30 年代为制药工业发展的黄金时期，随着化学工业的发展和化学治疗学的创立，药物的合成已经突破仿制和改造天然药物的范围，转向了完全的人工合成药物。这一时期，结核、白喉、肺炎等疾病首次被人类所治愈，合成维生素、磺胺类、抗生素、激素类（甲状腺素、皮质激素、垂体激素等）、精神类、抗组胺类和新疫苗等药物研究取得了重大突破，并且其中许多形成了全新的药物类别。1940 年青霉素的疗效得到肯定，β–内酰胺类抗生素得到飞速发展，各种类型的抗生素不断涌现，迎来了抗生素时代的到来；制药企业在全球范围内筛选上千份土壤样品寻找有抗菌活性的物质，链霉素、琥乙红霉素、四环素都是此时期药物研究的成果。同时化学药物治疗的范围日益扩大，已不限于细菌感染所致的疾病。1940 年 Woods 和 Fides 抗代谢学说的建立，不仅阐明了抗菌药物的作用机制，也为寻找新药开拓了新的途径。例如，根据抗代谢学说发现了抗肿瘤药、利尿药和抗疟药等。

20 世纪 50 年代，新的分析方法和仪器（如 X 线晶体衍射技术、紫外–可见分光光度法、红外光谱等）应用于药物分子结构的测定，也使药物化学家们对药物分子结构与生物活性的关系有了更好的认识与了解，从而发现了第一个抗精神病药氯丙嗪，开创了药物治疗精神疾病的先河。新的检测方法也使人们可以识别出阻断特定生理过程的物质并将其应用于心脑血管疾病药物，如 20 世纪 60 年代的抗高血压类、β 受体拮抗剂；20 世纪七八十年代的钙离子通道阻断剂、血管紧张素转化酶抑制剂、降胆固醇类等，以及不良反应小的精神用药、抗抑郁药、抗组胺药、非甾体抗炎药、口服避孕药、抗肿瘤治疗药物等。

20 世纪 70 年代，"针对药物靶点设计药物分子"由理论变为事实。在合理药物设计中选择与疾病相关的酶、激素、神经递质等底物作为靶点来寻找阻断起作用的先导化合物利用构效关系理论修饰使之成为人体可以利用的药物制剂。20 世纪 80 年代初，诺氟沙星用于临床后，迅速掀起喹诺酮类抗菌药的研究热潮，相继合成了一系列抗菌药物，这类抗菌药物的问世，被认为是合成抗菌药物发展史上的重要里程碑。20 世纪 70～90 年代，新试剂、新技术、新理论的应用，特别是生物技术的应用，使创新药物向疗效高、毒副作用小、剂量小的方向发展，对化学制药工业发展有着深远的影响。

四、我国制药工业的发展历程

我国人口众多，有着广阔的医药市场。20 世纪 80 年代以来，我国制药业在引入市场机制、引进国外先进技术、加快新药研制和推广等方面卓有成效，医药工业发展迅速。进入 21 世纪，制药工业的发展保持了快速增长。《2010 年度中国医药市场发展蓝皮书》指出，在过去的十年中，我国六大类医药工业（化学原料药、化学药品制剂、生物制剂、医疗器械、中成药、中药饮片）总产值保持快速增长，2009 年宏观经济虽然遭受了国际金融危机的冲击，但我国新医改方案的出台推动了整个医药产业变局、市场扩容、新上市产品的增加、药品终端需求活跃以及新一轮投资热潮等众多有利因素保证了中国医药工业总产值仍保持了 19.9% 的增长率。

目前中药药品零售终端主要大类重点品牌前 10 位有：感冒用药、抗生素、维生素、胃肠用药、心脑血管用药（不含降压药）、止咳化痰用药、皮肤用药、降压用药、妇科用药（妇科炎症口服中成药）、咽喉用药。我国的制药企业占制药工业总数的 70% 左右。

五、我国制药工业的发展趋势

中国医药行业是一个被长期看好的行业，但是，由于人口结构老龄化、新医改"全民医保"以及国民综合支付能力的提高，未来中国制药工业发展趋势除了将保持持续稳定的增长，还将在以下几方面进行改革和完善。

1. 调整产业结构 《药品生产质量管理规范》的强制实施和医改方案的推出，以及各项医药相关政策的推行，对我国制药行业的整个产业结构将产生重大的影响。现代生物技术药物、中药（天然药物）、海洋药物将可能挑战常规化学药物的地位。现代生物技术产业已经成为医药产业新的国际竞争焦点，面对日趋直接而激烈的国际化市场竞争，我国发展现代中药及生物医药技术产业已是势在必行。特别是现代中药产业不仅在世界发展较快，而且在我国也是增长较快的产业之一，目前已成为我国一项具有较强发展优势和广阔市场前景的潜在战略性产业。中国加入 WTO 后，全球医药市场转移生产和委托加工业务不断扩大，中国化学原料药的国际竞争优势也明显增加。

2. 兼并重组 医药工业自身于技术、资本、研发等方面的高要求，以及世界制药业不可阻挡的重组潮流，决定了我国医药工业必然要经历兼并重组的阶段。目前我国有药厂 3000 多家，中小规模企业大量存在，研发费用低，自主知识产权缺乏，不可能长期存在下去。同时国内许多非医药上市公司也开始大量涉足医药领域；另外外资也伴着入世不断涌入，致使我国国内的制药企业为了增强竞争力，与国外企业争夺市场份额而不断进行改革、整合，来提高企业集中度。因此，未来几年，行业内部或者跨行业的并购重组将会不断发生。

3. 自主创新 我国制药工业发展必定要走自主创新之路，世界各国综合国力的竞争越来越多体现在自主创新能力的较量上。目前我国制药企业突出的问题是生产低水平、重复严重，创新能力薄弱，尤其是民族制药企业，极大制约了制药业的发展。制药工业要走出当前的困境，必须加快创制具有自主产权的新产品，从理论、研发、生产、技术、设备等角度实现原始创新、结构创新、工艺创新、制剂创新等多方面多层次的自主创新，并积极与高等院校科研院所联合，走"产、学、研"相结合的道路，加快科技成果的产业化。从现在到未来的很长一段时间内，提高自主创新能力将是我国制药工业调整结构、转变经济增长方式的中心任务。

六、现代制药工业的发展特点

作为现代制药工业理应具备以下特点，才能确保发展立于不败之地。

1. 具有理论科学性与技术先进性 现代制药工业的发展离不开化学（计算机化学、组合化学）、药学（中药学）、生物学（微生物学）、医学、工程学等各学科的支撑。各学科理论知识的不断完善和新工艺、新技术、新原料、新设备的应用，促进了现代制药工业的持续发展。早期的制药生产是手工作坊和工厂手工业，随着科学技术的不断发展，从早期的化学结构与药物活性的相关性、合成化学到现代的基因组学、分子诊断学等理论的研究；分析方法与仪器（如 X 线晶体衍射、红外光谱、核磁共振光谱）的不断改进；以及各种现代化的仪器、仪表电子技术和自控设备的出现，现代化的制药工业已经成为一项具有系统科学理论指导，可采用现代化设备，有效组织生产的大型现代化工业体系。

2. 生产规模化、连续化、自动化 现代化的设备具有大型化、高速化、精密化、电子化、自动化的特点，性能更高级、技术更综合、结构更复杂、作业更连续、工作更可靠。电脑技术在制剂设备、生产管理中广泛应用，电脑控制压片机早已产业化，电脑控制的真空乳化器使得操作复杂、重现性差的乳化操作变得简单、可靠。现代制药工业已完全实现了生产规模化、连续化和自动化。

3. 生产技术复杂化、剂型多样化、品种齐全化、质量标准化 现代制药工业涉及化学制药、生物制药、中药制药三大制药领域的原料药和制剂的制造，生产技术复杂，剂型多，品种全，并实现了产品的质量标准化管理。制药行业生产技术复杂，反应单元操作多，如发酵、提取、精制、过滤、浓缩、精馏、结晶和干燥等；反应条件比较苛刻，常需高温、高压、高真空、超低温等；此外，所需用水、汽和溶媒的量大、面广、耗能大，回收和再利用以及"三废"治理都带来了操作技术的复杂性和多样性。

4. 信息化传输 现代制药行业是典型的连续型生产制造企业，其生产能力相对稳定，企业关心物料的控制、产品的销售、质量的跟踪、生产的计划性、销售费用的控制及考核体系建立。药品生产质量管理规范是制药企业的另一个"特殊"要求，更加注重规范化管理，在物料流动的各个环节，以质量控制为先，对批次的跟踪要求切实有效，设备管理的体系更加完善。一般来说，该类企业的信息化投入强调整体效益，并且随着《药品生产质量管理规范》《药品生产销售管理规范》的有效实施，企业也越来越规范。①医药商品经营定价根据国家价格管理局推出的"顺价作价"政策；②医药企业一般采取统一采购，内部调拨到各药品经营公司后，进行药品对外销售；③药品销售有三种模式：批发、零售、加价调拨；④对药品库存应付账款的管理，特别在采购中，对供应商应付款的分析核算比较重视；⑤注重成本核算，一次投料，分批生产。

七、制药工程专业的教育背景

医药工业是关系国计民生的战略性产业，是世界医药经济强国激烈竞争的焦点，也是我国国民经济的重要组成部分，与人民群众的生命健康和生活质量等切身利益密切相关。

医药工业与传统工业不同，是高投入、高产出、高风险、知识密集、专业化程度高的特殊产业。科学技术的发展使药物的发现、开发和制造过程产生了革命性的变革；《药品生产质量管理规范》的实施，人类基因组计划的完成，对药物的研发、生产经营提出更高更新的要求和标准。这使得原有的由药学、工程和管理等院系分别培养，掌握单一学科门类知识的人才已不能适应现代制药业对制药人才的需求。现代制药业需要掌握制药过程和产品双向定位，具有多种能力和交叉学科知识，了解密集工业信息，熟悉全球和本国政策法规的复合型制药工程师。他们将集成各种知识，有效地优化药物的开发和制造过程。在这样的背景下，制药工程技术专业人才成为当今社会的急需人才，而高素质的人才依赖于良好的人才培训和教育体系，制药工程技术教育也由此应运而生。

国际制药工程教育从 20 世纪 90 年代开始发展，在国内外都是一个新兴的专业，受各国国情的影响和社会发展的需要，国外的制药工程教育是先有研究生教育，而后有本科教育，因此从事本科制药工程教育的高校较少。1995 年，受美国 NSF 资助，新泽西州立大学 Rutgers 分校（State University of New Jersey Rutgers）首先开展了制药工程研究生教育，标志着制药工程教育的开端。随后，密歇根大学、哥伦比亚大学等高校也相继设立了制药工程研究生教育计划。美国南佛罗里达大学化学工程系、阿拉巴马大学化学工程系、普渡大学生物医学工程系、佐治亚大学分校工程系、伊利诺斯技术学院化学与环境工程系均把制药工程作为课程纳入其教学计划。

我国的制药工程专业名称正式出现在教育部的本科专业目录是 1998 年。根据国家教委教高〔1996〕14 号文件，《工科本科专业目录的研究和修订》课题组对当时的工科本科专业进行了较大调整，调整后，有近 1/2 的工科专业被合并或撤销，同时也新设了一些与科学技术和社会经济发展密切相关的专业，制药工程专业就是其中之一。原来专业很多的化工大类，改名为化工与制药大类，仅设置化学工程与工艺和制药工程两个专业。从 1999 年起，全国正式开始招收制药工程本科生。尽管制药工程专业在名称上是新的，但实际上从学科发展来看它是化学、药学及工程学等相关专业的延续，也是我国科学技术发展到一定程度的必然产物。

第二节　化学制药工程

一、化学制药工程的发展历程

1949 年至今，化学制药工程基于医药科研为医药工业提供了大批新品种、新剂型和新工艺技术，化学制药工业迅速发展，尤其是生产工艺的不断改进和革新，对提高产品质量、降低生产成本等起到了重要作用。

特别是 20 世纪 80 年代以来，我国医药工业快速发展，工业总产值年均增长速度持续保持在 17.5% 左右，90 年代的工业总产值较 1980 年翻了三番。化学原料药工业仅用 30 余年时间即从原来自给自足的阶段一跃占据世界原料药产业的"领头羊"位置，2010 年我国原料药的年产量超过 221 万吨，在数量上已超过美国位居世界第一。

在大力发展原料药的同时，我国的医药产品质量也在不断提高，这得益于我国药品监督管理机构的设立和相关法律法规体系的建立。1978 年，我国成立国家医药管理局，旨在加强医药生产和经营的质量管理、监督、检测、标准、计量等工作，有效保证药品质量。1981 年以后，国家先后颁布相关法律法规，采取对开办医药生产、经营企业实行认证制度、实施监督性抽查等一系列的组合拳，逐步完善法制体系，加强监管效用，卓有成效地提高我国医药产品的质量。目前，我国约有 40% 的医药产品采用国际标准或国外先进标准，300 多种化学原料药标准符合《英国药典》《美国药典》《日本药典》标准。

在 60 年的发展历程中，化学制药工程领域涌现出众名专家学者，代表人物有沈家祥、周后元、雷兴翰、王其灼等，代表成果有两步发酵法维生素 C 生产新工艺、维生素 B$_6$ 合成新工艺、高纯度尿激酶的生产方法和装置、小檗碱全合成工艺等，这些成果均是我国首创且具有国际先进水平，并曾荣获国家发明奖。

二、化学制药的生产质量管理

（一）我国生产质量管理的历史沿革

《药品生产质量管理规范》（GMP）是药品生产和质量管理的基本准则。1982 年，中国医药工业公司制定了《药品生产管理规范》（试行稿），在一些制药企业中试行。1984 年，国家医药管理局正式颁布《药品生产管理规范》并在医药行业推行；在此基础上，1988 年 3 月卫生部颁布 GMP，并于 1992 年发布修订版；1999 年国家药品管理局颁布《药品生产质量管理规范》（1998 年版）。此版本要求国内药品生产企业强制执行；2004 年后，我国药品生产企业（原料和制剂）基本通过国家 GMP 认证。在生产与质量管理水平大幅度提高的基础上，2011 年 3 月国家食品药品监督管理局颁布了《药品生产质量管理规范》（2010 年版）。该版本是我国现行版，其要求较前版大幅度提高，引入与国际标准接轨的"软硬件并重"、质量风险管理、纠正与预防、变更控制、产品质量回顾分析等理念，细化对从业人员的素质要求，更具指导性和可操作性。

（二）现阶段生产质量管理水平

化学制药（包括原料和制剂）按生产洁净要求分类，可分为无菌及非无菌两类。从原则上讲，GMP 对制药生产的过程控制是从原料投入到成品出厂做全过程控制，但在硬件设施上更关注最终成品阶段。GMP 的管理水平间接地体现了制药工程的技术水平，现阶段我国在化学制药 GMP 管理方面已经达到了高水准状态，同时，具备较先进的工艺设备，主要体现如下。

1. 厂房设施　强调易燃易爆类原料或溶剂的专项管理；强调人流物流的专项管理；强调洁净区的严格管理。

2. 设备　必须易于在线清洗和在线灭菌，以降低生产中污染或交叉污染带来的风险，强调易于操作、便于清洁、方便维护；无菌药品或高活性药物生产中的关键设备，必须采用隔离设施并进行隔离操作，以减少对药品的污染或药品对人体的伤害。

3. 空气调节系统　要求相对负压设计；在生产高致敏性、高活性、激素类等特殊药品空调系统的排风口，加装合适的过滤器并远离其他空调系统的进风口。

4. 工艺设备配备

（1）过滤设备 已经逐步广泛采用卧式刮刀离心机和翻袋式离心机。卧式刮刀离心机可用隔墙分开离心机的过滤部分和机械部分，但卸料时会破坏晶体晶型，且颗粒度较细的固体卸料不彻底；翻袋式离心机具有卸料干净、不破坏晶型的优点，但存在滤袋寿命受过滤介质的影响较大和硬件结构较大等缺点。

（2）真空干燥设备 与药品的质量密切相关，目前已经广泛采用双锥真空干燥机。双锥真空干燥机具有传热性能好、干燥时间短的优点，有利于药品质量的提高。但缺点是装料量较单锥小、设备体积较大、加料卸料操作不便。

（3）"三合一""四合一"过滤干燥设备 将"过滤、洗涤、干燥"或"结晶、过滤、洗涤、干燥"合为一体设备有利于提高工作效率和产品质量，并辅以在线清洁及在线灭菌功能，可实现全封闭、全过程的连续操作生产，减少了洁净厂房面积、降低操作人员的劳动强度，更适合于无菌产品或有毒产品的生产，体现了制药工业的工艺技术水平。

（4）无菌分装设备 体现了制药工程在硬件上的高端技术（包括原料药分装机 + 隔离器/RABS 或无菌原料药分装系统），具有不漏粉、原料药利用率高、灌装环境小、可控等优点。

三、化学制药工程的发展趋势

经过 60 多年的发展，我国已经形成门类齐全、产品配套、具有一定生产能力和水平的制药工业体系。而世界医药产业已经进入一个全新的发展时期，表现出高技术、高投入、高集中、高效益的新特点，竞争非常激烈。

目前，我国已成为全球最大的化学原料药生产国和出口国，可生产 1500 名种化学原料药产品，年产能在 200 万～300 万吨，约占世界产量的 20%。但我国原料药的国际竞争力是建立在三个低成本（劳动力、资源和环境）基础上，尤其以资源消耗和环境污染为主要代价。因此，在目前国家高度重视资源和环境保护的大背景下，化学制药工程面临的新一轮发展遇到了极大的挑战。如何将发展的重点转向特色原料药和高附加值原料药的研发与生产，是业界共同的命题。近年来欧美制药企业为应对专利到期和研发效率低下等系列问题，纷纷将研发和生产外包给发展中国家，包括建立跨国研发中心，如罗氏（Roche）、葛兰素史克（Glaxo Smith Kline）、诺华（Novartis）等大集团都在我国创建了新药研发中心，以达到成本控制的目的和在价格竞争中掌握优势，这给我国医药产业的升级创新带来了空前机遇，加快了我国在新药原创领域进入国际列队的进程。

四、新技术、新工艺的应用

新技术、新工艺在化学制药工程中的应用程度体现了该领域的整体水平。近 10 年来，我国与发达国家看齐，将新技术、新装备融入新工艺研发并应用于工业大生产的进程。

1. 分子蒸馏技术 具有蒸馏温度低、物料受热时间短、分离产率高等特点，特别适用于热不稳定、易氧化的近代研发的高活性物质或高分子量、高沸点、高黏度物料的分离、浓缩与纯化，如天然产物中的各脂肪酸成分的分离与纯化、脂溶性高活性物质维生素 E 分离与富集等，是获得高产品质量的有效工具。

2. 不对称催化技术 2001 年度的诺贝尔化学奖颁发给了在不对称催化领域作出杰出贡献的诺尔斯（Knowles）、野依良治（Noyori）和夏普莱斯（Sharpless），这一技术已经在制药工业等领域得到成功应用。不对称催化技术促进了化学制造工业的绿色生产。

3. 生物催化技术 近年来，生物催化技术自身迎来了突破性的技术变革，这为化学制药工程中手性药物的绿色生产或缩短化学药物的合成路线、提升药品质量提供了有效的手段。生物催化反应条件温和，具有优异的立体选择性、化学选择性和区域选择性（避免了传统化学合成中的异构化、消旋化和重排等副反应），可减少有害重金属、过渡金属催化剂和作为反应介质或分离纯化时有机溶剂的使用。

第三节　中药制药工程

中药制药工程是研究中药制药工业过程规律及解决生产实践中单元操作系统中的工程技术问题的一门应用科学。它是"现代高新技术与中药传统生产工艺相结合及现代药学理论与传统中医药理论相结合"的一门新型学科和一个新兴的产业。中药制药工程是实现中药现代化的重要组成部分，使生产过程和设备设计以及生产操作控制更为合理。

一、中药制药工程的发展历程

60 余年来，我国虽然在中药制药工程技术理论的研究与应用方面还处于起步阶段，但中药产业的生产技术水平有了巨大的提升，其经历了 3 个发展阶段：20 世纪 60 年代至 70 年代是中药机械化年代，即由机械设备替代传统的手工操作，称为第一代中药制药技术革命。20 世纪 80 年代，通过管道化和半自动化使中药生产过程实现了前后工序连续化操作，称为第二代中药制药技术革命。20 世纪 90 年代提出了中药现代化的目标并逐步付诸实施。

中药现代化概念在中药制药工程中的体现是中药生产过程实现制药工艺精密化、数字化及智能化。

二、中药制药的生产质量管理

《药品生产质量管理规范》关于中药制药，设有"中药制药"和"中药饮片"两个附录。附录针对中药制药特点要求对下述关键岗位或工段实现硬件设施到位并执行严格的管理制度。

在易产生粉尘的工段安装捕尘设备、排风设施或设置专用厂房（操作间）等；中药材前处理厂房内应设立工作面平整、易清洁、不产生脱落物的工作台；中药提取、浓缩等厂房应安装良好的排风、水蒸气控制及防止污染或交叉污染等的设施；中药提取、浓缩、收膏工序采用密闭操作系统并实现在线清洁，以防止污染或交叉污染，影响产品质量；设立专用的废渣暂存或处理区域；浸膏的配料、粉碎、过筛、混合等操作，中药饮片的粉碎、过筛、混合等操作，均需按洁净度级别的要求配备操作区，并配有良好的通风、除尘设施。

三、中药制药工程的人才培养

目前，除了遍布全国的中医药大学或专科学校外，各综合性大学都设有含中药教学的大药学专业。人才培养用书比较著名的包括《中药工程学》，1994 年由中国医药科技出版社出版，主编曹光明，全书179 万字，曾获 1996 年国家科技进步奖；《中药制药工程学》是中药制药工程专业本科的主要教材，曹光明主编，内容包括中药制药生产单元过程、中药的工业化生产过程和技术、中药制药工程设计、计算机智能化研究与应用等 4 个部分。

四、中药制药工程的发展展望

中药制药工程当前须研究的重大关键技术有；快速有效的过程参数检测和化学物质在线分析手段；高效稳定的中药生产工艺；先进适用的过程优化控制方法和制药装备；科学可靠的全过程质量控制方法。这些关键技术的突破能为解决中药生产行业大规模工业化生产过程中所发生的各种工程技术问题奠定基础，也为中药生产从"定性"生产方式转化为"定量"生产方式奠定基础，为中药现代化迈出关键的一步。

五、现代科学工程技术在中药工业化过程中的应用

随着现代科学工程技术的不断发展，为中药生产提供了许多新方法和新装备，促进了中药制药工程技术的迅速发展。新技术（含对应的新装备）包括提取分离技术、工业化膜分离粉体工程、分子蒸馏、工业化色谱分离、半智能化控制、生物转化、指纹图谱等。

（一）提取分离新技术及应用

1. 溶剂提取　水提或醇提是中药提取的常用方法。涉及的主要设备有多功能提取罐、双效浓缩器、多功能醇沉罐、酒精蒸馏塔、喷雾干燥机以及相关的过滤、除尘等辅助配套设施，全自动锥形动态提取设备等。

2. 动态逆流提取　装置由多组提取单元（包括提取罐、贮液罐、循环泵等）、热水机组和通风装置等组成，热水机组和通风装置置于安全区内。

3. 超声波提取　逆向渗漉超声波连续化提取装置因融入超声功能使得双相混溶效能提高、提取效果增强和扩大了单元操作的体积。

4. 超临界流体萃取　超临界流体萃取技术（Supercritical Fluid Extraction，SFE）是近代化工分离中出现的高新技术，常应用于挥发油、生物碱以及内酯类等活性物质的提取。其利用超临界流体的溶解能力与其密度密切相关，通过改变压力或温度使超临界流体的密度大幅度改变。在超临界状态下，将超临界流体与待分离的物质接触，使其有选择性地依次把极性大小，沸点高低和相对分子质量大小不同的成分萃取出来。可选做超临界流体的物质范围较广，包括二氧化碳、一氧化亚氮、六氟化硫、乙烷、庚烷、氨等。其中，二氧化碳具有临界温度接近室温，且无色、无毒、无味、不易燃、化学惰性、价廉、易制成高纯度气体等特点，因此较为常用。本技术的主要设备包括高压萃取器、分离器、换热器、高压泵（压缩机）、储罐等。

5. 微波提取法　微波提取罐由罐体、微波作用腔、搅拌器、进料口、出料口、微波源、功率调节装置、温控装置、压力控制装置等组成，适用于对块状、片状、颗粒状、粉状物料的提取，可进行保温、恒温、正压、负压操作，满足了不同中草药提取的工艺参数要求。

6. 新型大孔吸附树脂　具有吸附性能好、对有机成分选择性高、洗脱剂安全、可再生利用、操作简单等优点，特别适合于同类物质的分离纯化。

（二）微粉化技术及应用

微粉化或超细微粉化技术应用于中药粉碎，可将原生药微粉化程度从传统工艺的 $75\mu m$（$150\sim200$ 目）中心粒径粉末提高到 $5\sim10\mu m$，在该细度状态下药材细胞壁的破壁率≥95%，可显著提高药效，已应用于灵芝粉、珍珠粉等名贵药材的生产。

（三）分子蒸馏技术及应用

分子蒸馏，又称短程蒸馏，已在提取天然维生素 E 和浓缩鱼肝油方面取得了突破性应用。彻底改变了中药生产脏和劳动强度大等缺点，目前在中药浸膏工段已经全部采用了这一生产技术。

第四节　生物制药工程

一、生物制药工程的发展历程

生物制药指利用生物体或生物过程生产药物的技术，如利用微生物生产抗生素、疫苗、胰岛素、蛋

白质、核酸等，利用微生物菌体或酶进行生物转化等。生物制药工程包含微生物制药工程和以基因工程为核心组合运用细胞工程、酶工程、发酵工程和蛋白质工程的现代生物制药工程（1989 年我国批准了第一个基因工程药物干扰素 α-1b 的上市）。生物制药工程的核心技术是基因操作技术、规模化发酵（培养）技术、分离纯化技术、生物反应器设计等。在众多的生物制药工程的关键技术中，生物反应器内的生物过程的工程化问题如代谢控制和混合传质是重要的核心问题之一，内容包括过程放大、过程优化对生物反应器设计和操作（包括微生物发酵、动植物细胞培养和组织工程、生物催化与生物转化等）的要求，以此揭示生物反应器的放大规律和优化策略，最终解决工业化生产问题。

生物制药工程的发展可追溯到青霉素的发现及其青霉素的发酵生产。1928 年弗莱明（Fleming）发现了青霉素，1940 年弗洛里（Florey）和钱恩（Chain）制备出青霉素样品，1943 ~ 1945 年美国人采用通气搅拌的深层培养法规模化发酵生产出了青霉素药品，从此抗生素发酵工业诞生了。

1949 年我国就着手建立青霉素试验所，1951 年我国已生产出第一批青霉素，这标志着我国抗生素工业的诞生。1952 年我国创办了上海第三制药厂，1953 年 5 月 1 日正式投产，是我国第一个专业生产抗生素的工厂。随着我国抗生素工业的不断发展，上海第三制药厂为全国各生产基地输送了大量的工程技术人员，成为我国抗生素工业工程师的摇篮。

1953 年，抗生素研究委员会在上海成立，全国各地的科学家纷纷加入抗生素研发队伍中。1954 年年底，高等教育部、卫生部和轻工业部决定在我国高校中新建抗生素制造工学专业。1955 年冬，中国科学院在北京召开全国第一届抗生素学术会议。此时，马誉澂编著的《抗生素》一书社出版，这是我国最早的一部系统介绍抗生素研究、制备、检测等方面知识的专著，该专著为培养我国抗生素领域的专家人才作出了巨大贡献。1957 年，上海医药工业研究所成立（1961 年 2 月更名为上海医药工业研究院）。化学工业部下属医药工业设计院也从石家庄迁到上海。这两家科研院所成为中国医药工业的科技骨干力量。

国民经济发展规划"一五"期间（1953 ~ 1957 年），国家重点投资建设了华北制药厂，从此我国抗生素的生产规模大幅度提高，生产品种从青霉素扩大到链霉素、土霉素和红霉素等。1958 年，童村调至上海医药工业研究所，领导抗生素生产工艺和新抗生素的开发研究。金霉素、链霉素、新霉素、四环素、土霉素、红霉素、卡那霉素、新生霉素、头孢菌素 C 等抗生素的新生产工艺相继在制药企业得到推广应用。

1960 年，我国用大肠埃希菌酰胺酶裂解青霉素制取 6-APA 获得成功，并以此合成了甲氧西林。这标志着我国进入抗生素生产的新时期，即开始研究生产半合成抗生素。

1970 年，四环素提取工艺取得了突破性进展，使我国生产的四环素产品质量达到了国际先进水平，开始大量出口，这也是我国第一个出口的抗生素。改革开放以后，抗生素领域（现扩展为生物工程领域）的重大工程技术难题被一一攻克。专业教材《抗生素生产工艺学》和《抗生素生产设备》被改编成《生物工艺学》。多项科研成果得到了国家的嘉奖。

二、生物制药的生产质量管理

《药品生产质量管理规范》关于生物制药，设有"生物制品"附录。附录针对生物制药生产提出了以下特殊要求。

（1）卡介苗和结核菌素类产品的生产厂房应与其他制品的生产厂房严格分开。

（2）致病性芽孢菌在灭活操作完成前应当使用专用设施。炭疽杆菌、肉瘤梭状芽孢杆菌和破伤风梭状芽孢杆菌等制品必须在相应的专用设施内生产。其他种类的芽孢菌产品可以在某一设施或一套设施中分期轮换生产，但同一时间只能生产一种产品且必须彻底清场。

（3）灭活疫苗（包括基因重组疫苗）、类毒素和细菌提取物等产品在灭活后可交替使用同一灌装间和灌装、冻干设施。每次分装后应采取充分地去污染措施进行清洗。

（4）严格区分有毒和无毒区，根据生物安全要求设置生物安全隔离措施。有毒区的各类器具、物料、废弃物等移出有毒区时应经过彻底灭活处理。使用二类以上病原体进行生产时，对产生的污染和可疑污染物品应当在原位消毒，完全灭活后方可移出工作区。含活性物或有毒物的生产废水必须经过灭活处理后才能送至污水处理装置。

（5）在生物制品车间洁净区内设置的冷库和恒温室，应当采取有效的隔离和防止污染的措施，避免对生产区造成污染。对于生产过程中有可能产生悬浮微粒导致的活性微生物扩散的离心或混合操作过程应采取有效隔离措施。

（6）对于操作有致病作用的微生物应当在专门的区域内进行，并保持相对负压；采用无菌工艺处理病原体的负压区或生物安全柜，其周围环境应当是相对正压的洁净区。

（7）对于有毒操作区而言，其净化空调系统应独立。在有毒区内，空调净化系统采用直排风系统（不能回风）。对于来自危险度为二类以上病原体操作区的空气应当通过除菌过滤器排放，且滤器应当定期检查。对于四类病原体（如减毒活疫苗），其有毒操作区空调净化系统是否回风及其回风应采取的措施应根据岗位具体情况和风险分析结果确定。

三、新技术、新装置的应用

应用于生物制药领域的技术和装置近年来得到了长足的发展，主要包括以下几个方面。

（一）传感器技术

用于发酵过程检测的传感器技术有溶氧电极、pH电极、压力传感器、质量传感器、发酵排气氧和二氧化碳含量测定、排气小分子物质检测、搅拌功率测定、温度检测等。其中技术含量高的仍是溶氧电极和pH电极。根据上述发酵参数的检测、计算、归纳并根据发酵代谢途径而形成的多尺度（基因网络尺度、代谢调控网络尺度、生物反应器传质混合尺度）发酵在线控制技术也已经在工业化生产中得到了应用。

（二）新型动物细胞培养装置

新型动物细胞培养装置（即细胞工厂）已经成功替代传统的转瓶细胞培养方式，使细胞培养效率大幅度提高，细胞培养密度可以达到3×10^7个/毫升。在生物反应器设计方面已经掌握了多种结构的大中型设备的设计并结合罐体开发成功了悬浮培养技术、深层通气培养技术、表层通气培养技术、微载体细胞培养技术等，大大改善和提升了生物反应器的生产能力，同时将一些难以人工培养或培养环境要求苛刻的细菌（细胞）的培养变成了可能。在新技术的支撑下，单个生物反应器的容积可以做到$1000m^3$的规模，用于动物细胞培养的生物反应器可以做到5000L的培养容积，推动了生物制药的集成化、规模化和低能耗生产。实验室研究用的小型生物反应器（发酵罐）的形式则更多。

（三）分离纯化技术

生物制药工程的另一个重要技术层面是产物的分离纯化技术，特别是高活性、热不稳定的大分子药物如活性蛋白质和核酸的分离纯化。新型色谱介质及其色谱技术对这类大分子物质有极高的色谱分辨率，为高纯度的产品制造提供了有效的分离纯化手段和保证。另外，各种孔径规格的膜分离纯化技术也是常用的一类分离纯化技术手段，在活性蛋白产物的生产中应用较广。

膜过滤是利用具有选择性的膜实现不同组分分离的技术，具有常温、无相变化、无化学反应等特点。其中的超滤在制药工程尤其是生物物质分离中应用普遍，是蛋白质药物纯化必不可少的工艺。

第五节　药物制剂工程

一、药物制剂工程的发展历程

药剂学是一门包含研究药物制剂的基本理论、处方设计、制备工艺、质量控制和合理应用的综合性应用技术学科。在近代取得的成果推动了药剂学的发展。药剂学从发展初期的经验探索阶段到现在，以当代科学理论为指导采用现代应用科学技术开展研究的科学阶段，由此形成了物理药剂学、工业药剂学、药用高分子材料学、生物药剂学、药物动力学、临床药剂学等多个分支学科。这些分支学科围绕着以满足人们的用药需求为研究目的、以成功开发药物制剂为研究中心，对制剂研究的不同环节、不同要素展开研究工作。

从总体上来说，药物制剂工程学是一门以药剂学、工程学及相关科学理论和技术为基础，并综合了制剂生产实践的应用学科，是在现有工业药剂学的基础上分离出来的一门独立学科。与物理药剂学、药用高分子材料学、生物药剂学、药物动力学、临床药剂学等这些分支学科比较，药物制剂工程学在具体研究目标、具体研究内容上与之各有不同。药物制剂工程学主要研究目标是如何规模化、规范化地生产制剂产品。研究内容包括产品开发、工程设计、单元操作、生产过程和质量控制等，重点是研究制剂工业化生产所涉及的场地、设备等。

药物制剂工程的发展历程可总结为以下两个阶段。

（一）稳步发展时期

从1949年至改革开放前这一时期，国家的经济建设尚处于创业初期阶段，困难较多，因此药物制剂工程发展缓慢。1953年，《中华人民共和国中国药典》第一版颁布，其对药物制剂质量的规范化起到了重要的作用，并且医药生产已全部纳入国家生产计划的轨道，已建立我国特有的医药工业体系。这一时期开发的剂型主要有输液剂、注射剂、片剂、胶囊剂和软膏制剂等，其中片剂和注射剂不仅在数量上能满足医疗要求，在质量上也有很大的提高并取得了丰富的生产经验。

早期的高等药学院校在课程设置上很少涉及制剂工程及设备的相关内容，随着国家药品GMP认证制度的实施和日渐完善，制药工业对制剂工程技术和设备的要求也日趋提高，这就要求高等药学院校在人才培养方面必须侧重于培养既懂得工程技术又有药学专业知识的复合型人才。

（二）改革开放加速期

改革开放为药剂学及制剂工业的迅速发展带来了契机。在此期间原国家医药管理局认真地研究了我国制剂发展的现状和对策。连续在国家"七五"至"九五"3个五年计划中制定了发展制剂工业和制剂新剂型、新技术和新工艺的具体目标，并对药学院校和研究院所的制剂研究给予了大力支持。一批大型制剂企业或车间初步实现了符合GMP要求的技术改造，出现了一批具有先进生产设备和设施的新建制剂生产厂。同时，发展有特色的制剂品种，以高技术含量代替高产量的指导思想逐渐得到落实。另外，药剂学领域内的研究也十分活跃，在高职院校和研究院所，药物制剂的研究内容已经涵盖了几乎所有国际药剂学界正在研究和发展的领域，脂质体、微球和微囊、经皮给药系统等的研究均达到了较高的水平。生物药剂学、药动学、物理药剂学、药剂学等教材以及相关著作、制剂手册、辅料手册等陆续出版。还有在药物新剂型等的研究方面也取得了一系列重要成果，许多口服缓控释制剂成功进入大生产，采用环糊精作为载体取得了高生物利用度的产品，肠溶丙烯酸树脂、可压性淀粉等药用新辅料填补了国内的空白。

在此期间,《中华人民共和国药品管理法》《药品注册管理办法》《药品生产质量管理规范》等法律法规的颁布实施,特别是近年来加大了 GMP 实施力度和知识产权的保护,有效地遏制了产品低水平重复。我国制剂新技术、新辅料、新装备和新剂型从引进、仿制到开发创新,有力地推动了制剂工程的发展。制剂生产从手工到机械化,并在逐步实现自动化,制剂产品质量从感官到仪器分析,从成分量化到生物量化都上了一个新台阶。

二、我国药物制剂工程学教育的人才培养

随着医药企业生产规模不断扩大,企业对高级工程技术人才的需求急剧增加。国家对工程学加倍重视,在医药行业组建了若干个医药方面国家工程技术中心,如药物制剂国家工程研究中心。教育部在大量缩减专业设置的情况下,于 1998 年在药学教育和化学与化学工程学科中增设了制药工程专业,特别列出制剂工程学位必修主课。自该专业设立以来,相继出版了《药物制剂与设备》《药物制剂技术与设备》《药物制剂生产设备及车间工艺设计》《药物制剂工程》等供中职、高职、本科生及研究生学习使用的教材。全国各高等药学院校在特色制剂工程专业建设、精品教材建设、精品课程建设、实验教学示范中心建设、人才培养模式、大学生创新实验计划项目等方向,都取得了可喜的成绩。随着我国药剂学研究整体水平的提升,我国制剂工程学本科生和研究生的教育水平也不断提高。

三、大科学研究模式的产生及对药物制剂工程学科的影响

(一) 制药辅料的发展

无论哪种制剂都必须选择优良的(新)辅料,优良的新辅料也为新剂型和新制剂的开发并实现规模化生产奠定了基础。在液体药剂中表面活性剂、助悬剂和乳化剂的作用早已为人们共识,除吐温、司盘、十二烷基磺酸钠这些常用的表面活性剂外,泊洛沙姆、蔗糖酯、聚氯乙烯、蓖麻油等辅料为制剂开发提供了更多的选择。在固体制剂中,水凝胶材料如卡波姆、膜材料如丙烯酸树脂、生物降解材料如聚乳酸等都具备良好的物理化学性质和生物性质。为了适应现代药物剂型和制剂的发展,辅料将继续向安全性、功能性、适应性、高效性等特点发展。

(二) 制药机械和设备的研究开发

我国早期制药装备技术含量低,新技术的不断涌现为新制剂的研究提供了可能。如粉末粉碎细度现在可达到纳米级,热敏性物料可以在低温或超低温下粉碎;膜分离技术设备已广泛应用于制药工艺用水、药液除菌除热原等;程控、传感自动化等新技术的不断引入使操作全面实现自动化。

自 1969 年第 22 届世界卫生组织大会提出 GMP 以来,药品制剂生产设备如何符合 GMP 要求成为制剂机械设备发展的前提。为了获得对药品质量的更大保障和用药安全,制剂设备将向高效、多功能、连续化、自动化和密闭生产方向发展。例如,固体制剂生产中的流化床一步制粒设备和工艺在 20 世纪 60 ~ 70 年代即已得到推广应用,此后又升级成移动缸式和固定缸式高速混合制粒机,同时又开发成功了混合、制粒(制丸)、干燥、包衣为一体的高效流化制粒设备,满足了制作缓释颗粒或微丸和包衣的需要。在注射剂生产设备方面,新一代的生产设备整合了空气洁净技术装备,如入墙式流式注射灌装生产线、粉针灌封机与无菌室组合成整体净化层流装置等,大大减少了人员走动带来的污染机会,提高了工作效率。此外,参照日本大冢塑料瓶生产线技术,国内成功开发了第一代从塑料粒料开始至注塑、灌装、封口的塑料瓶生产线,随后又开发成功 PVC 软袋、多层复合膜单室袋、多层复合膜多室袋、塑料软袋生产线及检漏装置以及相适应的灭菌柜等。其他先进的生产设备还有高效包衣机、高效干燥制粒机、连续在线混合机、多功能混合机等。

（三）制药新工艺和新技术

新辅料和新设备促进了新工艺和新技术的发展。近年来，各种新技术在制剂工程中得到了充分应用，为提高制剂质量作出了重要贡献。如固体分散体技术、球形结晶技术、环糊精包合技术、超临界流体萃取、大孔吸附树脂分离、膜分离、超声提取、高速逆流色谱萃取、微波萃取、高速离心、超滤、超微粉碎、纳米、采用特殊吸附剂的新吸附、喷雾干燥和冷冻干燥、一步制粒等新技术可开发质量上乘的新制剂、新剂型。其中，固体分散体技术不仅可提高许多难溶性药物的溶出度和吸收，而且将这一技术与控释技术相结合已成功用于制备一些难溶性药物的缓释和控释制剂，纳米技术在制剂工程中的应用前景被十分看好。此外，微机电系统及芯片技术与传统的制剂技术相结合也是一个新趋势。纳米技术和药物传送技术的交叉结合应用到靶向给药系统内的研究主要涉及微机电系统及芯片技术。

在药物制剂生产的技术方面，近年来应用了不少新工艺。例如，在片剂生产中应用了静电溶液包衣工艺以及快速包衣锅，改革了传统的糖衣操作，采用静电干粉包衣法革除了用溶剂包衣的旧方法。

（贲永光　黄江剑）

第十七章 　海洋药物学

第一节 　概 　述

一、海洋与海洋药物

地球上的陆地和海洋的总面积约 5.1 亿平方千米，其中海洋总面积约为 3.6 亿平方千米，覆盖地球表面积的 71%，平均水深约 3795 米。

海洋，是地球上最广阔的水体的总称，包括海和洋两部分。海洋的中心部分称作洋，地球上有太平洋、大西洋、印度洋和北冰洋四大洋，占海洋总面积的 89%，有以下特点：远离大陆，面积辽阔；水体深度一般在 2000 米以上，水体透明度大，盐度、水温不受大陆影响且季节变化小；具有独立的潮汐系统和强大的洋流系统；沉淀物多为深海特有的钙质软泥、硅质软泥和红黏土。海洋的边缘部分称作海，地球上有 54 个海，如地中海、加勒比海、波罗的海、红海、南海等，占海洋总面积的 11%，特点包括：隶属各大洋，以海峡或岛屿与洋相通或相隔，面积较小；一般在 2000 米以下，透明度小，盐度、水温受大陆影响，有显著的季节变化；海底形态差异较大，几乎没有独立的海流和潮汐系统；沉淀物多为砂、泥沙等。

海洋具有生物量大、物种丰富、丰度高、资源可再生的特点，尤其是海洋生物长期在高盐、高压、低温、低光照的过程当中生存，生物之间存在共生、互为食物的关系，因此存在大量的基因资源，通过化学防御可以产生一大批活性糖类、蛋白、小分子之类的活性物质。目前全球纪录的生物大约有 25 万种，其中《中国海洋生物名录》中记录的有 22629 种，按生物演化由低到高的过程，分为海洋植物、海洋动物和海洋微生物三类。海洋生物中富含卤族元素，有的分子中卤原子的量占元素总数的 70% 以上，卤族元素是各类化合物在合成过程中起离子诱导促进分子环化或重排作用。海洋生物中存在多种活性物质，如多糖类、聚醚类、大环内酯类、萜类、生物碱类、肽类、甾醇类、苷类、不饱和脂肪酸、蛋白质、氨基酸等。数千年来人们对海洋生物药用价值的认识、对海洋药物的研究，为海洋药物学科的发展奠定了基础。

海洋药物是指以海洋生物为药源，运用现代科学方法和技术研制而成的药物。20 世纪 40 年代意大利最早开展海洋药物研究，在 20 世纪 70 年代末中国开始海洋药物研究。海洋药物研究领域涉及药物化学、药理学、分子生物学、基因工程、遗传学、生物资源学、临床医学等众多相关学科，作为一门新的学科分支，逐步发展起来。

二、海洋药物学的发展趋势

数千年前，人们发现了海洋生物的药用价值，经过不断地探索和应用，为现代海洋药物的开发积累了宝贵的经验。人们对海洋生物的认识开始于海洋天然产物，使用海洋生物作为食物和药物由来已久。近年来，海洋天然产物越来越引起科学家们的注意，人们相信在辽阔的海洋中存在众多结构新颖的化合物。现代生命科学及相关学科的高速发展对药学领域的发展产生了巨大的牵引力。

近些年生物学、分子生物学、化学等学科领域出现的高新技术为现代药学研究创造了技术条件。综合运用这些学科领域的研究方法、技术和思路，特别是生物系统筛选技术、基因组学、蛋白质组学、代谢组学、生物组合化学、生物信息学及化学生态学等新兴学科方法和技术，必将对未来海洋天然产物和海洋药物的发展产生无法估量的推动作用。大半个世纪的技术和成果积累，乃至数千年的经验和智慧积淀，交汇现代高新技术和新兴学科的推动力，未来海洋药物的研究开发将在新的起点向广度和深度展开，海洋药物学也将作为一个新的药学学科分支快速成长、发展和完善。

三、海洋药物学的新理论、新方法

我国现代海洋药物的研制，实现了从直接利用海洋生物的传统海洋中药向利用药源生物体内活性单体化合物的现代海洋药物的大跨越。近 40 年来，我国应用现代技术，在研究开发现代海洋药物方面，取得了可喜成绩，并形成了自身特色和优势。

以传统海洋中药资源为药源，结合现代天然产物和海洋药物研究方法和技术，开发研制针对重大疑难病症的创新药物，是我国现代海洋药物研究开发的特色之一。20 世纪 70 年代以来，我国学者运用现代科学技术理论和技术，对海洋中药从化学、药理、毒理、制剂、临床及药物资源等方面进行了较系统的研究，揭示了一些海洋中药特别是单味药的作用物质基础及其作用机制，并成功研制了现代意义上的海洋创新药物以及新的海洋中药或与其他中药配伍的中药复方。如已获准上市的藻酸双酯钠、甘糖酯、烟酸甘露醇、河豚毒素、多烯康、角鲨烯等药物即是以海洋中药材为药源研制开发的现代药物。

针对海洋药物研究开发中的瓶颈因素药源问题，以海洋本草中蕴藏量丰富的海洋多糖类化合物为药源，开发研制现代西药，是我国现代海洋药物研究开发的又一特色，并形成了优势。如以海带等海洋中药中的褐藻多糖为药源，开展了海洋多糖、寡糖的化学结构、生物活性、构效关系、作用机制、创新药物等一系列研究，创制了多个现代海洋药物。特别是中国海洋大学，1985 年成功研制了我国第一个现代海洋药物藻酸双酯钠（PSS）。此后，又相继开发了甘糖酯、海力特、降糖宁 3 个海洋药物及系列海洋生物工程制品。目前，三个国家一类新药（抗艾滋病海洋药物聚甘古酯、抗脑缺血海洋药物 D - 聚甘酯、抗动脉粥样硬化海洋药物几丁糖酯）已顺利进入 Ⅱ 期临床研究；在研的国家新药——抗尿路结石海洋药物古糖酯、抗老年性痴呆海洋新药 HS - 971 也已完成临床前研究开始进入临床研究。这些药物都是以资源量极为丰富的药用海洋动植物多糖为基础开发研制的。可以说，我国的海洋糖类药物的研究开发已形成了自身优势，在国际上占有一席之地，走出了中国海洋药物发展的特色之路，对我国乃至世界海洋药物的发展作出了应有贡献。

四、海洋药物学与其他学科的关系

海洋药物学的研究领域涉及药物化学、药理学、分子生物学、基因工程、遗传学、生物资源学、临床医学等众多相关学科。海洋药物学的发展既得益于来自上述各学科的研究方法和技术的进步，同时也促进了各学科的相互融合和相互渗透。

第二节　我国现代海洋药物学学科体系的构建与形成

传统海洋中药以及传统中医药理论，是我国现代海洋药物研究开发的基础和原动力。我国是世界上最早利用海洋生物作为药物的国家之一。数千年前，中国古代先民们经过长期的实践积累，以某些海洋生物及矿物直接用作药物。远在公元前 1027 年姬周于《尔雅》内"药食同源"的观点揭示了食物（包括海洋生物）在疗病过程中的作用；我国沿海古代居民使用了许多可供食用的海洋生物，并发现了其药用价值，开始了海洋药物的医疗实践。我国历代医药本草典籍，如《神农本草经》《本草纲目》《本草纲目拾遗》等，收录海洋本草药物 150 余种。在数千年的临床实践基础上，自 20 世纪后半叶以来，随着中药研究的迅速发展，被认识和收录的海洋药物种类显著增加。例如，1975 年出版的《全国中草药汇编》收录海洋药物 166 种；1977 年出版的《中草药大辞典》收载海洋药物 144 种（128 味）。特别地，在新近开展的我国首次全国范围的大规模海洋药用生物资源调查评价中，又有新的发现和突破，至 2008 年，我国已记录的海洋药物达 676 味，其中植物药 195 味，动物药 470 味，矿物药 11 味；药用生物资源物种种类已达 1699 种，其中植物 309 种、动物 1372 种、矿物 18 种。这些资源无疑将成为我国包括现代海洋中药在内的现代海洋药物研究开发的源泉。

我国的现代海洋药物研究起始于 20 世纪 70 年代，至今已有 40 余年的历史。在这期间，在国际海洋天然产物、海洋药物研究的大背景下，我国许多学者致力于现代海洋药物的研究，取得了一些鼓舞人心的成绩。值得提出的是，早期，我国学者对我国南海的珊瑚类动物进行了较系统的化学成分研究，1985 年，首次从软珊瑚中分离得到两个具有双十四元环碳架的新型四萜，丰富了萜类化学的内容。20 世纪 90 年代以后，海洋天然产物的研究获得了迅猛发展，更多的学者对我国海洋中的海绵、珊瑚、棘皮类动物、草苔虫、海藻及海洋微生物进行了广泛的研究。迄今已研究的海洋生物约有 500 种，申请获得的发明专利 100 余件。

有关资料显示，我国真正直接作为药物广泛应用的海洋天然产物尚不多见，但以海洋生物活性物质作为分子模型或先导物，通过结构改造与修饰，或以其作为原料进行半合成来获得药用分子等领域的研究，已经取得了令人鼓舞的成就。目前，藻酸双酯钠、甘糖酯、河豚毒素、角鲨烯、多烯康、烟酸甘露醇、多抗佳、海力特等（前两个药物都是海洋多糖、低聚糖类药物）获国家批准上市；另有 10 余种获健字号的海洋保健品，更有一批药物在临床及临床前研究。

近 10 年来，我国在运用基因工程、细胞工程、发酵工程、蛋白质工程、生物反应技术等方面取得了一定进展。特别是运用基因工程等技术研究开发海洋活性物质、诊断试剂、疫苗和药物也取得了显著进展。现已克隆到基因并进行重组表达的肽和蛋白质有：毒素（海葵毒素、芋螺毒素、海蛇毒素等）、胰岛素、降钙素、凝集素、鲨凝集素、血蓝蛋白、别藻蓝蛋白、金属硫蛋白、鲨鱼软骨血管新生抑制因子、超氧化物歧化酶、细胞色素 C 等。20 世纪 80 年代以来生物表达受体开始从原核生物到真核生物，从微生物到大型生物，从细胞水平到整体水平，从陆地生物到海洋生物的转变。20 世纪 90 年代以来，随着大型海藻基因工程的可操作性被证实，藻类基因工程研究与开发的潜力正在被越来越多的人所认识。目前在麒麟菜、硅藻（Cyclotella cryptica 和 Naviculasaprophila）、海带、条斑紫菜和坛紫菜等的瞬间表达体系及稳定表达体系等研究方面已取得重要进展。

随着海洋药物的快速发展，我国已初步构建海洋生物制药产业的技术体系。1999 年成功建设了我国唯一的国家海洋药物工程技术研究中心，目前已成为我国海洋药物工程化、产业化的中试基地和我国海洋药物研究开发的技术辐射源。此外，许多省市和的重点院校均成立了相应的海洋药物研究机构和学术团体，每年均召开各种类型的海洋药物学术研讨会。国家及各省市的政府都逐年加大了对海洋药物研究开发的资助。特别是国家"863"计划将海洋药物研究列入独立专题，并启动了以新药先导化合物和创新药物为主题的海洋天然产物研究项目。在此背景下有的院校建立了海洋药物专业，有计划地培养海洋药物学科的专业人才。现在已在全国逐步形成了一个集教学、科研、生产为一体的较系统的海洋药物发展体系，并在我国药学研究领域具有一定的地位。

第三节　具有独特意义的中国海洋药物学学派和研究传统

传统海洋中药以及传统中医药理论，是我国现代海洋药物研究开发的基础和原动力。我国是世界上最早利用海洋生物作为药物的国家之一。海洋本草是中国本草学的重要组成部分，它伴随着本草学由微至巨，不断丰实、完整、分化综合、发展提高，彰显着与陆地药物的发现、认识和应用同源同步的规律特点。

我国现代海洋药物的研制，实现了利用海洋生物整体或部位的传统海洋中药向利用药源生物体内活性单体化合物的现代海洋药物的大跨越。

2010 年以前，基于海洋天然产物的现代海洋药物研究与开发是中国海洋药物学科的主流。进入 2010 年以后，海洋中药研究与现代海洋西药研究并举，成为中国海洋药物研究新动向。"海洋中药"是指以我国的中医中药理论为指导，以海洋动植物、矿物为药源，经过合理的配伍组方而成的具有显著疗效的单方、复方及中成药。海洋中药既可单独成药，也可与其他陆地中药配伍组方成药。海洋中药具有低毒性、多成分、多靶点、多途径协同作用的特点，在预防和治疗威胁人类生命健康重大疾病如病毒、肿瘤、心脑血管等方面具有显著优势。与西药以化合物为出发点不同，中药以生物体为本（但其作用基础乃是化合物或化合物的组合），其药效作用本质是多靶协同作用的"混合物"，迥然不同于现代西药的单一化合物。

海洋中药为我国特色的现代海洋药物的研究和开发起到了重要的启迪作用。海洋中药数千年宝贵的文献资料和临床实践经验，为现代海洋药物的研究开发提供了理论依据和物质基础；而现代海洋药物的研究和开发又为海洋中药的现代理解和价值体现提供了全新的视角、方法和技术。在我国，现代海洋药物的研究也需要传统海洋中药理论的支持，而传统海洋中药的出路更需要现代科学技术的推动。从海洋中药研究与应用的历史渊源来看，海洋中药在我国早期的中药发展史中已成为中药宝库不可分割的有机组成部分，其精髓有待现代理念的领悟，其奥妙亟待现代科学的诠释，其潜力亟需现代技术的挖掘。作为我国中药资源宝库的重要组成部分，海洋中药的现代化是我国中医药现代化事业不可或缺的部分。

回顾现代海洋药物研究发展的历程，列数各个历史阶段的成就，人们清楚地认识到，海洋药物研究的水平、深度和广度与当时的科学技术发展水平密切相关。海洋药物的研究与开发需要多学科的交叉、渗透与融合，需要多种方法和技术的综合运用和借鉴。由于一大批现代高新技术和新兴交叉学科的迅速发展，海洋药物研究又迎来一个空前发展的新阶段。进入 21 世纪以来，海洋药物的研究在药学乃至生命学科领域受到前所未有的高度重视，其无法估量的巨大潜力在 21 世纪将被充分发挥和挖掘。

第四节　海洋药物与药物先导化合物

自 20 世纪 40 年代以来，海洋药物研究经历了大半个世纪的发展历程，形成了多次研究开发的高潮，取得了令世人瞩目的成就。早期发现的几种抗癌、抗菌药物，激励着人们寻找发现了大量的活性海洋天然产物，有些已发展成为极有前途的药物先导化合物。尽管海洋药物研究和开发受到药源等因素的限制，但仍然显示了巨大的发展潜力。

一、海洋药物研究的历史进程

回顾现代海洋药物的发展历史，早期许多重要的发现和成就值得称道，一直引导、激励着后来的研究者。

20 世纪四五十年代，记述从海洋生物中分离生物学活性物质和评论海洋可能成为药物来源的文献逐渐增多，引起了人们对海洋药用生物资源的关注。

1945 年，Emerson 等发表了《海洋药理活性物质》论文，首次展现了海洋天然产物的药用潜能。

20 世纪 40 年代，Halstead 对海洋有毒生物进行了广泛的调查，编写出版了《世界有毒及有毒腺的海洋生物》，并于 1965~1968 年先后出版了多本专著，指出海洋生物特别是某些海洋动物中存在着大量毒性很强的具有潜在药用价值的活性物质。

1945 年，Brotzu 从意大利撒丁岛的海洋污泥中分离到一株顶头孢霉菌，1953 年，Abranham 从中分离获得头孢菌素 C，此后，经水解获得的头孢烯母核，成为头孢霉素类抗生素的合成材料。这一发现奠定了头孢菌素 C 系列抗生素的基础，对后来海洋药物的发现起到了鼓舞作用。

1950~1956 年，Bergmann 从加勒比海海绵中发现了特异海绵核苷，成为后来重要的抗病毒药物和抗癌药物的结构先导化合物，为两类海洋药物 Ara – A 和 Ara – C 的问世奠定了基础。与头孢菌素类化合物一样，这一发现成为现代海洋药物研究成功的典范。

1964 年，Woodward、Hirata、Tsuda 等对河豚毒素（TTX）结构测定成功，又一次刺激了化学界、医学界、药学界等对海洋天然产物的兴趣。1972 年，Kishi 开始用化学合成法合成河豚毒素，研究其立体结构。河豚毒素的合成成功，不仅带动了对海洋毒素的研究，实际上对整个海洋天然产物的研究都起到了促进作用。

1965 年，Arigoni 报道了第一个海洋二倍半萜的结构，拓展了人们对海洋天然产物结构类型的认识，并在 20 世纪 60 年代末至 70 年代初形成了海洋天然产物研究的第一个高潮。

1967 年，由美国海洋技术学会举办的名为"海洋药物"的论坛在罗德岛大学举行。

1968 年，Hugo 在研讨会论文集中预测了海洋药物的美好发展前景。

1968 年，美国亚利桑那州大学肿瘤研究所 Pettit 教授对南北美洲大西洋和太平洋近海及亚洲太平洋近海的无脊椎和脊椎海洋动物进行抗肿瘤筛选。

1969 年，Weinheimer 和 Spraggins 报道从加勒比海柳珊瑚中分离得到高含量的前列腺素 15R – PGAz，这极大地刺激了化学界对来自海洋生物活性物质的兴趣，并被认为是现代海洋药物发展的触发点，对海洋生物次级代谢产物的研究起到了推动作用。

1969 年，由巴斯洛出版的《海洋药物学》对前人的研究成果进行了总结，更重要的是预测了海洋药物的广阔前景，为后人描绘了海洋药物的美好蓝图。这些论述引起了化学家、药理学家和生物学家的兴趣，对海洋天然产物化学、海洋药物学和毒理学的发展起到了巨大的鼓舞作用。

自 20 世纪 60 年代以来，美国、日本、欧盟等国家和地区学者展开了对海洋生物的采集、生物活性筛选及化学、药理、毒理的研究，许多海洋药物相关研究机构相继成立。

到 20 世纪 80 年代，人们在该领域的研究已有相当多的积累，加上新技术、新方法的应用，使海洋天然产物化学研究出现了新高潮。但是，由于采集海洋生物有时十分困难，加上对海洋动植物的分类学研究不如陆地动植物清楚，化学成分复杂且微量存在，其分离和鉴定也比陆地植物的更为困难，因此对海洋药物的研究进展较为缓慢。海洋天然产物是海洋药物研究的基础。在海洋天然产物研究发展的初期，海洋天然产物化学家的注意力主要集中在新结构的发现和具有独特结构天然产物的合成上，往往忽略药理活性的筛选和研究。

20 世纪 80 年代以后，对海洋天然产物的生物活性研究才逐渐形成一个明确的方向——海洋生物药学。由于早期海洋有毒生物及其毒素的研究发展较快，在海洋生物药学发展初期，对生物活性的研究主要集中在神经系统的膜活性毒素、离子通道活性等方面，此后逐步开展了抗肿瘤、抗病毒、抗炎等活性方面的研究。

20 世纪 90 年代以来，随着分子和生物药理学实验的发展，重组 DNA 技术及基因分析技术的出现，越来越多的分子受体用于海洋天然产物药理活性的研究。

令人欣慰的是，尽管障碍重重，在海洋药物发展的短短几十年的历史中，仍然有一些海洋天然产物进入药品市场，有更多的海洋天然产物进入临床研究或临床前研究阶段。在已发现的化合物中，有超过

0.1%的化合物具有新颖的结构和显著的生物活性，有希望成为重要的药物先导化合物或有潜力的药物。除大量的学术论文外，海洋活性天然产物方面的专利也逐渐增多。这些研究结果充分说明，海洋生物是治疗肿瘤等疑难病症的重要药源。

二、海洋药物的研究进展

研究已经表明，海洋是寻找药物先导化合物的丰富资源。从20000余种海洋天然产物中，不仅发现和发展了几类抗癌、抗菌的临床药物，还发现了一批有开发前景的药物先导化合物。第一类引起关注的海洋生物活性化合物是在20世纪50年代，从加勒比海海绵中分离到的核苷类化合物 spongouridine、spongothymidine 和 spongosine。15年后合成的结构类似物阿糖胞苷（Ara－C）有抗癌活性，阿糖腺苷（Ara－A）有抗病毒活性，并相继作为抗癌药物和抗病毒药物进入市场。第一个从海洋微生物中获得化合物并成功开发成药物，是在20世纪50年代来源于海洋真菌的头孢菌素C，它成为后来头孢菌素类系列抗生素的先导化合物。目前，国际上公认的已投放市场的海洋药物有：源于海洋真菌的系列抗菌药物头孢菌素类抗生素，源于海绵的抗癌药物 Ara－C，源于海绵的系列抗病毒药物 Ara－A 及其类似物，以及近年进入市场的源于芋螺的镇痛药物芋螺毒素和源于海鞘的抗癌药物 ET－743。

从生物来源角度看，进入临床研究的候选药物和处于临床前研究的药物先导化合物主要来源于海洋无脊椎动物，特别是海绵、软体动物及被囊动物（尾索动物），少数来源于海洋脊椎动物、海藻和微生物。海绵动物、软体动物及被囊动物是主要的药源生物，海洋微生物等资源尚待开发；从化学结构角度看，这些药物及先导化合物的结构类型多样，包括肽类、内酯类、甾体类、核苷类、酰胺类、聚醚类、萜类、鞘糖脂类、杂环类等，其中，肽类化合物特别是环肽最多；从药理作用角度看，抗癌药物占的比例最大，作用于微管蛋白聚合、新生血管生成、蛋白质合成、DNA合成、信号转导通路等多种靶点。另外有止痛、抗炎/平喘、抗病毒、抗阿尔茨海默病等药物。其中，多数是海洋天然产物结构模式的直接应用或修饰产物（半合成衍生物及结构类似物）。近年来，中国也有四十余种抗肿瘤、抗病毒、抗炎、抗阿尔茨海默病、抗动脉粥样硬化等药物先导化合物在临床前及临床研究阶段。

三、海洋药物先导化合物的筛选与发现

1. 抗癌药物先导化合物的发现　几十年来，从各种海洋生物中发现了一批有应用前景的抗癌药物先导化合物。从群海绵 Agelasmauritianus 中发现了系列鞘糖脂化合物 agelasphins，其合成衍生物 KRN7000 不仅显示抗肿瘤活性，还具有较强的免疫促进活性。研究认为，抗肿瘤活性在很大程度上可能源于其免疫促进机制。

2. 抗菌药物先导化合物的发现　90年代初，抗生素的成功使整个社会和科学界对细菌耐药性毫无防备。临床上出现的耐药性细菌感染事件迫使人们快速而持续不断地开发新类型的抗生素，跟上细菌对抗生素敏感性不断变化的步伐。海洋天然产物中相当一部分化合物具有抗菌活性，是抗生素新的丰富来源。在抗菌类药物中，最为重要的头孢菌素类抗生素的先导化合物头孢菌素C就是从海洋微生物中发现的天然产物。在证实其对耐青霉素葡萄球菌具有抗菌活性后，从针对药效学进行的结构改造过程中发现，将头孢菌素C水解产生7－氨基头孢烷酸后再进行结构修饰，可以获得明显增强其药物活性的系列抗菌药物，并且大获成功。目前头孢菌素类抗生素已经成为抗生素药物中最大的一个家族。头孢类抗生素是最早从海洋中发现的抗菌药物，此后，从海洋耐碱、嗜碱放线菌中发现了一系列新类型的抗生素。90年代中，由于免疫缺陷和重病人数在一定程度上显著增加，威胁生命的真菌感染频率急剧上升。解决这一困境的一个合理的方法就是以真菌特定的生化和分子特性（如细胞壁）为靶点寻找新药。随后有科学家从海洋中也已发现了许多具有研究价值的抗真菌活性化合物，有些已成为药物先导。

3. 抗病毒药物先导化合物的发现　鉴于病毒病原体耐药性的出现及病毒（如艾滋病病毒 HIV）的持续性传播，研发新的有效抗病毒药物十分紧迫。近年来，对 HIV 病毒蛋白酶和逆转录酶抑制剂的研究已取得突破，这增加了人们用化学疗法治疗病毒性疾病的信心。然而，虽有这些令人鼓舞的进展，但是当今仍有许多病毒性疑难病症很少有适当的治疗方法。为攻克病毒的耐药性，迫切需要开发具有新作用模式的新药。Ara - A 是来源于海洋低等无脊椎动物海绵中的天然产物，是第一个核苷类抗病毒药物，也是第一个可以进行静脉注射的抗病毒药物，在此基础上又研究开发了一系列抗病毒包括抗 HIV 的核苷类药物。近年来，从海洋生物中发现了大量的结构特殊的天然产物，具有显著的抗病毒活性，有些已发展成具有前途的药物先导化合物。

4. 抗炎药物先导化合物的发现　许多与炎症性疾病有关的不适症状是由炎症自身引起的，人们付出了极大的努力去寻找更有效的抗炎新药。尽管已报道的具有抗炎活性的海洋次级代谢产物并不多，但如果有更多的炎症筛选模型，那么发现抗炎化合物的概率就会大大增加。从海洋生物中发现了一批抗炎活性化合物。其中，最引人注目的抗炎活性成分是从海绵中分离获得的二倍半萜类化合物，是磷脂酶 Az（PLA_2）抑制剂，该化合物在 20 世纪 80 年代中期就被作为一个典型的抗炎药物进入临床试用，检测磷脂酶 Az 在二十烷类生物合成时花生四烯酸释放作用的分子探针，已上市。

5. 驱虫药物先导化合物及抗疟药物先导化合物的发现　尽管高效的商业驱虫药已得到了应用，但是对于关键结构类型（苯并咪唑和大环内酯类）的驱虫药的研究面临越来越大的困难，因此寻找新的生物活性药物为目前所急需。从海洋生物中发现了一些具有强抗疟、驱虫作用的化合物。例如，从海绵中获得的 β - 咔啉生物碱具有抗肿瘤活性和抗结核杆菌活性，更重要的是具有显著的抗疟活性，是具有应用前景的抗疟药物先导化合物；从海绵中发现了具有烯胺内酯特殊骨架类型的化合物，对寄生线虫具有杀虫活性；从海绵中分离得到的四环二萜具有强的杀疟原虫作用；从海绵中获得的大环内酯化合物，不仅具有抗真菌活性，对疟原虫也有显著的活性，具有开发潜力。

四、海洋药物的药源问题

海洋天然产物的多样性及全球对新型抗肿瘤、抗感染等药物越来越多的关注，无疑会促使人们将更多的精力投入到海洋天然产物临床应用的研究中。但是，一直以来对海洋先导化合物的研究遇到很多障碍，特别是活性化合物往往只占生物样品湿重的 6% ~ 10%，可持续获得大量的化合物便成为最大的障碍，限制了药物的临床前研究、临床研究，乃至市场开发。许多天然产物具有显著的生物活性，要发展成为能供临床使用的药物必须经过样品采集、活性成分发现、临床前研究、临床发展这 4 个阶段，必然会遇到化合物来源问题，即需提供足够量的样品进行临床前研究、临床研究及临床使用。但是，许多海洋天然产物的结构十分复杂，难以化学合成或合成成本太高，或因自然资源有限无法通过自然采集的方式获得，这使得化合物的来源没有保障。另外，有些具有较高活性的海洋天然产物具有较大的毒性，如果能够获得足够的原料，那么就可通过结构改造来降低毒性或提高活性。但是，除了一些比较容易合成的药物，其他的药物因为缺乏足够的药源生物资源，或因化合物的结构复杂等因素，在这方面的尝试都没有获得成功。因此，由于以上种种原因，许多活性天然产物未能进行充分、系统的药理学研究；即使有些化合物已进入临床研究阶段，一旦临床获得成功而进入市场，除极少数可通过人工合成途径解决其药物来源外，绝大多数都将面临药源难题。

（一）化学合成

传统上获得海洋小分子化合物的首选方案是化学全合成，其次是通过阐明海洋天然产物药效团的生物学作用，并通过合成、化学降解、化学拆分或者综合这几种方法以确定关键药效团，以此得到基于海洋天然产物的更切实可行的药物。化学合成可为药物开发提供很多可控的因素，应是药物资源商业开发的首选途径。芋螺毒素是海洋天然产物中通过直接全合成大批量生产的成功例子，这是由于其肽类结构使然。但对于大多数海洋天然产物来说，其结构极为复杂，往往含有多个手性中心，需若干步反应才能合成，而且产率极低，成本太高，商业开发前景渺茫。正是由于海洋天然产物具有复杂的结构，赋予其新的作用机制和高选择性，这也导致了化学全合成的不经济性。

（二）自然采集

采集海洋野生药用生物资源进行提取获得活性化合物，应是药物开发的可选途径之一。但是实践证明，从海洋自然资源中采集足够的生物样品，提取有效成分供临床前研究、临床研究和临床使用几乎是不可能的。其重要原因是，许多药源生物的自然资源十分有限，即使大量采集也无法获得足够的量，而且，大量采集必然会对海洋生态系统造成严重破坏。另外，某些药理活性好的化合物在自然资源中含量极微，即使不考虑生态平衡的问题，也绝不可能采集到足够的生物样品作为药用资源，由海洋资源提供如此大量的生物样品以满足市场需要的可能性很小。

（三）药源生物养殖

通过药源生物（包括海绵、海鞘、苔藓虫等）的养殖以得到稳定的药物来源，在抗癌药物的应用中已进行了有益的尝试。例如，养殖海鞘以获取抗癌化合物 ET－743，养殖总合草苔虫以获取苔藓虫素等，取得了一定的进展。但是，在大多数情况下，通过养殖生物获得的药物量与市场所需量相比还有很大差距，此外，在自然环境中养殖无脊椎动物还受到许多不确定因素的影响，如风暴或病害的损害。

（四）分离培养共生微生物

大多数海洋无脊椎动物组织内栖息着大量的共生微生物，包括细菌、蓝藻菌、真菌等。基于这一事实，一个令人关注的策略就是，鉴定共生微生物是否是海洋活性化合物的真正生产者。许多研究已获得了有力的证据，表明微生物参与了无脊椎动物中天然产物的生物合成。在海绵相关微生物群落鉴定方面的一个突破是分子生物学方法的应用，例如，运用 16S rRNA－靶寡核苷探针的荧光原位杂交技术，运用这一方法，已鉴定了许多海洋无脊椎动物中的微生物群落。如果细菌或其他相关微生物真的能够产生这些目标化合物，那么精心设计特殊的培养基将有利于这些微生物的大规模发酵。目前，通过显微镜在海洋生物组织中观察到的细菌，估计只有不足 5% 能够在标准条件下被培养。如此，分子生物学方法可提供有前景的替代方案，即将化合物的生物合成基因簇转移到载体中，以适合大规模发酵，从而避免共生微生物培养的困难。

从海洋天然产物发展成为药物要经过一个系统的研究过程，海洋天然产物的一些特点增加了系统研究的难度。通过以上分析，可以看出影响现代海洋药物研究开发最主要的制约因素是药源问题。我们已从陆源药物先导化合物的开发中知道，从自然界中不断地、无节制地获取药物是不可靠的，也是不可取的，甚至会将相应的物种置于灭绝的境地。以海洋天然产物为基础进行大规模生产以满足临床应用，确实是一个挑战。制定环境友好、经济可行的替代战略方案为本领域所亟须。因此，寻找可人工再生的、对环境无破坏的、稳定的、经济的药源已成为海洋药物研究领域最紧迫的课题。

（刘翠红）

第十八章　药事管理学

第一节　概　述

一、药事与药事管理

1. 药事　泛指一切与药有关的事项。是由药学若干部门（行业）构成的一个完整体系。包括药品的研制、生产、流通、使用、检验、广告、药品管理和药学教育等方面的活动内容。

2. 药事管理　是指对药学事业的综合管理，是运用管理学、法学、社会学、经济的原理和方法对药事活动进行研究、总结其规律，并用以指导药事工作健康发展的社会活动。它包括宏观管理和微观管理，宏观的药事管理是指国家对药事进行有效治理的管理活动，我国也称药政管理或药品监督管理，微观的药事管理指药事各部门内部的管理。

二、药事管理的发展及其特点

（一）药事管理的发展

随着社会的不断发展以及对药品管理工作的要求和重视，药事管理的范畴、方法、措施也在不断的发展变化，并日趋完善。管理范畴从侧重于对药品经营、医院药房的管理扩大到对药品的研制、生产、流通、价格、广告、使用等环节的全面管理，从一个国家、地区的管理向国际化的趋势发展。管理体制从早期的医药合一管理演变为在某一机构中设置专人负责，发展为设置独立的药品管理机构，形成高效、统一的管理体制。管理的目的，从早期保证皇室、王公贵族药品供应、保管、安全使用，逐渐扩展到防治灾情、疫情及保障战争发生后的药品供应，以后又不断地完善，管理药品的目的发展为为人民群众预防、治疗、诊断疾病提供质量合格的药品，满足人们防病治病的要求，保障人体用药安全，维护人民身体健康和用药的合法权益。管理的方法从经验管理向科学管理发展，从单纯行政管理向法制管理发展。

（二）药事管理的特点

药事管理的特点表现在专业性、政策性、实践性三个方面。专业性，即药事管理包括药学和社会科学的基础理论、专业知识和基本方法。政策性指按照国家法律、政府法规和行政规章，行使国家权力对药学事业的管理。实践性指药事管理离不开实践活动。药事管理的法规、管理办法、行政规章是在药品生产、经营、使用实践的基础上，经过总结、升华而成的，反过来它可以用于指导实践工作，并接受实践的检验；对于不适应的部分，适时予以修订、完善，使药事管理工作不断改进、提高和发展。

三、药事管理学科的形成与发展

很长时间里，药学随自然科学的发展而发展，逐渐形成以生物学、化学、工程学为主要基础的近代药学科学体系和各分支学科。19 世纪后期，随着制药工业的发展，国内外药品贸易的发展，药学科学和药学实践日益受社会、经济、法律、教育、公众心理等因素影响，医药的作用日益受经济、社会、管理等因素的制约或促进。药学与社会科学也相互交叉、相互渗透，形成以经济学、法学、社会学、管理学为主要基础的一个知识领域——药事管理学科，又称社会药学。

（一）药事管理学科课程被列入药学教育基本课程

1821 年费城药学院建立，美国开始了药学学校教育体制，"药房业务管理"被列为药学学校教育课程。1910 年后，美国药学教员协会（AACP）颁布的 5 版药学教育大纲中，药事管理学科课程均列为基本课程，但学科和开设的课程有所不同，最早是商业和法律药学，1928 年更名为药学经济。1924 年前苏联在高等药学教育中普遍开设"药事组织学"课程。1950 年以后欧洲、日本等国家开设"社会药学"课程。

1950 年，经美国药学院协会同意学科更名为药事管理，并经药学教育资格委员会同意在文件中使用——the Discipline of Pharmacy Administration，缩写为 Ph. A，译为药事管理学科。20 世纪 50 年代以后，随着 Pharm. D 学位教育的发展，药事管理学科在高等药学教育中日益重要。在 Pharm. D 学位教学计划中，开设有 5~6 门该学科的课程，占总学时的 10% 左右。20 世纪 50 年代，药事管理学科被列为硕士、博士学位的专业。在高校，该学科的教师人数与药化、药剂、药理等学科基本相同。

（二）我国药学教育中的药事管理学科发展及课程开设

1906~1949 年，我国有少数教会学校开设了"药房管理""药物管理法及药学伦理"等课程。1954 年，高教部颁布的药学教育教学计划中将"药事组织"列为高等药学院（系）药学专业的必修课程和生产实习内容。1954~1964 年，各高等药学院校普遍开设了"药事组织"课程。1985 年，华西医科大学药学院、北京大学药学院等先后开设"药事管理学"课程。1987 年，国家教委高等教育专业目录中将"药事管理学"列为药学、制药学、中药学、医药企业管理等专业必修课程。1993 年；卫生部规划教材《药事管理学》（第一版）出版发行；2001 年 8 月《药事管理学》（第二版）出版发行。教材建设推动了我国药事管理学科的发展。

四、药事法规体系的形成及发展

1938 年，美国药师瓦特金斯（Harold Watkins）配制生产的小儿用口服磺胺酏剂，后美国 FDA 陆续获得因使用该磺胺酏剂致使 350 人肾损害，107 人丧生的报告，多为儿童。成为美国发生的因药物中毒造成死亡的重大案件。后来的动物实验证明，磺胺酏剂的毒性来自工业用二甘醇，联邦法院以在酏剂中用二甘醇代替乙醇，"掺假及贴假标签"的名义，对 Massengill 公司罚款 16800 美元。"磺胺酏剂中毒事件"引起的灾难性教训，促使美国国会于 1938 年通过并颁布《联邦食品、药品和化妆品法案》，从法律上强调药品的安全性。该法案要求在 1938 年后投放市场的所有新药产品在销售前应当证实供人用是安全无毒的。当老药品新剂型投放市场前，其处方、标签和广告均需经 FDA 审查批准

20 世纪 60 年代前后发生的"反应停事件"，它产生的影响仍然促使美国对 1938 年《联邦食品、药品和化妆品法案》进行修改。1962 年美国国会通过《Kefauver—Harris Amendments》，改写了有关条款，首次规定药品制造商在新药出厂上市前，不仅要向 FDA 提供安全性证明，而且还要提供产品药效证明材料，即保证药品的安全和有效。依据该法，美国随后淘汰了 412 种药品，责令 1660 余种同类药品撤出市场。

一个国家、一个地区药品管理有效经验，通过药事管理学科传播，便会迅速地推广到其他国家。现在国际上被广泛采用的 GMP 于 1963 年经美国国会通过颁布为法令在美国实施后，1969 年世界卫生组织

（WHO）就向其会员国正式推荐 WHO 的 GMP，到 20 世纪 80 年代便有 100 多个国家和地区实行了自己的 GMP 或采用其他先进国家的 GMP，并开展 GMP 认证。其他先进的管理规范如《药物非临床研究质量管理规范》（GLP）、《药物临床试验管理规范》（GCP）、《药品经营质量管理规范》（GSP）、《药物警戒质量管理规范》（GVP）等，现已形成国际公认的药物研究生产、经营规范体系，成为各国药事管理的主要方面和有力措施。这些规范的实施，推动药品质量管理的科学化、规范化、法制化进程，也丰富了药事管理学的研究与教学内容，药事管理理论与药学实践相结合，提高了药学领域各分支系统自身的水平，促进了整个药学事业的发展进步。

五、国内外药事法规概况

药事法规（pharmaceutical laws and regulations）是调整一个国家药品研发、生产、销售、使用和监管等阶段所发生的社会关系和经济关系的法律规范的总称。各国药事法规体系的内容通常包括：①具有法律效力的成文法、判例及司法解释等；②没有法律效力仅作推荐性参考的指南；③没有直接法律效力但可依据法律而间接产生作用的技术标准、规范。

（一）美国药事法规概况

美国药事法规是目前世界上最系统、最完整、最科学的药事法规之一。美国最主要的药品管理部门 FDA 以严格、科学的管理著称，成为世界各国药政机构效仿的对象。GMP（good manufacture practice）和 GRP（good review practice）等概念均源自于美国。美国认为 FDA 药品管理的历史就是美国药事法规发展的历史，美国药事法规最早可以追溯到 1820 年的美国药典（USP），但这只是技术标准还不是真正意义上系统管理药品的法律。纵观美国历史，美国药事法规主要经历了以下 3 大里程碑：1906 年颁布的《食品药品法》（Food and Drugs Act），它是第一部系统全面管理药品的法案，并第一次提出掺假药品与冒牌药品的概念；1938 年颁布的《联邦食品、药品和化妆品法案》（Federal Food Drug and Cosmetic Act），它第一次提出在药品上市前要进行安全性审查；1962 年颁布的《药品修正案》第一次要求药品上市要进行有效性审查，还首次提出药品不良反应报告制度。美国建立了 USC 和 CFR 两大法律数据库，人们可以方便地查找法律原文，与药品有关的法律、规章分别位于 USC 和 CFR 中的第 21 部。通过整理，美国现行与药品有关的主要法律如下：《联邦食品、药品和化妆品法案》（Federal Food Drug and Cosmetic Act）；《1997 现代化法案》（1997 Modernization Act）；《良好儿童药品法案》（Best Pharmaceuticals for ChildrenAct）；《2002 生物恐怖主义法案》（Bioterrorism Act of 2002）；《特殊药物管理法案》（Controlled Substances Act）；《1994 饮食补充剂健康与教育法案》（Dietary Supplement Health and Education Act of 1994）；《良好包装与标签法案》（Fair Packaging and Labeling Act）；《罕见病药物管理规定》（Miscellaneous Provisions Relating to Orphan Drugs）；《处方药使用者费用法案》（Prescription Drug User Fee Act）；《公共卫生服务法案》（Public Health Service Act）；《标准州药房法案》（The Model State Pharmacy Act and Model Regulationofthe National Association of Boards）。其中，《联邦食品、药品和化妆品法案》（FDCA）是美国最主要的药事法规。FDCA 规定：只有安全、有效和标签正确的药物才能进入州间贸易；药物的生产、加工、包装、贮存必须符合 FDA 所规定的 GMP；OTC 药物必须贴有规定的标签，以便消费者按标签安全使用；首次违反本法案通常被认为轻罪，但二次违反者从重处罚；FDA 对制造或加工药物、食品、医疗器械和化妆品的工厂、仓库及各机构有广泛的检查权和监督权。

（二）欧盟药事法规概况

欧洲的第一部药典是在 16 世纪颁布的，直到 20 世纪初，欧洲才出现科学的药品管理条例。如英国

1925 年的《治疗物品法案》（The Therapeutic Substance Act，1925）。在 958 年《罗马条约》生效后成立了欧共体（The European Economic Community），从 EEC 的早期，它就涉及了药物管理事务，意识到对药品进行足够控制的必要性。1965 年 1 月 26 日，部长理事会正式通过了第一个有关药事管理的 EEC 指令——65/65/EEC。它是随后欧盟药事立法的起源，该指令明确颁布其宗旨是保障公众的身体健康，同时该指令也规定了要完成此宗旨，不能妨碍在共同体内制药工业的发展与药品的贸易。该规定影响深远，欧盟至今仍非常注重产业竞争性与健康目标间的平衡。欧盟的药事法规较为复杂，它主要分为有法律约束力的条例（regulations）、指令（directives）、决定（decisions）和没有法律约束力建议与意见（recommendations and opinions）。它们均可在 EudraLex 中找到。EudraLex 是欧盟官方关于药事法规的数据库。欧盟现行主要与药品有关的指令有：2001/83/EC、2001/20/EC、91/356/EEC、89/105/EEC；条例有（EEC）NO2309/93、（EC）NO297/95、（EC）NO540/95、（EC）NO541/95、（EC）NO542/95 等。具体到欧盟的成员国也会颁布一系列的药事法规，这属于国家立法（National Legislations）范畴。比如英国的《药品法》（The Medicines Act），该法管理所有的药品以及各种在此法核发执照范围内的物品，它还系统地提供了核发执照的程序和要求等。另外，还有《德国药品法》（German Drug Law）等。

（三）日本的药事法规概况

日本主要药事法规有：《药事法》（The Pharmaceutical Affairs Law）；《药品不良反应解除、研究开发推广及产品审评机构法》（The Law of the Organization for Drug ADR Relief R&D Promotion and Product Review）；《毒剧药控制法》（Poi – sonous and Deleterious Substances Control Law）；《输血供应控制法案》（Bleeding and Blood Donor Supply Service Control Law）；《药师法》（Pharmacists Law）；《麻醉药品、精神药品控制法》（Narcotic and Psychotropics Control Law）；《大麻控制法》（Cannabis Control Law）；《鸦片控制法》（Opium Law）；《兴奋剂控制法》（Stimulants Control Law）等。在这些药事法规中，《药事法》的法律地位最高。它的目的是管理药品、类药品、化妆品、医疗器械的有关事项，以保证它们的质量、疗效、安全性以及促进对罕见疾病的研究。它的主要要点有：任何人如想设立一个药房或销售药品，都应获得所在地方政府颁发的许可证；应该制订《日本药典》的药品标准以及相关标准（如生物制品的最低要求），禁止给予、销售掺假药、冒牌药、未批准药、未分析药，以及禁止夸张宣传药品；制定有关临床试验的条例，包括对临床试验负责人的要求；制定对治疗罕见疾病药品的研究开发条例。

（四）我国药事法规概况

我国的药品管理法律体系按照法律效力等级依次包括法律、行政法规、部门规章、地方性法规等。与药品监督管理职责密切相关的法律主要有《药品管理法》《疫苗管理法》《中医药法》。2019 年修订并实施的《药品管理法》是药品管理法自 1984 年颁布以来的第二次系统性、结构性的重大修改，将药品领域改革成果和行之有效的做法上升为法律，为公众健康提供更有力的法治保障。

国务院制定、发布的药品管理行政法规主要包括《药品管理法实施条例》《中药品种保护条例》《易制毒化学品管理条例》《麻醉药品和精神药品管理条例》《医疗用毒性药品管理办法》《放射性药品管理办法》《野生药材资源保护管理条例》等。由国务院有关部门制定的药品管理现行有效的主要规章包括《药品注册管理办法》《药物非临床研究质量管理规范》《药物临床试验质量管理规范》《药品生产监督管理办法》《药品生产质量管理规范》《药品流通监督管理办法》《药品经营许可证管理办法》《药品经营质量管理规范》《中药材生产质量管理规范》《生物制品批签发管理办法》《处方药与非处方药分类管理办法》《药品说明书和标签管理规定》《药品不良反应报告和监测管理办法》《药品召回管理办法》等。药品管理地方性法规由各省、自治区、直辖市人大制定，如《吉林省药品监督管理条例》《江苏省药品监督管理条例》《山东省药品使用条例》等。

第二节　我国药事管理体制与组织机构

一、我国现行药事管理体制

1949 年 10 月，药品监督管理的职能隶属卫生部。1949 年 12 月，卫生部设药政管理处，1953 年 5 月改为药政管理司，1957 年改为药政管理局，负责全国的药品监督管理工作。1985 年 7 月 1 日，我国颁布实施的《药品管理法》规定："国务院卫生行政部门主管全国药品监督管理工作，县级以上卫生行政部门行使药品监督职权，可以设置药政机构"。从 1949 年 12 月至 1998 年 4 月，药品监督管理工作一直由县级以上卫生行政部门负责。1998 年，根据《国务院关于机构设置的通知》，党中央、国务院决定组建国家药品监督管理局，直属国务院领导。其职能由属卫生部药政、药检职能，原国家医药管理局生产、流通监管职能，国家中医药管理局中药生产、流通监管职能及原分散在其他部门的所有药品监督管理职能组成。国家药品监督管理局于 1998 年 4 月 16 日挂牌成立，1998 年 8 月 19 日正式运行。2003 年 3 月，在国家药品监督管理局的基础上组建国家食品药品监督管理局，仍作为国务院直属机构。其主要职责是：继续行使国家药品监督管理局职能，并负责对食品、保健品、化妆品安全管理的综合监督和组织协调，依法组织开展对重大事故的查处。2013 年 3 月 22 日，国家食品药品监督管理局改名为国家食品药品监督管理总局。新组建的国家食品药品监督管理总局统合食安办、药监、质检、工商相应职责，对食品和药品的生产、流通、消费环节进行无缝监管。2018 年 3 月，根据第十三届全国人民代表大会第一次会议批准的国务院机构改革方案，将国家食品药品监督管理总局的职责整合，组建中华人民共和国国家市场监督管理总局，不再保留国家食品药品监督管理总局。在构建统一市场监管机构的背景下，考虑到药品监管的特殊性，单独组建国家药品监督管理局，由国家市场监督管理总局管理。在改革的每个阶段，合理划分各层级监管部门职责与履职程序，构建统一、权威的药品监管体制。这些年来药品监管体制的变化，都是中央根据不同时期形势任务的变化作出的科学决断，是对药品监管工作的螺旋式加强。

二、我国药品监督管理的行政机构体系

（一）我国现行的药品监督管理行政机构

2018 年 3 月 19 日，十三届全国人大一次会议第五次全体会议在人民大会堂举行，会议首先表决通过了十三届全国人大一次会议关于国务院机构改革方案的决定。根据 13 日公布的方案，国家食品药品监督管理总局（CFDA）不再保留，但考虑药品监管的特殊性，将单独组建国家药品监督管理局，由国务院直属机构国家市场监督管理总局管理。市场监管实行分级管理，药品监管机构只设到省一级，药品经营销售等行为的监管，由市县市场监管部门统一承担。

（二）我国药品监督管理行政机构的职能

国家药品监督管理局主要职能包括：①负责药品（含中药、民族药，下同）、医疗器械和化妆品安全监督管理。拟订监督管理政策规划，组织起草法律法规草案，拟订部门规章，并监督实施。研究拟订鼓励药品、医疗器械和化妆品新技术新产品的管理与服务政策。②负责药品、医疗器械和化妆品标准管理。组织制定、公布国家药典等药品、医疗器械标准，组织拟订化妆品标准，组织制定分类管理制度，并监督实施。参与制定国家基本药物目录，配合实施国家基本药物制度。③负责药品、医疗器械和化妆品注册管理。制定注册管理制度，严格上市审评审批，完善审评审批服务便利化措施，并组织实施。

④负责药品、医疗器械和化妆品质量管理。制定研制质量管理规范并监督实施。制定生产质量管理规范并依职责监督实施。制定经营、使用质量管理规范并指导实施。⑤负责药品、医疗器械和化妆品上市后风险管理。组织开展药品不良反应、医疗器械不良事件和化妆品不良反应的监测、评价和处置工作。依法承担药品、医疗器械和化妆品安全应急管理工作。⑥负责执业药师资格准入管理。制定执业药师资格准入制度,指导监督执业药师注册工作。⑦负责组织指导药品、医疗器械和化妆品监督检查。制定检查制度,依法查处药品、医疗器械和化妆品注册环节的违法行为,依职责组织指导查处生产环节的违法行为。⑧负责药品、医疗器械和化妆品监督管理领域对外交流与合作,参与相关国际监管规则和标准的制定。⑨负责指导省、自治区、直辖市药品监督管理部门工作。⑩完成党中央、国务院交办的其他任务。

省级药品监督管理部门负责药品、医疗器械和化妆品生产环节的许可、检查和处罚,以及药品批发许可、零售连锁总部许可、互联网销售第三方平台备案及检查和处罚。市县两级市场监管部门负责药品零售、医疗器械经营的许可、检查和处罚,以及化妆品经营和药品、医疗器械使用环节质量的检查和处罚。整合工商、质检、食品、药品、物价、商标、专利等执法职责和队伍,组建市场监管综合执法队伍,由国家市场监督管理总局指导。鼓励地方将其他直接到市场、进企业,面向基层、面对老百姓的执法队伍,整合划入市场监管综合执法队伍。药品经营销售等行为的执法,由市县市场监管综合执法队伍统一承担。

三、我国药品监督管理的技术支撑机构体系

(一)我国主要的药品监督管理技术机构

国家药品监督管理局直属事业单位包括中国食品药品检定研究院(国家药品监督管理局医疗器械标准管理中心,中国药品检验总所)、国家药典委员会、国家药品监督管理局药品审评中心、国家药品监督管理局食品药品审核查验中心、国家药品监督管理局药品评价中心(国家药品不良反应监测中心)、国家药品监督管理局医疗器械技术审评中心、国家药品监督管理局行政事项受理服务和投诉举报中心、国家药品监督管理局信息中心(中国食品药品监管数据中心)、国家药品监督管理局高级研修学院(国家药品监督管理局安全应急演练中心)、国家药品监督管理局执业药师资格认证中心、国家药品监督管理局新闻宣传中心、中国食品药品国际交流中心、国家药品监督管理局南方医药经济研究所、中国健康传媒集团等。其中主要的技术支撑单位包括国家药典委员会(Chinese Pharmacopoeia Commission)、国家药监局药品审评中心(Center for Drug Evaluation,CDE)、国家药监局药品评价中心(Center for Drug Re-evaluation,CDR)、国家药监局食品药品审核查验中心(Center for Food and Drug Inspection,CFDI)、国家药监局执业药师资格认证中心(Certification Center for Licensed Pharmacist)。

(二)国家药品监督检验机构及其职能

目前我国的药品监督检验机构共分四级,即中国食品药品检定研究院、省(自治区、直辖市)级药品检验所、市(州、盟)级药品检验所和县级药品检验所。中国食品药品检定研究院,加挂国家药品监督管理局医疗器械标准管理中心的牌子,对外使用"中国药品检验总所"的名称。中检院是国家药品监督管理局所属公益二类事业单位(保留正局级),是国家检验药品生物制品质量的法定机构和最高技术仲裁机构,是世界卫生组织指定的"世界卫生组织药品质量保证中心"。

中国食品药品检定研究院承担食品、药品、医疗器械、化妆品及有关药用辅料、包装材料与容器(以下统称为食品药品)的检验检测工作。组织开展药品、医疗器械、化妆品抽验和质量分析工作。负责相关复验、技术仲裁。组织开展进口药品注册检验以及上市后有关数据收集分析等工作。承担药品、医疗器械、化妆品质量标准、技术规范、技术要求、检验检测方法的制修订以及技术复核工作。组织开展检验检测新技术、新方法、新标准研究。承担相关产品严重不良反应、严重不良事件原因的实验研究

工作。负责医疗器械标准管理相关工作。承担生物制品批签发相关工作等。

四、药品监督管理其他相关部门

国务院各有关部门在各自职责范围内负责与药品监督管理相关的有关职能。国家市场监督管理部门管理同级药品监督管理部门，市县两级市场监督管理部门负责药品零售经营的许可、检查和处罚以及药品使用环节质量的检查和处罚。市场综合监督管理、市场主体统一登记注册、组织和指导市场监管综合执法工作、反垄断统一执法、价格监督检查和反不正当竞争、负责药品广告审查和监督检查。国家卫生健康行政部门拟订国民健康政策、医院药事管理、协调推进深化医改、组织制定国家药物政策和国家基本药物制度并组织实施、建立重大药品不良反应事件相互通报机制和联合处置机制。国家中医药管理部门负责中医药和民族医药发展。国家发展和改革宏观调控部门负责药品宏观经济调控。人力资源和社会保障部门负责参与完善执业资格制度、进行执业药师管理。国家医疗保障部门负责参与组织基本医疗保险、新型农村合作医疗，进行药品和医疗服务价格管理。工业和信息化管理部门参与医药产业发展规划和行业管理、中药材生产扶持项目管理和国家药品储备管理、互联网药品信息。商务管理部门参与药品流通行业管理。公安部门进行刑事侦查，负责查处假劣药犯罪行为以及负责与禁毒有关的工作。

第三节　我国主要药品管理制度

一、药品的定义及相关概念

1. 药品的定义　《药品管理法》中关于药品（drug）的定义是：本法所称药品，是指用于预防、治疗、诊断人的疾病，有目的地调节人的生理功能并规定有适应证或者功能主治、用法和用量的物质，包括中药、化学药和生物制品等。

2. 新药、首次在中国销售的药品　新药（new drugs），是指未曾在中国境内外上市销售的药品。首次在中国销售的药品指国内或者国外药品生产企业第一次在中国销售的药品，包括不同药品生产企业生产的相同品种。

3. 基本药物　是适应基本医疗卫生需求，剂型适宜，价格合理，能够保障供应，公众可公平获得的药品。

4. 基本医疗保险用药　为了保障城镇职工基本医疗保险用药，合理控制药品费用，规范基本医疗保险用药范围管理，国务院有关部门组织制定并发布《基本医疗保险药品目录》。确定《药品目录》中药品品种时要考虑临床治疗的基本需要，也要考虑地区间的经济差异和用药习惯，中西药并重。纳入"甲类目录"的药品是临床必需、使用广泛、疗效好，同类药品中价格低的药品。由国家统一制定，各地不得调整。乙类目录的药品可供临床治疗选择使用，疗效好，同类药品中比"甲类目录"药品价格略高药品。乙类目录由国家制定，各省、自治区、直辖市可根据当地经济水平、医疗需求和用药习惯，适当进行调整。

5. 处方药与非处方药　处方药（prescription drugs）是指凭执业医师和执业助理医师的处方方可购买、调配和使用的药品。非处方药（nonprescription drugs，over‐the‐counter drugs），即OTC drugs，是指由国务院药品监督管理部门公布的，不需要凭执业医师和执业助理医师处方，消费者可以自行判断、购买和使用的药品。

6. 特殊管理的药品　《药品管理法》第一百一十二条规定，"国务院对麻醉药品、精神药品、医疗用毒性药品、放射性药品、药品类易制毒化学品等有其他特殊管理规定的，依照其规定"。

二、国家基本药物制度

国家基本药物制度是对基本药物的遴选、生产、流通、使用、定价、报销、监测评价等环节实施有效管理的制度，与公共卫生、医疗服务、医疗保障体系相衔接。基本药物制度是全球化的概念，是政府为满足人民群众的重点卫生保健需要，合理利用有限的医药卫生资源，保障人民群众用药安全、有效、合理而推行的国家药物政策。基本药物制度涉及药品的生产、供应和使用的每一个环节，是国家药物政策的核心内容。

1997 年，《关于卫生改革与发展的决定》提出"国家建立基本药物制度"。2007 年，提出"建立国家基本药物制度，保证群众基本用药"的要求。2009 年 8 月 18 日，我国正式启动国家基本药物制度工作，以保障群众基本用药，减轻群众基本用药费用。《关于建立国家基本药物制度的实施意见》《国家基本药物目录管理办法（暂行）》和《国家基本药物目录（基层医疗卫生机构配备使用部分）》（2009版）同时发布，这标志着我国建立国家基本药物制度工作正式实施。《实施意见》提出的目标为到 2011年，初步建立国家基本药物制度；到 2020 年，全面实施规范的、覆盖城乡的国家基本药物制度。

（一）国家基本药物目录的遴选原则和要求

在充分考虑我国现阶段基本国情和基本医疗保障制度保障能力的基础上，国家基本药物遴选原则为：①防治必需；②安全有效；③价格合理；④使用方便；⑤中西药并重；⑥基本保障；⑦临床首选；⑧基层能够配备。参照国际经验，合理确定我国基本药物品种（剂型）和数量。国家基本药物目录的制定应当与基本公共卫生服务体系、基本医疗服务体系、基本医疗保障体系相衔接。国家基本药物目录在保持数量相对稳定的基础上，实行动态管理，原则上 3 年调整一次。必要时，经国家基本药物工作委员会审核同意，可适时组织调整。

（二）国家基本药物目录的构成

《国家基本药物目录管理办法（暂行）》规定国家基本药物目录中的药品包括化学药品、生物制品、中成药。药品应当是《中华人民共和国药典》收载的，卫生部门、国家药品监督管理部门颁布药品标准的品种。2009 年 8 月，中国启动国家基本药物制度建设，发布 2009 版基本药物目录。2018 年 9 月，调整后的 2018 年版国家基本药物目录总品种由原来的 520 种增至 685 种。2019 年 2 月，将临床急需的12 种抗肿瘤新药纳入 2018 年版国家基本药物目录，使抗肿瘤药物的种类达到 38 种。

（三）促进基本药物优先和合理使用

政府举办的基层医疗卫生机构全部配备和使用国家基本药物。在建立国家基本药物制度的初期，政府举办的基层医疗卫生机构确需配备、使用非目录药品，暂由省级人民政府统一确定，并报国家基本药物工作委员会备案。其他各类医疗机构也要将基本药物作为首选药物并达到一定使用比例，具体使用比例由卫生行政部门确定。医疗机构要按照国家基本药物临床应用指南和基本药物处方集，加强合理用药管理，确保规范使用基本药物。

政府卫生投入优先用于基本药物的支付，不断扩大医疗保障覆盖范围，逐步提高基本药物的支付报销比例，降低个人自付比例，用经济手段引导广大群众首先使用基本药物。

三、药品不良反应报告和监测管理制度

1963 年 WHO 建议在世界范围内建立药品不良反应监测系统，并于 1968 年建立了国际药品监测合作中心。我国原卫生部药政局于 1988 年在北京、上海的 10 所医疗单位开展了药品不良反应监测试点工作。1989 年卫生部成立了药品不良反应监测中心。1999 年 11 月 25 日国家药品监督管理局和卫生部联

合发布了《药品不良反应监测管理办法》（试行）。2001 年 2 月 28 日第九届全国人大常委会第二十次会议通过修订的《药品管理法》明确规定："国家实行药品不良反应报告制度。药品生产企业、药品经营企业和医疗机构必须经常考察本单位所生产经营、使用的药品质量、疗效和反应。发现可能与用药有关的严重不良反应，必须及时向当地省、自治区、直辖市人民政府药品监督管理部门和卫生行政部门报告。"经卫生部、国家食品药品监督管理局审议通过，2004 年 3 月 4 日国家食品药品监督管理局令第 7 号发布了《药品不良反应报告和监测管理办法》，自发布之日起施行。2011 年 5 月 24 日，新修订的《药品不良反应报告和监测管理办法》（以下简称"新修订的《办法》"）正式颁布，并于 2011 年 7 月 1 日正式施行。新修订的《办法》共 8 章 67 条，包括总则、职责、报告与处置、重点监测、评价与控制、信息管理、法律责任和附则。

（一）药品不良反应的定义与分类

1. 药品不良反应（adverse drug reaction，ADR）　是指合格药品在正常用法用量下出现的与用药目的无关的有害反应。

新的药品不良反应，是指药品说明书中未载明的不良反应。说明书中已有描述，但不良反应发生的性质、程度、后果或者频率与说明书描述不一致或者更严重的，按照新的药品不良反应处理。

严重药品不良反应，是指因使用药品引起以下损害情形之一的反应：①导致死亡；②危及生命；③致癌、致畸、致出生缺陷；④导致显著的或者永久的人体伤残或者器官功能的损伤；⑤导致住院或者住院时间延长；⑥导致其他重要医学事件，如不进行治疗可能出现上述所列情况的。

2. 药品的不良反应分类　药品不良反应分为 A 型、B 型及 C 型。A 型药品不良反应是由药物的药理作用增强所致，其特点是可以预测，常与剂量有关，停药或减量后症状很快减轻或消失，发生率较高，但死亡率低。通常包括副作用、毒性反应、后遗效应、继发反应等。B 型药品不良反应是与正常药理作用完全无关的一种异常反应，一般很难预测，常规毒理学筛选不能发现，发生率低，但死亡率高。包括特异性遗传素质反应、药物过敏反应等。C 型药品不良反应，是指 A 型和 B 型反应之外的异常反应。一般在长期用药之后出现，潜伏期较长，没有明确的时间关系，难以预测。发病机制有些与致癌、致畸以及长期用药后心血管疾病、纤溶系统变化等有关，有些机制不明，尚在探讨之中。

（二）我国药品不良反应监测机构及其主要职责

国家药品监督管理局主管全国药品不良反应监测工作，省、自治区、直辖市人民政府（食品）药品监督管理局主管本行政区域内的药品不良反应监测工作，各级卫生主管部门负责医疗卫生机构中与实施药品不良反应报告制度有关的管理工作。

国家药品不良反应监测中心承办全国药品不良反应监测技术工作，在国家药品监督管理局的领导下履行以下主要职责：①承担全国药品不良反应报告资料的收集、评价、反馈和上报工作；②对省、自治区、直辖市药品不良反应监测中心进行技术指导；③承办国家药品不良反应信息资料库和监测网络的建设及维护工作；④组织药品不良反应宣传、教育、培训和药品不良反应信息刊物的编辑、出版工作；⑤参与药品不良反应监测的国际交流；⑥组织药品不良反应监测方法的研究。省、自治区、直辖市药品不良反应监测中心在省、自治区、直辖市（食品）药品监督管理局的领导下承办本行政区域内药品不良反应报告资料的收集、核实、评价、反馈、上报及其他有关工作。

（三）药品不良反应的报告与处置

药品生产、经营企业和医疗机构获知或者发现可能与用药有关的不良反应，应当通过国家药品不良反应监测信息网络报告；不具备在线报告条件的，应当通过纸质报表报所在地药品不良反应监测机构，由所在地药品不良反应监测机构代为在线报告。报告内容应当真实、完整、准确。

各级药品不良反应监测机构应当对本行政区域内的药品不良反应报告和监测资料进行评价和管理。药品生产、经营企业和医疗机构应当配合药品监督管理部门、卫生行政部门和药品不良反应监测机构对药品不良反应或者群体不良事件的调查，并提供调查所需的资料。药品生产、经营企业和医疗机构应当建立并保存药品不良反应报告和监测档案。

对于个例药品不良反应，新药监测期内的国产药品应当报告该药品的所有不良反应；其他国产药品，报告新的和严重的不良反应。进口药品自首次获准进口之日起 5 年内，报告该进口药品的所有不良反应；满 5 年的，报告新的和严重的不良反应。药品生产、经营企业和医疗机构发现或者获知新的、严重的药品不良反应应当在 15 日内报告，其中死亡病例须立即报告；其他药品不良反应应当在 30 日内报告。有随访信息的，应当及时报告。设区的市级、县级药品不良反应监测机构应当对收到的药品不良反应报告的真实性、完整性和准确性进行审核。不良反应报告的审核和评价应当在自收到报告之日起的规定时间内完成。

药品生产企业获知死亡病例以及设区的市级、县级药品不良反应监测机构收到死亡病例报告后均应进行调查，15 日内完成调查报告，并按规定报告。省级药品不良反应监测机构均应当及时根据调查报告进行分析、评价，必要时进行现场调查，并将评价结果报省级药品监督管理部门和卫生行政部门，以及国家药品不良反应监测中心。国家药品不良反应监测中心应当及时对死亡病例进行分析、评价，并将评价结果报国家药品监督管理局和卫健委。

药品生产、经营企业和医疗机构获知或者发现药品群体不良事件后，应当立即报所在地的县级药品监督管理部门、卫生行政部门和药品不良反应监测机构，必要时可以越级报告；对每一病例还应当及时通过国家药品不良反应监测信息网络报告。药品群体不良事件，是指同一药品在使用过程中，在相对集中的时间、区域内，对一定数量人群的身体健康或者生命安全造成损害或者威胁，需要予以紧急处置的事件。同一药品系指同一生产企业生产的同一药品名称、同一剂型、同一规格的药品。

进口药品和国产药品在境外发生的严重药品不良反应，药品生产企业应当自获知之日起 30 日内报给国家药品不良反应监测中心。国家药品不良反应监测中心要求提供原始报表及相关信息的，药品生产企业应当在 5 日内提交。国家药品不良反应监测中心应当对收到的药品不良反应报告进行分析、评价，每半年向国家药品监督管理局和卫健委报告，发现提示药品可能存在安全隐患的信息应当及时报告。

进口药品和国产药品在境外因药品不良反应被暂停销售、使用或者撤市的，药品生产企业应当在获知后 24 小时内书面报给国家药品监督管理局和国家药品不良反应监测中心。

药品生产企业应当对本企业生产药品的不良反应报告和监测资料进行定期汇总分析，汇总国内外安全性信息，进行风险和效益评估，撰写定期安全性更新报告。

四、药物警戒制度

1974 年，法国首先创造了"药物警戒"（pharmacovigilance，PV）的概念。药物警戒可以理解为监视、守卫，时刻准备应付可能来自药物的危害。WHO 关于药物警戒的定义是：药物警戒是与发现、评价、理解和预防不良反应或其他任何可能与药物有关问题的科学研究与活动。根据 WHO 的指南性文件，药物警戒涉及的范围已经扩展到草药、传统药物和辅助用药、血液制品、生物制品、医疗器械以及疫苗等。

药物警戒与药品不良反应监测的最终目的都是为了提高临床合理用药的水平，保障公众用药安全，改善公众身体健康状况，提高公众的生活质量。但药物警戒扩展了监测的范围，不仅是药品不良反应，药物警戒贯穿于药物发展的始终，即从药物的研究设计就着手，直到上市使用的整个过程。目前，不合格药物、药物治疗错误、无药效、无足够科学根据而将药品用于未经批准的适应证、急慢性中毒、与药物相关死亡率的评估、药物的滥用与误用、药物与药物、药物与食品间的相互作用、药物生产和经营的合理性等，都是药物警戒的目标。

我国药物警戒概念引入较晚，作为药物警戒内容之一的药品不良反应监测工作也仅仅经历了二十多年的时间。2004 年《药品不良反应报告与监测管理办法》的颁布，推动了我国药物警戒的发展和药品不良反应突发事件预警机制的建立。2004 年 7 月，由国家食品药品监督管理局、药品评价中心、国家药品不良反应监测中心主办的《中国药物警戒》杂志创刊。2007 年 11 月，第一届中国药物警戒研讨会召开，讨论在药品不良反应监测体系基础上建立药物警戒制度。原国家食品药品监督管理总局在发布《药品不良反应信息通报》的同时也发布药物警戒快讯。

从 2018 年的《国家药品监督管理局关于药品上市许可持有人直接报告不良反应事宜的公告（2018年第 66 号）》出台以来，到《国家药监局关于发布个例药品不良反应收集和报告指导原则的通告（2018 年第 131 号）》，再到 2019 年，新修订的《药品管理法》出台，首次从国家立法角度提出建立药物警戒制度，与药品追溯制度、药品上市许可持有人制度等共同构成我国药品管理的基本制度。2019年，国家建立药物警戒制度，2021 年发布《药物警戒质量管理规范（GVP)》，并于 2021 年 12 月 1 日起正式施行。

五、处方药与非处方药分类管理制度

药品分类管理是根据药品安全有效、使用方便的原则，依其品种、规格、适应证、剂量及给药途径不同，对药品分别按处方药和非处方药进行管理，包括建立相应法规、管理制度并实施监督管理。我国实行药品分类管理的根本目的是加强处方药的销售控制，规范非处方药的管理，保证公众用药安全有效、方便及时。

原卫生部于 1995 年 5 月决定在我国开展制定和推行处方药与非处方药分类管理的工作。1997 年 1 月，《关于卫生改革与发展的决定》中提出："国家建立完善处方药与非处方药分类管理制度"。1998 年，国家政府部门的职能进行了调整，将组织制定非处方药的工作划归国家药品监督管理局负责。1999 年国家药品监督管理局发布了《处方药与非处方药分类管理办法》（试行）、公布了《非处方药专有标识及管理规定》（暂行）、制定了《处方药与非处方药流通管理暂行规定》、会同相关部委联合印发了《关于我国实施处方药与非处方药分类管理若干意见的通知》，开始实施药品分类管理，《药品管理法》明确规定了国家对药品实行处方药与非处方药分类管理制度。

（一）处方药的管理

被列为处方药的药品一般包括：①特殊管理的药品；②由于药品的毒性或其他潜在影响使用不安全的药品；③因使用方法的规定（如注射剂），用药时有附加要求，患者自行使用不安全，需在医务人员指导下使用的药品；④新化合物、新药等。在我国，凡是没有被遴选为非处方药的药品均按处方药管理。按药品种类来说，处方药包括抗生素、血液制品、生化制剂、抗肿瘤药、心血管类药品、激素类药品、麻醉药品、精神药品、医疗用毒性药品、放射性药品等。按药物剂型特点，注射剂、粉针剂、大输液、喷雾吸入剂等大部分划为处方药。

处方药生产企业必须具有药品生产许可证，其生产品种必须取得药品批准文号。处方药的批发与零售企业必须具有药品经营许可证。药品生产、批发企业必须按照分类管理、分类销售的原则和规定向相应的具有合法经营资格的药品零售企业和医疗机构销售处方药和非处方药，并按有关药品监督管理规定保存销售记录备查。药品生产、批发企业不得以任何方式直接向病患者推荐、销售处方药。

处方药的销售和购买必须由执业医师或执业助理医师处方，可在医疗机构药房调配、购买、使用，也可凭处方在有药品经营许可证的零售药房购买使用。销售处方药的医疗机构与零售药店必须配备驻店执业药师或者药师以上药学技术人员。执业药师或者药师必须对医生处方进行审核。签字后依据处方正确调配、销售处方药。对处方不得擅自更改或代用。对有配伍禁忌或超剂量的处方，应当拒绝调配、销售，必要时，经处方医师更正或重新签字，方可调配、销售。零售药店对处方必须留存 2 年以上备查；处方药与非处方药应当分柜台摆放，处方药不得采用开架自选方式销售。

（二）非处方药的管理

被列为非处方药的药品具有以下特点：①使用时不需要医务专业人员的指导和监督，用药者按标签或说明书的指导来使用；②适应证通常是能自我作出判断的疾病，药品起效性快速，疗效确切；③能减轻小疾病的初始症状或延缓病情的发展；④有高度的安全性，不会引起药物依赖性，毒副反应发生率低，不在体内蓄积，不致诱导耐药性或抗药性；⑤药效、剂量具有稳定性。这些药品的种类主要包括维生素、滋补剂、微量元素补充剂、感冒咳嗽药、抗酸剂、消胀剂、轻泻剂、口服止痛药、外用镇痛药、其他外用药、足部保健制剂、口腔清洁用品、支气管扩张剂等。

根据药品的安全性，非处方药又被分为甲类非处方药和乙类非处方药两类。2004 年 4 月 7 日，国家药品监督管理部门发布了《关于开展处方药与非处方药转换评价工作的通知》，决定从 2004 年开始开展处方药与非处方药转换评价工作，并对非处方药目录实行动态管理。同时，国家药品监督管理部门组织对已批准为非处方药品种的监测和评价工作，对存在安全隐患或不适宜按非处方药管理的品种将及时转换为处方药，按处方药管理。同时，甲类和乙类非处方药之间亦可以相互转换。

1999 年 11 月 19 日，国家药品监督管理局颁布了"关于公布非处方药专有标识及管理规定的通知"。非处方药专有标识图案为椭圆形背景下的 OTC 三个英文字母。非处方药专有标识图案的颜色分为红色和绿色，红色专有标识用于甲类非处方药药品，绿色专有标识用于乙类非处方药药品和用作指南性标志。经营非处方药药品的企业在使用非处方药专有标识时，必须按照国家药品监督管理局公布的坐标比例和色标要求使用。

非处方药的生产销售、批发销售业务必须由具有药品生产许可证、药品经营许可证的药品生产企业、药品批发企业经营。药品生产、批发企业必须按规定向相应的具有合法经营资格的药品零售企业和医疗机构销售非处方药，并按有关药品监督管理规定保存销售记录备查。

销售甲类非处方药的零售药店必须具有药品经营许可证，必须配备驻店执业药师或药师以上药学技术人员。执业药师或药师应对病患者选购非处方药提供用药指导或提出寻求医师治疗的建议。零售药店必须从具有药品经营许可证、药品生产许可证的药品批发企业、药品生产企业采购非处方药，并按有关药品监督管理规定保存采购记录备查。乙类非处方药可以在经省级药品监督管理部门或其授权的药品监督管理部门批准的非药品专营企业以外的商业企业（如在超市、宾馆、副食店等）中零售。

非处方药不需凭执业医师或执业助理医师处方即可自行判断购买和使用。非处方药可进入医疗机构，医疗机构根据医疗需要可以决定或推荐使用非处方药。消费者有权自主选购非处方药，但必须按非处方药标签和说明书所示内容使用。非处方药（甲类、乙类）的包装必须印有国家指定的非处方药专有标识，以便消费者和执法人员监督检查。非处方药的标签和说明书除符合有关规定外，用语要科学、易懂、详细、用词准确，每一个销售基本单元包装中要附有标签和说明书，以方便消费者自行判断、选择和安全使用。

六、药品召回制度

借鉴发达国家经验，并总结了全国地方推出药品召回制度的措施，我国制定发布了《药品召回管理办法》，该办法自 2007 年 12 月 10 日起实施。这标志着我国的药品召回管理已经进入到一个全新的阶段，对于加强我国药品安全监管、保障公众用药安全、规范药品市场秩序以及促进医药行业的健康发展都具有非常重要的意义。

（一）药品召回的含义和分级分类

药品召回，是指药品生产企业（包括进口药品的境外制药厂商）按照规定的程序收回已上市销售的存在安全隐患的药品。此处的安全隐患，是指由于研发、生产等原因可能使药品具有的危及人体健康和生命安全的不合理危险。

根据药品安全隐患的严重程度，药品召回分为一级召回，使用该药品可能引起严重健康危害的；二级召回，使用该药品可能引起暂时的或者可逆的健康危害的；三级召回，使用该药品一般不会引起健康危害，但由于其他原因需要收回的。

药品召回分为主动召回和责令召回两类。如果制药企业发现其药品存在安全隐患，应主动召回；而责令召回是指药品监督管理部门经过调查评估，认为存在安全隐患，药品生产企业应当召回药品而未主动召回的，应当责令药品生产企业召回药品。

（二）药品召回的基本要求

药品生产企业应当对收集的药品安全信息进行分析，对可能存在安全隐患的药品进行调查评估，发现药品存在安全隐患的，应当决定召回。药品生产企业在作出药品召回决定后，应当制定召回计划并组织实施，一级召回在 24 小时内，二级召回在 48 小时内，三级召回在 72 小时内，通知到有关药品经营企业、使用单位停止销售和使用，同时向所在地省、自治区、直辖市药品监督管理部门报告。

药品生产企业在启动药品召回后，一级召回在 1 日内，二级召回在 3 日内，三级召回在 7 日内，应当将调查评估报告和召回计划提交给所在地省、自治区、直辖市药品监督管理部门备案。省、自治区、直辖市药品监督管理部门应当将收到一级药品召回的调查评估报告和召回计划报告国家药品监督管理局。

第四节　我国药品管理的法律法规

一、我国药品管理的法律渊源

法的渊源又称为法的形式。在我国，正式的法律渊源有：宪法性法律、法律、行政法规、地方性法规、行政规章、民族自治法规、特别行政区的法律、中国政府承认或加入的国际条约。我国药事管理的法律规范的具体表现形式，主要有以下几种。

1. 宪法　是国家的根本大法，是由国家最高权力机关——全国人民代表大会通过最严格的程序制定，具有最高的法律地位和法律效力。其他任何法律、法规都不得与宪法相抵触。我国宪法第 21 条第一款规定："国家发展现代医药和传统医药……保护人民健康"。

2. 法律　是由国家立法机关——全国人民代表大会及其常务委员会制定、由国家主席颁布实施的法律规范。我国单独的药事管理法律为《中华人民共和国药品管理法》，药品领域的法律还包括《中华人民共和国疫苗管理法》《中华人民共和国中医药法》。与药事管理有关的法律包括《刑法》《民法》《行政处罚法》《产品质量法》《消费者权益保护法》《价格法》《广告法》《专利法》等。

3. 行政法规　是由国家最高行政机关——国务院制定、由国务院总理以总理令的形式颁布实施的法律规范。一般采用条例、规定、办法等名称，其法律地位和法律效力在宪法和法律之下。我国现行的药事管理的行政法规，如《中华人民共和国药品管理法实施条例》《麻醉药品和精神药品管理条例》《中药品种保护条例》等。

4. 行政规章　是由国务院所属各部、委、局制定、以部长（主任、局长）令的形式发布的法律规范，法律地位低于宪法、法律和行政法规。有关药事管理的行政规章是由国家药品监督管理部门制定和发布的，如《药品生产质量管理规范》《药品经营质量管理规范》《药品注册管理办法》等。

5. 地方性法规及地方性规章　由各省、自治区、直辖市人大及其常委会或者政府制定的法律规范，法律地位低于宪法、法律和行政法规，只在辖区范围内生效，如《天津市中药饮片管理办法》。

6. 我国政府承认和加入的国际条约　国际条约一般属于国际法的范畴，但经我国政府承认或加入的双边或多边协议、条约、公约等，在我国也具有约束力。有关药事管理的有《1931年麻醉药品单一公约》《1971年精神药物公约》《濒危动物国际保护公约》等。

不同层次的法律规范之间有高低服从的关系。效力最高的为宪法，其次为法律，再次为行政法规，再次为地方性法规、行政规章和地方性规章。低层次的法律规范不能与高层次的相抵触、矛盾，否则不具备法律效力。

二、中华人民共和国药品管理法概要

《药品管理法》是为了加强药品管理，保证药品质量，保障公众用药安全和合法权益，保护和促进公众健康而制定的法律。

第五节　国外药事管理体制

一、美国药事管理机构

（一）美国食品药品管理局

美国食品药品管理局（Food And Drug Administration，FDA）是美国管理食品、药品以及化妆品的主要行政监管部门，隶属于美国人类与健康服务部（HHS），是美国重要药政法规的主要执法机构。FDA总部设在华盛顿特区及马里兰州罗克威尔市，机构庞大，分支机构遍布全国各地。FDA将全国划分成6个大区，即太平洋区、西南区、中西区、东北区、中大西洋区、东南区。每区设立一个大区所（Regional Office），太平洋区的大区所所在地为旧金山，西南区的大区所所在地为达拉斯，中西区的大区所所在地为芝加哥，东北区的大区所所在地为波士顿，中大西洋区的大区所所在地为费城，东南区的大区所所在地为亚特兰大。每个大区所下又设若干个地区所和检验所。地区所和检验所负责对本地区的食品、药品、化妆品、器械、血库等进行监督检查和检验工作。各地区所按工作需要又设立若干工作站，以保证工作面能覆盖本区范围。全美目前有超过140个工作站。

大区所、地区所及工作站均属FDA的各级直属机构。FDA分支机构的规模视工作量而定，如全美的药品65%以上在中大西洋区生产，故该区的力量最强。

FDA总部下设六个中心和两个办公室：生物制品评价与研究中心"CBER"、医疗器械与放射健康中心"CDRH"、药品评价与研究中心"CDER"、食品安全与应用营养中心"CFSAN"、兽药中心"CVM"、全美毒理研究中心"NCTR"、局长办公室"OC"和监管事务办公室/执法办公室"ORA"。

CDER监管非处方药和处方药，包括生物疗法和非专利药。这项工作不仅涵盖药物。例如，氟化物牙膏、止汗剂、去屑洗发水和防晒霜都被视为药物。生物制品评价与研究中心（CBER）是FDA负责生物学治疗安全性与有效性的分支机构，负责监管的产品包括血液和血液制剂、疫苗、过敏原、人体细胞组织产品和基因治疗产品。

医疗器械与放射健康中心（CDRH）是FDA负责对所有医疗设备进行上市前的审批工作以及监管这

些设备的制造、工作性能和安全性的分支机构。医疗器械与放射健康中心还负责对具有辐射性的非医疗器械的安全性能进行监管，这些设备包括手机、机场行李检测设备、电视接收器、微波炉和激光产品。

食品安全与应用营养中心（CFSAN）是负责规范美国境内几乎所有食品的安全和标签使用的分支机构。食品安全与应用营养中心也负责建立和修改食品标准，例如身份标准（如一种产品被贴上"酸奶酪"的标签需要什么条件）等，以及设置多数食品的营养标示要求。

兽药中心（CVM）是美国食品药品管理局负责对提供给包括食用动物和宠物在内的动物的食品、食品添加剂和药品进行监管的分支机构。兽药中心不负责监管动物疫苗，该类产品由美国农业部管理。

（二）美国管制药品监督管理局

美国管制药品监督管理局（Drug Enforcement Administration，DEA），又叫麻醉药物强制管理局，前身是麻醉药物和危险药物管理局（Bureau of Narcotics and Dangerous Drugs），是美国司法部联邦调查局（FBI）下属的一个联邦执法机构。负责强制执行麻醉药品等特殊药物管理。麻醉药品（人用和兽用），主要是指吗啡、可卡因和大麻等类药物。通常情况，FDA 和 DEA 的职责与任务彼此分明，只有在管理出现相互交叉，如在处理联邦药物滥用时，双方会开展相互协作活动。再如 DEA 意欲将一种物质列入管制药物清单时，需要向 FDA 专家咨询相关意见。

DEA 局长由美国总统任命、美国众议院批准。局长通过司法部副部长向美国司法部长汇报。局长的副手包括一名副主管、行动主任、总检视以及三名助理主管（分管行动支援、情报和人力资源部门）。其他高级职员包括财务主管和法律总顾问。主管和副主管外的职员无需总统任命，都是政府工作人员。DEA 总部位于弗吉尼亚州阿灵顿县，它的训练部门设置在弗吉尼亚州的匡提科。DEA 在亚特兰大、波士顿、芝加哥、达拉斯、丹佛、底特律、艾尔帕索、休斯敦、洛杉矶、迈阿密、纽瓦克、新奥尔良、纽约、费城、菲尼克斯、圣迭戈、旧金山、西雅图、圣路易斯、加勒比和华盛顿特区设有 21 个地方分支部门，下设 227 个办公室，另外还在 62 个国家设有 86 个办公室。

（三）美国药房理事会

美国药房理事会（National Association of Boards of Pharmacy，NABP）成立于 1904 年，为非营利性社团组织，是独立于 FDA 的国际的、公正的协会。代表美国各州及新西兰、加拿大、4 个澳大利亚州的州药房理事会。主要负责制定《标准州药房法》，建立全国统一的执照标准，提供各州间药师执照的转移服务，对各州药房理事会和有关组织提供信息服务，组织药师考试及注册等工作。在药师发证及药学服务方面同州、联邦政府、国际相应政府机构及组织广泛合作。

美国药师考试由 NABP 发起，包括北美药师资格考试（the north american pharmacist licensure examination，NAPLEX）和各州药房法考试（the multistate pharmacy jurisprudence examination，MPJE），用于审评申请执业的人员在药房的工作能力。

州药房理事会（State board of Pharmacy，SBP）是隶属于州政府的卫生部门，是各州《州药房法》的执法机构。通常由 7~13 人组成（公众代表和经营药房的药师代表）。州药房委员会的具体职责是：制定药房管理章程，依法管理药房工作，对所有药房进行监督检查，对申请药师执照、药房开业执照等行政事务进行审查，对于违反药房法和其他有关法规的行为进行调查，颁布有关法规和条例。

二、日本药事管理机构

（一）厚生劳动省

厚生劳动省（the Ministry of Health，Labor and Welfare；MHLW）为隶属日本中央省厅的部门，首长为厚生劳动大臣。2001 年 1 月，日本中央省厅再编，把厚生省与劳动省合并为厚生劳动省。厚生劳动省是日本负责医疗卫生和社会保障的主要部门，厚生劳动省设有 11 个局，主要负责日本的国民健康、医疗保险、医疗服务提供、药品和食品安全、社会保险和社会保障、劳动就业、弱势群体社会救助等职责。这样的职能设置，可以使主管部门能够通盘考虑卫生系统的供需双方、筹资水平和费用控制、投资与成本等各方面的情况，形成整体方案。

（二）药品与食品安全局

日本药品与食品安全局（Pharmaceutical and Food Safety Bureau，PFSB）隶属于日本厚生省，负责全国食品、药品、化妆品、生物制剂、医疗器械等管理。PFSB 的计划课负责制订计划，在药务局权限下调整全部药品处理工作，并执行有关国家卫生科学学会及对厚生大臣有咨询资格的中央药事委员会工作。经济事务课主要负责制订计划，检查和调整药品、类药品、医疗器械和卫生用品的生产和贸易，保证药品的供应和分配，适当调整药品价格。审查课负责对药品、类药品、化妆品和医疗器械的制造给予技术指导和监督，批准许可生产或进口，对药用植物的培育和生产给予指导。药品和化学安全课负责制定日本药局方，规定常用药、类药品、化妆品和医疗器械的规格标准，研究药物的适应证、有效性、质量和安全性，加强国内药品检验及药效评审。检查指导课对药品的化验和国家检定进行指导，为保证药品的优良质量而制订优良生产制度，对药厂进行监督及对检查员进行技术指导。生物制品和抗生素课负责对生物制品和抗生素的生产进行技术指导，管理批准和许可进口或出售这些产品，检验上述产品并确定它们的标准规格。麻醉药品课对大麻、阿片的进口、制造、转卖、占有等进行管理和控制，并负责制定阿片法和大麻法等。

（三）药品与医疗器械综合管理机构

2004 年 4 月，日本药品和医疗器械审评中心（PMDEC）、日本医疗器械促进协会（JAAME）以及药品安全性和研究机构（OPSR）进行了合并。此次合并形成了一个统一管理药品、生物制品及医疗器械的机构，即药品与医疗器械综合管理机构（Pharmaceuticals and Medical Devices Agency，PMDA）。PMDA 是以一种独特的组织形式，即独立行政法人的形式存在，它有很多国家药监局一样的药品审评的官方职能，同时也有其他一些职能。

日本 PMDA 主要有三大职能。一是对医药品，医疗器械的质量、有效性和安全性给予从临床试验前到批准上市全过程的指导与审查。原料药、制剂、医疗器械和一些类医药制品在日本上市，都要受到 PMDA 的审查，这就是通常所说的 PMDA 审计，日本官方认证或者日本 GMP 认证。日本 PMDA 第二个重要职能是收集、分析和提供上市后的安全对策。第三，PMDA 针对医药品的不良反应和生物制品感染等产生的受灾对象展开救助活动。PMDA 通过认证审查、健康灾害救济和安全对策这三大职能，构筑起了有别于世界上其他国家的，日本独特的铁三角医药品管理体系。

三、欧盟药事管理机构

欧洲药品局（The European Medicines Agency，EMA）其前身为欧洲药品审评管理局（European Agency for the Evaluation of Medicinal Products，EMEA），EMEA 于 1995 年 1 月 1 日开始正式运作。包括一个董事会和四个评审委员会。2004 年，EMEA 更名为欧洲药品局。EMA 主要负责欧盟市场药品的审查、批准上市，评估药品科学研究，监督药品在欧盟的安全性、有效性。同时，还负责协调、检查、监督各成员国的 GAP、GMP、GLP、GCP 等工作。

EMA 的职责是促进药物开发和获取、评估药物上市许可、在整个生命周期中监控药物的安全性、向医疗保健专业人员和患者提供信息。EMA 的使命是促进科学卓越的药品评估和监管，以造福欧盟（EU）的公众和动物健康。

EMA 由独立的管理委员会管理。它的日常运作由 EMA 工作人员执行，并由 EMA 执行董事监督。

EMA 是一个网络组织，其活动吸引了来自欧洲各地的数千名专家。这些专家负责 EMA 科学委员会的工作。

2020 年 3 月 2 日，EMA 对其组织结构进行了更改，以确保其有效运行，以提供高质量的公共和动物卫生产出。主要更改包括：将人类药物领域的业务整合为一个人类药物部门；建立了四个关键任务特别工作组，以支持人类和兽药部门，并汇集专业知识来推动高优先领域的变革。EMA 于 2019 年由伦敦搬迁到阿姆斯特丹。

EMA 的人类药物部门（Human Medicines）在整个生命周期内对人类药物进行监督。包括在药品开发、注册上市过程以及上市后安全监控过程中提供指导和建议。EMA 有四个特别任务工作组，Digital Business Transformation 使 EMA 适应立法计划、数字技术和全球趋势带来的根本变化；Data Analytics and Methods 通过对药品注册和药品上市后监管数据的综合分析，为整个欧洲药品监管网络提供利益与风险决策的强有力证据；Regulatory Science and Innovation 通过解决关键科学和技术发展趋势，为开发人员，特别是中小企业（SSME）和学术界提供针对性服务；Clinical Studies and Manufacturing 开发和指导 EMA 在欧盟和全球层面的战略，以支持药物临床研究和生产。

四、澳大利亚药事管理机构

澳大利亚药品管理机构为药物管理局（Therapeutic Goods Administration，TGA），系澳大利亚健康与老龄部所属的药物主管机构。该局通过采取一系列的监管措施，确保澳洲公众能够及时获得所需的药品，并保证这些药品符合相关的标准。人员构成上主要是医学、药学、毒理学等有关专业的技术人员，以及具有临床医师背景的专业人士。在各州没有分支机构或直属机构。

TGA 主要的内设机构主要包括：药品与健康用品评估局，非处方药品办公室，化学药剂办公室，软组织和医疗器械办公室，生物基因技术办公室。此外，TGA 还有一系列外围机构或咨询联系单位，主要是：药品评估理事会（ADEC）、澳洲治疗物品协调委员会、行业咨询委员会、滋补药评估委员会、医疗设备评估委员会、基因技术顾问小组等。

TGA 注重在三个方面对药物进行监管。一是市场的前期评估。所有药品、医疗器械在进入澳市场前，均要在 TGA 登记注册。二是药品生产厂商的许可认证。澳大利亚的药品制造商必须经过 TGA 许可，并通过药品生产质量管理规范（GMP）认证。三是市场的后期监管。TGA 有权对市场上的药品抽取样品进行化验检查。对出现质量、安全问题投诉的药品，TGA 将进行化验。对确有问题的药品，TGA 将要求药品生产商或进口商予以回收，并取消药品的注册号码。情况严重者，TGA 将处以一定的经济惩罚。

五、世界卫生组织（WHO）的药事管理机构

世界卫生组织（World Health Organization，WHO）是联合国下属的一个专门机构，总部设置在瑞士日内瓦，只有主权国家才能参加，1946 年国际卫生大会通过了《世界卫生组织组织法》，1948 年 4 月 7 日世界卫生组织宣布成立。WHO 现有 194 个会员国，是国际上最大的政府间卫生组织。世界卫生组织的宗旨是使全世界人民获得尽可能高水平的健康。世界卫生组织的主要职能包括：促进流行病和地方病的防治；提供和改进公共卫生、疾病医疗和有关事项的教学与训练；推动确定生物制品的国际标准。WHO 主要的药品监管机构有基本药物和药物政策司（EMP）、药品标准专家委员会和药品管理当局国际会议（WHO‑ICDRA）。

（王 怡）

第十九章 药学基础实验

第一节 生药学基础实验

一、生药学实验基本要求

生药学实验是药学概论实践课中很重要的一环，是提升学生识别生药真伪优劣能力的重要实训内容。生药学实验通过实际操作训练着重培养学生掌握基础理论、基本实验知识和实验技能，培养学生独立工作能力。掌握性状鉴定方法及技术，包括看、摸、尝、闻、掐、水试、火试等手段；组织解离等显微制片技术；描述和绘图等技术。能熟练地描绘生药及饮片。熟识常用生药及饮片。培养综合思维能力、动手能力、分析和解决问题的能力。

（一）实验前

（1）充分预习，了解实验对象、目的、方法。

（2）结合实验内容，复习有关理论，加深理解。

（二）实验时

（1）实验要独立完成，一人一组。认真按照实验要求进行操作。

（2）认真观察及记录生药的鉴别特征。

（3）凡公用物品用过后要及时放回原处，以免妨碍他人实验。

（4）观察鉴别贵重生药时要厉行节约，不得随意破损生药。

（5）注意保持实验室整洁、安全，不得高声喧哗。

（6）遵守实验室规则，爱护实验仪器设备。

（三）实验后

（1）整理实验用品并及时交还实验老师。

（2）实验完毕，撰写实验报告，实验报告要真实。

（3）轮流值日，值日生负责清洁桌面、扫拖地及关窗、水、电开关。

（四）实验报告要求

（1）每次实验后均要写出实验报告，按时交负责老师评阅，作为平时考核之一。

（2）实验报告要求列出姓名、专业、年级、班次、组别、实验序号和题目、日期、室温和湿度、实验目的、实验原理、实验对象、实验药品和器材、实验方法、实验结果、讨论、结论等。讨论不可离开实验结果去抄书，与结果无关的理论，不必写入实验报告。

（3）注意文字要简练、通顺，书写要清楚、整洁，生药性状特征描述内容是生药鉴别特征，不是植物形态学特征。绘图用2B铅笔，线条要流畅，标示清晰、准确、规范。

二、生药学实验方法与技术

（一）基原鉴别法

又称原植物、动物、矿物鉴定，是应用植物、动物、矿物分类学知识，对生药材的来源进行鉴定，确定学名和药用部位，这是生药鉴定的基础工作。因为一些生药存在多品种、多来源问题，比如威灵仙、淫羊藿等。基原鉴定大致要通过实地调查和采集标本、观察形态特征，核对文献、核对标本等步骤。

（二）性状鉴别方法

（1）感官识别法　就是用人体的手、口、眼、鼻、耳，去摸、掐、折断、口尝、观看、闻气味、听声音来判断生药真伪优劣。

（2）水试法　通过水浸泡观察生药材的颜色变化、荧光现象，比如西红花的水试现象、秦皮的水浸液的荧光现象。

（3）火试法　通过烧灼观察生药材的特殊变化，比如天然靛蓝的紫红色烟雾、珍珠的层裂现象、海金沙爆鸣音。

（三）显微鉴别方法

显微鉴别法是利用显微镜观察性状特征不明显的、粉末类，或以药粉为主要原料做成的丸、散、膏、丹中成药。需要制成特殊的显微片来观察鉴别。这项技术对技能的要求更高，没有一定的生药鉴别技能和扎实的药用植物学基础，难以进行此项操作。

（四）理化鉴别法

根据生药的物理、化学性质，用物理、化学或二者兼用的方法来鉴别生药真伪优劣。

三、根类生药鉴别

（一）实验目的

（1）掌握人参、西洋参的鉴别特征。

（2）能区分人参、西洋参。

（3）识别常见的根类生药材。

（二）实验内容

（1）识别药材（性状）。

（2）学习人参、西洋参的构造特征、粉末特征。

（3）认识常见的其他根类生药材。

（三）实验要求

（1）绘人参、西洋参生药性状特征图。

（2）随机选择20种常见的根类生药材，描述各自的2~3个主要鉴别特征。

（3）比较区分人参不同商品规格。

（四）思考题

怎样区分山参与园参、西洋参？

四、花类等其他类生药鉴别

（一）实验目的

（1）掌握红花、西红花、金银花、山银花的性状特征。

（2）熟悉红花、金银花的显微、理化鉴别特征。

（3）识别常见的花类、其他类生药材。

（二）实验内容

（1）识别药材（性状）。

（2）学习红花、金银花的粉末特征。

（3）认识常见的花类、其他类生药材。

（三）实验要求

（1）绘红花、金银花生药性状特征图。

（2）列表比较红花、西红花的不同（来源、产地、主要性状、功效）。

（3）随机选择 20 种常见的生药材，描述各自的 2～3 个主要鉴别特征。

（4）观察中药标本室内标本。

（四）思考题

怎样区分金银花、不同品种的山银花？

第二节　药理学基础实验

一、药理学实验基本要求

药理学是一门实验科学。药物的作用和作用机制的结论，都是从药理学动物实验或其他实验中得出来的，并在临床医疗实践中得到证实的。药理学实验是药理学教学的重要组成部分。通过实验课的学习和训练，一方面有助于验证药理学理论，使抽象的概念具体化、形象化，加深对药理学基本理论的理解和记忆；另一方面可以提高动手能力、观察分析事物的能力、综合能力、科学思维能力、独立工作能力，帮助自身掌握药理学新知识的科学方法及新药开发的基本方法，开阔视野，培养创新意识和养成严肃的科学工作态度。

（一）实验前

（1）预习实验指导，了解实验的目的、主要方法和步骤。

（2）结合实验内容，复习有关理论，加深理解。

（3）上课时聆听老师讲解有关操作要点及其他注意事项。

（4）在实验前领取有关器材，如有缺少或破损应立即报告老师。

（二）实验时

（1）按照实验步骤，以严肃认真的态度进行操作。

（2）认真观察及记录用药前后的一切反应。

（3）凡公用药品、仪器不得拿回本组实验台上，以免妨碍他人实验。

（4）药品、仪器及供做实验的动物使用时，要厉行节约，不得浪费。要爱护动物，不得进行与实验无关的操作。

（5）注意保持实验室整洁、安静，不得高声喧哗。

（三）实验后

（1）整理实验结果并妥善保存。

（2）实验完毕，整理和洗净器材与台面，器材若有损坏应即向老师报告，填写仪器破坏登记表，交还仪器。

（3）轮流值日，值日生负责清洁桌面、扫拖地及关窗、水、电开关。

（4）实验后根据药理学知识，分析实验结果，按时交实验报告。

（四）实验报告要求

（1）每次实验后均要写出实验报告，按时交负责老师评阅，作为平时考核之一。

（2）实验报告要求列出姓名、专业、年级、班次、组别、实验序号和题目、日期、室温和湿度、实验目的、实验原理、实验对象、实验药品和器材、实验方法、实验结果、讨论、结论等。并对实验结果异常的原因略加分析。讨论不可离开实验结果去抄书，与结果无关的理论，不必写入实验报告。

（3）注意文字要简练、通顺，书写要清楚、整洁。标点符号、外文缩写、单位度量准确、规范。

二、动物实验基本操作技术

（一）实验动物的选择、捉持及给药方法

1. 小白鼠 是药理实验最常用的一种动物，常用于药物的筛选、LD_{50}的测定、ED_{50}的测定、中枢神经系统实验、抗炎免疫实验、避孕药、抗肿瘤药以及抗衰老药实验等。常用体重 18～22g。

（1）捉拿方法 右手抓住鼠尾，放在台上或鼠笼盖铁丝网上，轻轻向后拉其尾，用左手拇指和示指捏住其头部皮肤及双耳，将小白鼠固定在掌中，使其腹部朝上，然后以第四指和小指夹住鼠尾。

（2）给药途径

1）口服（po） 将受试药物放入饲料或溶于饮水中，由动物自由摄取的一种方法。缺点是摄入剂量不够准确。

2）灌胃（ig） 将小白鼠固定好，右手持装有灌胃针头的注射器，自口角插入口腔，沿上颚插入食道。如遇阻力，可将针头抽出再另插，以免穿破食道或误入气管。灌注量为 0.1～0.3ml/10g 体重。

3）皮下注射（sc） 常在背部皮下注射。一手固定动物，另一手注射，注射量为 0.1～0.3ml/10g 体重。

4）肌内注射（im） 多注射于后肢股部肌肉，每侧不超过 0.1 毫升/只。

5）腹腔注射（ip） 左手固定小白鼠，右手持注射器，从下腹部外侧进针 3～5mm，呈 45 度角刺入腹腔，注射量为 0.1～0.2ml/10g 体重。

6）静脉注射（iv） 将小白鼠置于固定筒内，使尾部露在外面，用 75% 酒精棉球擦尾部，或将鼠尾浸入 45～50℃温水中。待尾部左右侧静脉扩张后，左手拉尾，右手进针。注射量不超过 0.5 毫升/只。

2. 大白鼠 用途与小白鼠相似，常用作抗炎药物实验、血压测定、利胆药实验、子宫药实验和长期毒性实验等。常用体重 150～200g。

（1）捉拿方法 将其放在粗糙物上，右手轻拉其尾，左手中指和拇指放到大鼠左右前肢俯下，食指放入颈部，使大鼠伸开两前肢，便能将其握住。

（2）给药途径 灌胃、腹腔注射、皮下注射、静脉注射均同小白鼠。

3. 兔 常用作免疫学研究、热原检查以及观察药性对眼、呼吸、心血管、肠肌运动的影响等实验。常用体重 1500～2000g。

（1）捉拿方法　实验家兔多数饲养在笼内，所以抓取较为方便。一般以右手抓住兔颈部的毛皮提起，让其体重重量的大部分集中在左手上，这样就避免了抓取过程中的动物损伤。不能采用抓双耳或抓提腹部。

（2）给药途径　灌胃、腹腔注射、皮下注射、静脉注射。

4. 豚鼠　用途与大白鼠相似，常用作抗组胺药实验、平喘药实验、过敏反应、传染病研究和局部毒理实验等。常用体重200~250g。

（1）捉拿方法　豚鼠较为胆小易惊，不宜强烈刺激和受惊，所以在抓取时，必须稳、准和迅速。一般抓取方法是：先用手掌迅速扣住鼠背，抓住其肩胛上方，以拇指和示指环握颈部，另一只手托住臀部。

（2）给药途径　灌胃、腹腔注射、皮下注射、静脉注射。

（二）实验动物的编号方法

白色家兔和小动物可用黄色苦味酸涂于毛上标号。如编号1~10，将小白鼠背部分前肢、腰部、后肢的左、中、右部共九个区域、从右到左为1~9号，第10号不涂黄色。

（三）实验动物的随机分组法

数理统计学上，根据随机抽样的原则，编制了随机数目表，应用随机数目代替抽签法。表中的数字都各自独立，全部数字无论从横行、纵列或斜行的顺序都是随机的。因此使用时可任自一个数目开始，可从左而右，亦可从右而左，可从上而下，也可从下而上，按顺序取得需要的数目，其结果比抽签更为理想。抽签方法有：①完全随机法；②配偶设计随机分组法；③随机单位组设计分组法。

（四）药物浓度表示法及剂量换算法

药物的重量以"克"为基本单位，容量以"毫升"为基本单位。这是衡量的公制，现将国际统一计量单位列表（表19-1）如下。

表19-1　国际统一计量单位列表

单位名称	简写符号	折算
微克	μg	1/1000mg
毫克	mg	1000μg
克	g	1000mg
千克（公斤）	kg	1000g
毫升	ml	1/1000L
升	L	1000ml

药物浓度是指一定量液体或固体制剂所含主药的分量。常用以下几种表示法。

1. 百分浓度　是按每100份溶液或固体物质中所含药物的份数来表示浓度，简写为%。由于药物或溶液的量可以用体积或质量表示，因而有三种不同的表示百分浓度的方法。

质量/体积（W/V）法：即每100毫升溶液中含药物的克数，此法最常用，不加特别注明的药物%浓度即指此法。

质量/质量（W/W）法：即每100克制剂中含药物的克数，适用于固体、半固体药物。

体积/体积（V/V）法：即每100毫升溶液中含药物的毫升数，适用于液体药物。如消毒用75%乙醇，即为100毫升中含无水乙醇75毫升。

2. 比例浓度　常用于表示稀溶液的浓度。

3. 克分子浓度（M）　一升溶液中所含溶质的克分子数称为该溶液的克分子浓度。

4. 克当量浓度（N）　一升溶液中含有溶质的克当量数称为该溶液的克当量浓度。

5. 剂量换算　动物实验所用药物的剂量，一般按 mg/kg（或 g/kg）计算，应用时须从已知药浓度换算出相当于每公斤体重应注射的药液量（ml），以便于给药。

在动物实验中有时须根据药物的剂量及某种动物给药途径的药液容量，然后配制相当的浓度以便于给药。

（五）实验动物麻醉方法

1. 局部麻醉、浸润麻醉、阻滞麻醉及椎管麻醉　常选用 0.5% ~1% 普鲁卡因，表面麻醉宜用 2% 丁卡因。

2. 全身麻醉

（1）吸入麻醉　小白鼠、大白鼠和兔常用乙醚吸入麻醉。将 5 ~10ml 乙醚浸过的脱脂棉，置于玻璃容器底部，实验动物置于容器的网状隔板上，容器加盖，20 ~30 秒动物进入麻醉状态，适用于短时间麻醉。若于口鼻处放置乙醚棉球可追加麻醉时间，但应注意避免麻醉过深。

（2）注射麻醉　可用于犬、猫、兔、大白鼠、小白鼠和鸟类等动物麻醉。常采用静脉注射（iv）、肌内注射（im）、腹腔注射（ip）及皮下淋巴囊注射等方法。注射麻醉药物的选择，可根据实验目的、动物品种及实验手术过程来确定。常用麻醉药物：3% 戊巴比妥钠、2.5% ~5% 硫喷妥钠、10% ~25% 氨基甲酸乙酯（乌拉坦）。

3. 注意事项　①动物麻醉一般以眼睑反射、角膜反射、瞳孔对光反射和趾反射等作为观察麻醉深度的指标。②静脉注射麻醉药速度宜缓慢而均匀，如注射速度太快易抑制呼吸使动物死亡。③麻醉药物剂量与动物品种及健康状况有关，例如小白鼠、兔、大白鼠和犬对巴比妥类药物的肝代谢能力依次递减，因此对巴比妥类药物的反应不一致。④冬季使用麻醉药，应适当加温到接近动物体温水平。

（六）实验动物取血方法

1. 小白鼠、大白鼠取血法

（1）尾尖取血　将鼠装入固定器内，使鼠尾露在外面，用 45℃ 左右温水浸泡，或用二甲苯涂擦，也可用白炽灯局部加温，使尾静脉充血。然后剪去鼠尾尖（小白鼠 1 ~2mm，大白鼠 5 ~10mm）取血，采血后用胶布紧扎或电灼止血。麻醉鼠可取血 0.5 ~3ml，清醒鼠取血量较少。间断而反复尾尖取血，可由远而近地切割尾静脉，三根尾静脉可替换切割。每次取血 0.2 ~0.5ml，适用于采取小量血样，如血象检查。

（2）球后静脉丛取血　左手持鼠，拇指与示指捏住鼠头颈部皮肤于粗糙笼面，侧压鼠头部阻滞静脉回流，使眼球后静脉丛充血，眼球外突。右手持 1% 肝素溶液浸泡过的特制吸管，沿着内眦眼眶后壁刺入，向眼球后推进 3 ~5mm，轻轻旋转，血液自动进入吸管。取血后，放松左手压力，出血可自然停止。必要时可在同一部位反复取血。此法也适用于兔及豚鼠。

（3）断头取血　左手持鼠，露出颈部，右手持剪刀，从鼠颈部剪掉鼠头，迅速将鼠颈断端向下，收集经颈部流出的血液。本法适用于实验结束时的取血。

2. 兔取血法

（1）耳缘静脉取血　选好耳缘静脉，除去被毛，轻弹局部兔耳，或用二甲苯涂擦，或白炽灯照射加温，并压迫耳根那耳缘静脉阻断血液回流，使静脉充血扩张。若以液状石蜡涂擦耳缘可防止血液凝固。用手术刀片将静脉刺破后，让血液自然滴入已放抗凝剂的试管中，取血量 2 ~3ml。可反复取血，取血后棉球压迫止血。

（2）颈动脉取血　以 3% 戊巴比妥钠麻醉动物，仰位固定于兔手术台上，除去颈部被毛，行颈正中切口 3cm，钝性分离各层组织。于气管一侧暴露颈总动脉，仔细分离并结扎远心端，近心端用动脉夹夹住。将动脉剪一切口，插入细尼龙管并用线固定，松开动脉夹取血。如需反复取血，可在每次取血后注入少量抗凝0.9%氯化钠溶液冲洗尼龙管，然后夹紧动脉夹及尼龙管备用。本法适用于麻醉动物大量取血及反复多次取血。

（3）心脏取血　将动物固定在兔手术台上，剪去胸部被毛。左手拇指在胸骨一侧，示指及中指于胸骨另一侧固定心脏。找到心尖搏动处与胸骨左缘的交叉点，向兔头部移动1cm左右作为穿刺点。右手持注射器，用7号针头在穿刺点垂直于动物胸部刺入，将注射器抽成负压，慢慢抽出注射器针头，当有血液涌入注射器内时将针头位置固定，抽取所需血液后拔出针头。取血时应注意，针头宜直入直出，勿在胸腔内左右探索；不宜在针尖搏动处穿刺，因穿刺针首先穿过肺组织，易造成气胸。本法适用于较大量的取血。豚鼠心脏取血方法同兔取血法。

（七）实验动物的处死方法

1. 颈椎脱位法

（1）小白鼠　将小白鼠放在鼠笼上，左手持镊子或用左手拇指及示指固定其头部，右手捏住鼠尾，用力向后上方牵拉，听到鼠颈部有"喀嚓"声即颈椎脱位，小白鼠瞬间死亡。

（2）大白鼠、豚鼠　左手倒持动物，用木棒猛击其颈部，使颈椎脱位迅速死亡。

2. 断头、毁脑法　大白鼠、小白鼠：用剪刀剪去头部。断头法处死动物痛苦时间短，且脏器含血量少，便于取样检查。

3. 空气栓塞法　用50～100ml注射器，由静脉迅速注入空气，栓塞心腔和大血管使动物死亡。兔、猫致死的空气量为10～20ml，犬为70～150ml。

4. 窒息法　麻醉兔、犬、猫在实验结束时，可用血管钳夹闭气管，直至死亡。

5. 大量放血法　麻醉兔、猫可经颈动脉放血，麻醉犬可经股动脉放血，处死动物。采集病理标本常采用此法。

三、药物对小白鼠自发活动的影响

（一）实验目的

应用小动物自主活动仪研究酸枣仁对小白鼠自发活动的影响，联系临床分析药物的作用机制。

（二）实验原理

酸枣仁，是鼠李科（Rhamnaceae）植物酸枣的干燥成熟种子，又名枣仁、酸枣核，主产于陕西、河北等地。酸枣仁味甘、性平，具有养心益肝、安神、敛汗、生津等作用。酸枣仁始载于《神农本草经》："养心、安神、敛汗，为之上品"，《本草纲目》记载："主治虚汗烦渴，烦心不得眠，久服，可安五脏"，《名医别录》亦有记载："主心烦不得眠，虚汗，烦渴，益气，补中，益肝气，坚筋骨，助阴气"。现代药理学研究表明，酸枣仁具有多种药理学作用，包括抗焦虑、抗惊厥、镇静催眠、增强免疫功能、改善认知功能、抗动脉粥样硬化、抗炎、心肌保护作用等生物学活性。

迄今为止，国内外科学家从酸枣仁中共提取了130余种小分子化合物，主要分为皂苷类、黄酮类、生物碱、脂肪酸类（酸枣仁油）及其他物质。酸枣仁中发挥镇静催眠作用的活性成分为皂苷、黄酮、生物碱、酸枣仁油。皂苷有酸枣仁皂苷A（jujuboside A，JuA）、酸枣仁皂苷B（jujuboside B），黄酮有斯皮诺素（Spinosin）、当药黄素（Swertisin），生物碱有酸枣仁碱A（Sanjoinine A）。

JuA能通过影响神经递质γ-氨基丁酸（γ-aminobutyricacid，GABA）与谷氨酸（glutamic acid，Glu）及糖代谢等途径发挥镇静催眠作用。JuB能通过GABA信号和脂代谢等途径发挥镇静催眠作用。斯皮诺素与当药黄素的镇静催眠作用可能是通过调控GABA能和5-HT神经信号发挥作用。酸枣仁碱A虽不直接诱导睡眠，但能通过GABA系统增强戊巴比妥诱导的睡眠。

（三）实验对象

昆明种健康小白鼠，雌雄各半，体质量（20±2）g。

（四）实验药品和器材

酸枣仁水煎液（1g 生药/ml）；小动物自主活动仪。

（五）实验方法

取 2 只小白鼠，随机分为两组，每组 1 只，第一组灌胃酸枣仁水煎液（1g 生药/ml），第二组灌胃 0.9%氯化钠溶液，给药容积 0.2ml/10g，连续给药 3 日。于末次给药后 1 小时将小白鼠放入小动物自主活动仪，记录 5 分钟内小白鼠自主活动的次数。

（六）实验结果

实验结果填写于表 19 - 2 中。

表 19 - 2　酸枣仁对小白鼠自主活动的影响（单位：次）

组别	自主活动次数（5 分钟）
0.9%氯化钠溶液组	
酸枣仁组	

注：实验室温度应在 20～25℃；实验室要尽量保持安静，以免惊动实验动物使自主活动增多。

（七）思考题

酸枣仁抑制小白鼠自发活动的机制是什么？

四、溶血性实验

（一）实验目的

通过本实验认识溶血现象，并掌握溶血性实验常规的体外试管法的基本操作。

（二）实验原理

溶血是指红细胞破裂、溶解的一种现象。在体内，药物制剂引起的溶血反应包括免疫性溶血与非免疫性溶血。免疫性溶血是药物通过免疫反应产生抗体而引起的溶血，为Ⅱ型和Ⅲ型过敏反应；非免疫性溶血包括药物为诱发因素导致的氧化性溶血和药物制剂引起的血液稳定性改变而出现的溶血和红细胞凝聚等。溶血实验是用于观察受试物是否会引起溶血和红细胞聚集等反应。

有些药物由于含有溶血性成分或物理、化学、生物等方面的原因，在直接注射入血管后可产生溶血现象；有些药物注入血管后可产生血细胞凝聚，引起血液循环功能障碍等不良反应。有些中草药含有皂苷等成分，皂苷是一类表面活性剂，有很强的乳化力，具有溶血作用。另外大量输入低渗溶液以及含有某些自体化合物的注射液也可引起溶血。因此，凡是注射剂和可能引起免疫性溶血或非免疫性溶血的药物制剂，均应进行溶血性实验。

（三）实验对象

实验兔，雌雄兼用，体质量（2±0.2）kg。

（四）实验药品和器材

桔梗注射液（0.3g 生药/ml）；水浴锅，移液管，玻璃试管，移液管架，试管架，温度计。

（五）实验内容

（1）2%红细胞悬液的制备。取新鲜兔血 10～20ml，放入盛有玻璃珠的三角烧瓶中振摇 10 分钟，或用玻璃棒搅动血液，除去纤维蛋白质，使成脱纤血液。加入 0.9% 氯化钠溶液 100ml，摇匀，1000~1500r/min 离心 15 分钟，除去上清液，沉淀的红细胞再用 0.9% 氯化钠溶液按上述方法洗涤 2~3 次，至上清液不显红色为止。将所得红细胞用 0.9% 氯化钠溶液配成 2% 的混悬液（红细胞 2ml，加 0.9% 氯化钠溶液至 100ml），供试验用。

（2）取干净玻璃试管 7 支，编号，1 至 5 号管为测试管，6 号管为阴性对照管（无溶血对照管），7 号管为阳性对照管（完全溶血对照管）。按表 19-3 所示，依次加入 2% 红细胞悬液、0.9% 氯化钠溶液或蒸馏水，混匀后，立即置（37±0.5）℃的恒温水浴中进行温育，1 小时后观察并记录各管的溶血情况。

表 19-3　溶血性实验设计表

试管编号	1	2	3	4	5	6	7
红细胞悬液（ml）	2.5	2.5	2.5	2.5	2.5	2.5	2.5
0.9% 氯化钠溶液（ml）	2.4	2.3	2.2	2.1	2.0	2.5	
蒸馏水（ml）							2.5
受试药液（ml）	0.1	0.2	0.3	0.4	0.5		
结果							

结果：—表示无溶血，+表示部分溶血，++表示全溶血。

当阴性对照管无溶血和凝聚发生，阳性对照管有溶血发生时，若受试物管中的溶液在 1 小时内不发生溶血和凝聚，则受试物可以注射使用，若受试物中的溶液在 1 小时内发生溶血或聚集，则受试物不能注射使用。

（六）实验结果

按表 19-4 标准评价，在表 19-3 中填写结果。

表 19-4　溶血实验结果及判断标准

实验结果	判断标准
++	全溶血溶液澄明，红色，管底无红细胞残留
+	部分溶血溶液澄明，红色或棕色，底部有少量红细胞残留
—	无溶血红细胞全部下沉，上清液体无色澄明
凝集	红细胞凝聚溶液中有棕红色或红棕色絮状沉淀，振摇后不分散

（七）思考题

什么叫溶血现象？与药物有关的哪些因素可以引起溶血现象？

第三节　药剂学基础实验

一、药剂学实验基本要求

药剂学是以剂型为中心研究其配制理论、处方设计、制备工艺、质量控制及合理应用等多学科渗透的综合性技术学科，是一门实践性很强的学科。药剂学实验是药剂学理论联系实践的重要教学环节，可培养学生应用药剂学基本理论及知识独立分析问题与解决问题的能力，养成严谨的科学作风，形成良好的科研习惯，并具备较强的创新意识和创新能力，为今后从事药学相关专业打下坚实的基础。

（一）实验前

（1）预习实验指导，了解实验的目的、主要方法和步骤。

（2）结合实验内容，复习有关理论，加深理解。

（3）上课时倾听老师讲解有关操作要点及其他注意事项。

（4）在实验前领取有关器材，如有缺少或破损应立即报告老师。

（二）实验时

（1）实验2至3人一组，按照要求进行实验。

（2）认真称量原辅料、记录制剂制备过程及结果。

（3）遵守实验室规则、爱护仪器设备、保持实验室安静整洁。

（三）实验后

（1）整理实验结果并妥善保存。

（2）实验完毕，整理和洗净器材和台面，有损坏应即向老师报告，填写仪器破坏登记表，交还仪器。

（3）轮流值日，值日生负责清洁桌面、扫拖地及关窗、水、电开关。

（4）实验后根据药理学知识，分析实验结果，按时交实验报告。

（四）实验报告要求

（1）每次实验后均要写出实验报告，按时交负责老师评阅，作为平时考核之一。

（2）实验报告要求列出姓名、专业、年级、班次、组别、实验序号和题目、日期、室温和湿度、实验目的、实验原理、实验对象、实验药品和器材、实验方法、实验结果、讨论、结论等。并对实验结果异常的原因略加分析。写明实验制剂处方，分析处方中原辅料的作用。讨论不可离开实验结果去抄书，与结果无关的理论，不必写入实验报告。

（3）注意文字要简练、通顺，书写要清楚、整洁。标点符号、外文缩写、单位度量准确、规范。

二、药物制剂的基本操作——称、量实验

（一）实验目的

（1）掌握托盘天平、电子天平的使用方法及称重操作中的注意事项；各种量器的使用方法及1ml以下液体的量取方法。

（2）熟悉托盘天平、电子天平的结构性能。

（二）实验指导

（1）使用量筒和量杯时，要保持垂直，眼睛与所需刻度成水平，读数以液体凹面为准。小量器一般操作姿势为用左手拇指与示指垂直平稳持量器下半部并以中指垫底部。右手持瓶倒液，瓶签必须向上或向两侧，瓶盖可夹于小指与无名指间，倒出后立即盖好，放回原处。

（2）药液注入量器，应将瓶口紧靠量器边缘，沿其内壁徐徐注入，以防止药液溅溢器外。量取黏稠性液体如甘油、糖浆等，不论在注入或倾出时，均须以充分时间使其按刻度流尽，以保证容量的准确。

（3）量过的量器，需洗净沥干后再量其他的液体，必要时还需烘干再用。

（4）量取某些用量1ml以下的溶液或酊剂，需以滴作单位。如无标准滴管时，可用普通滴管，即先以该滴管测定所量液体1ml的滴数，再凭此折算所需滴数。

（5）称取药物时要求瓶盖不离手，以左手拇指与示指拿瓶盖，中指与无名指夹瓶颈，右手拿牛角匙

（6）根据称重药物的性质，选择称量纸或适当容器。根据所称药物的重量及精密度要求，选择适宜精密度的天平。

（三）实验内容

（1）称重操作　按表19-5称取下列药物。

表19-5　称重记录表格

药物	所称重量（g）	药物性质	选用天平
碳酸氢钠	0.3		
碘化钾	1.4		
凡士林	5		
液体石蜡	10		
维生素 C	0.7		

（2）量取操作　按表19-6量取下列药物。

表19-6　量取记录表格

药物	量取容积（ml）	药物性质	选用量器
纯化水	25		
乙醇	4.8		
甘油	2.4		
液状石蜡	1.2		
冰醋酸	0.6		

同组两人互相检查所选天平、量器是否正确，操作方法是否正确。

（四）思考题

（1）什么是天平的相对误差？要称取0.1g的药物，按照规定，其误差范围不得超过±10%。应该适用分度值为多少的天平来称取？

（2）要称取甘油30g，如以量取法代替，应量取几毫升？（甘油的相对密度为1.25），在量取时应注意哪些问题？

三、对乙酰氨基酚硬胶囊剂的制备

（一）实验目的

（1）学习硬胶囊剂的制备工艺。

（2）了解用胶囊板手工填充硬胶囊的方法。

（二）实验指导

硬胶囊剂是将药物填装于硬胶囊壳中制成的固体剂型，药物的填充形式包括粉末、颗粒、微丸等。

硬胶囊的制备工艺流程为：空胶囊的制备→药物处理→药物填充→胶囊的封口→除粉和磨光→质检→包装。填装的操作要点在于填装均匀，对于流动性差的药粉，可加入适宜的辅料或制成颗粒，以增加其流动性，减少药物分层，保证装量准确。填装的方法有手工填充与机械灌装两种。本实验是将药物与适宜辅料混合均匀，制成颗粒，用胶囊板手工填充而制得硬胶囊。制得的成品按《中国药典》（2020年版）胶囊剂通则中有关规定做质量检查。

（三）实验内容

1. 对乙酰氨基酚颗粒的制备（湿法制粒）

【处方】对乙酰氨基酚 10g　淀粉 10g　淀粉浆（15%）适量　硬脂酸镁 0.1g

【制法】将对乙酰氨基酚研磨成粉末状，过 80 目筛，与淀粉混匀，以 15% 淀粉浆制软材，将软材过 20 目筛制湿颗粒，将湿颗粒于 60~70℃烘干，干颗粒用 20 目筛整粒，即得。制得的干颗粒加入硬脂酸镁，混匀，用于填充硬胶囊。

2. 硬胶囊剂的填充　采用有机玻璃制成的胶囊板填充。

3. 硬胶囊剂的质量检查　外观整洁，无粘连、变形或破裂现象，并应无异臭；内容物干燥、疏松、色泽均匀。胶囊剂装量差异限度，应符合表 19-7 规定。

表 19-7　胶囊装量差异限度表

胶囊剂内容物的平均装量	装量差异限度
0.3g 以下	±10%
0.3g 或 0.3g 以上	±7.5%

检查方法：取供试品 20 粒，分别精密称定重量后，倾出内容物（不能损失囊壳），硬胶囊壳用小刷或其他适宜的用具（如棉签等）拭净，再分别精密称定囊壳重量，求得每粒内容物装量与平均装量。每粒装量与平均装量相比较，超出装量差异限度的胶囊不得多于 2 粒。并不得有 1 粒超出装量差异限度的 1 倍。

（四）思考题

（1）简述湿法制粒装胶囊的步骤？

（2）根据药典规定，硬胶囊剂质量检查的项目有哪些？

四、维生素 C 注射剂的制备

（一）实验目的

（1）掌握注射剂（水针剂）的制备方法及工艺过程中的操作要点。

（2）熟悉影响药物氧化的因素，并掌握提高易氧化药物稳定性的方法。

（3）了解维生素 C 注射剂的含量测定方法。

（二）实验原理

注射剂系指用药物制成的供注入体内的灭菌溶液、乳状液或混悬液以及供临用前配成溶液或混悬液的无菌粉末或浓溶液。

维生素 C 在干燥状态下较稳定，但在潮湿状态或水溶液中，其分子中的烯二醇式结构被很快氧化，生成黄色双酮化合物，虽仍有药效，但会迅速进一步氧化、断裂，生成一系列有色的无效物质。溶液的 pH、氧、重金属离子和温度对维生素 C 的氧化均有加速作用。

针对维生素 C 易氧化的特点，在这类注射剂的处方中应重点考虑怎样延缓药物的氧化分解，通常采取的措施有：①调节 pH。调节 pH 在最稳定 pH 范围内。②除氧。尽量减少药物与氧气的接触，在配液和灌封时通入惰性气体，常用的是高纯度氮气或二氧化碳。二氧化碳在水中溶解度大于氮气，因此，去除水中氧气用二氧化碳较好，但应注意二氧化碳可使溶液 pH 下降，也可与某些药物发生化学反应。氮气的化学性质稳定，常用于驱除安瓿空间的氧。③加抗氧剂。用于偏酸性水溶液的抗氧剂有焦亚硫酸钠（$Na_2S_2O_7$）、亚硫酸氢钠（$NaHSO_3$）；用于偏碱性水溶液的有亚硫酸钠（Na_2SO_3）、硫代硫酸钠

（$Na_2S_2O_3$）等。用量一般为溶液量的 0.1%～0.2%。盐酸半胱氨酸也有时用于抗氧剂，用量约为 0.5%。④加入金属离子络合剂。金属离子对药物的氧化反应有很强的催化作用，例如：维生素 C 的溶液中含有 0.0002mol/L 铜离子时，其氧化速度可增大 10^4 倍，故常用依地酸二钠络合金属离子。

（三）实验内容

1. 维生素 C 注射剂的制备

【处方】维生素 C 2.5g　碳酸氢钠适量　亚硫酸氢钠 0.1g　依地酸二钠（1%）0.5ml　注射用水适量　共制成 50ml。

【制法】取注射用水 40～45ml 溶解维生素 C，用碳酸氢钠调节 pH 至 6.0～6.2，然后加入亚硫酸氢钠和依地酸二钠，最后加注射用水至全量 50ml，用 4 号垂熔漏斗抽滤，灌注于 2ml 安瓿中，熔封，然后置沸水中煮沸 15 分钟灭菌。

注：①维生素 C 显强酸性，加入碳酸氢钠使其部分中和成钠盐，既可调节至维生素 C 较稳定的 pH6.0 左右，又可避免酸性太强，在注射时产生疼痛。②加碳酸氢钠至维生素 C 溶液中时应缓慢，以防瞬时生成二氧化碳过多，溶液溢出，并应充分搅拌以免局部碱性过强。待气泡停止发生后，再检测溶液的 pH。③亚硫酸氢钠和依地酸二钠应配成溶液后再加入。④过滤时，初滤液应回滤，以保证过滤效果。⑤垂熔漏斗应先用重铬酸钾洗液浸泡，再用注射用水清洗干净后使用。⑥尽量避免维生素 C 与金属工具接触。

2. 质量检查

（1）成品的 pH 检查　用精密 pH 试纸测定 pH，应为 5.0～7.0。

（2）含量测定（碘量法）　精密量取维生素 C 注射液 4ml（约相当于维生素 C 0.2g）置具塞锥形瓶中，加蒸馏水 15ml 与丙酮 2ml，摇匀，放置 5 分钟，加稀醋酸 4ml 与淀粉指示剂 1ml，用碘液（0.1mol/L）滴定，至溶液显蓝色并持续 30 秒不退。每 1ml 碘液（0.1mol/L）相当于 8.806mg 维生素 C。

（四）思考题

（1）简要说明本实验注射剂制备中，各操作步骤的目的及操作注意事项。

（2）注射用水的质量要求有哪些？如何制备注射用水？

（3）分析和讨论影响注射剂澄明度的因素。

第四节　药物分析基础实验

一、药物分析实验基本要求

药物分析是研究和发展药品质量控制的方法学科，而药物分析实验技术的发展与完善又为药物研究提供了有效的实验手段和技术方法。因此，从事药物分析的专业技术人员，必须要有扎实的实验操作技能。所以，药物分析实验课程是药物分析课程教学中必不可少的组成部分，是整个药学教学过程中的一个重要环节。

（一）实验前

实验前要认真预习，通过预习明确实验目的，领会实验原理，了解实验方法和注意事项，预先安排好实验进程，估计实验中可能发生的问题及处理办法。并在预习的基础上写好预习报告。

（二）实验中

（1）进入实验室，应穿白色实验服，不得将与实验无关的任何物品带入实验室。

（2）自觉遵守实验室的有关规章、制度。

（3）防止试剂、药品污染，取用时仔细观察标签和取用工具上的标志，杜绝错盖瓶盖或不随手加盖的现象发生。此外，取出的试剂、药品不能再倒回原瓶。

（4）爱护仪器，小心使用。使用精密仪器，需经老师同意，用毕登记签名。

（5）仔细观察实验现象，认真记录原始数据。原始数据交指导老师签名后方可带回书写实验报告。

（三）实验后

（1）洗涤使用过的玻璃仪器，放回原处。试剂放在原来的位置。

（2）药物分析中使用的各种精密仪器，使用完后应将仪器各旋钮恢复至原来的位置，并认真填写仪器使用登记本，签名后方可离开。

（3）实验台面要擦拭干净。值日生还应负责实验室的清洁卫生工作。

（4）认真总结实验结果，按指定格式要求完成实验报告，并按规定时间上交实验报告。

（四）实验报告要求

（1）每次实验后均要写出实验报告，按时交负责老师评阅，作为平时考核之一。

（2）实验报告要求列出姓名、专业、年级、班次、组别、实验序号和题目、日期、室温和湿度、实验目的、实验原理、实验对象、实验药品和器材、实验方法、实验结果、讨论、结论等。并对实验结果异常的原因略加分析。讨论不可离开实验结果去抄书，与结果无关的理论，不必写入实验报告。

（3）注意文字要简练、通顺，书写要清楚、整洁。标点符号、外文缩写、单位度量准确、规范。

二、电子天平使用及有效数字处理

（一）有效数字

（1）在记录有效数字时，规定只允许数的末位欠准，而且只能上下差1。例如，用50ml量筒量取25ml溶液，应记成25ml，取两位有效数字，因为末位上的5已可能有±1ml的误差。

（2）常量分析要达到千分之一的准确度，需要保留四位有效数字。

（3）0在数字前面时，是定位用的无效数字，其余都是有效数字。

（4）单位改变时，有效数字的位数不变。

（5）首位为8或9的数，可多记一位有效数字。例如85%与115%，都可以看成是三位有效数字；99.0%与101.0%都可以看成是四位有效数字。

（二）数字修约规则

（1）四舍六入五成双。若5后还有数，宜进位。

（2）原测量值要一次修约至所需位数，不可分次修约。

（3）运算中可多保留一位有效数字，算出结果后再按规定修约。

（三）电子天平使用

（1）测定准备　在开始测定前，先开机预热，预热1小时后可进行精密测定。

（2）测定　①把称量纸放到样品盘上，待数值稳定后，按O/T键清零；②确认显示为"0.0000"；③装载试样，待数值稳定后，记录读数；④取下试样，天平复零。

（3）关机　注意不要随意按动其他操作键。

三、阿司匹林原料药的含量测定

（一）实验目的

（1）掌握酸碱滴定法测定阿司匹林含量的原理和方法。

（2）熟悉碱式滴定管的操作和使用酚酞指示剂判定滴定终点。

（二）实验原理

阿司匹林（乙酰水杨酸）属芳酸酯类药物，分子结构中有一个羧基，呈酸性。在 25℃ 时 $K_a = 3.27 \times 10^{-4}$，可用 NaOH 标准溶液在乙醇溶液中直接滴定测其含量。计量点时，溶液呈微碱性，可选用酚酞作指示剂。

（三）仪器和试剂

（1）仪器　碱式滴定管（50ml），锥形瓶（250ml），量筒（100ml，10ml），万分之一分析天平。

（2）试剂　阿司匹林（原料药），NaOH 标准溶液（0.1mol/L），酚酞指示剂（0.1%），中性乙醇（取 95% 乙醇 40ml，加酚酞指示剂 8 滴，用 0.1mol/L 的 NaOH 液滴定至淡红色即得）。

（四）实验内容

取本品约 0.4g，精密称定，加中性乙醇（对酚酞指示液显中性）20ml 溶解后，加酚酞指示剂 3 滴，用 NaOH 溶液（0.1mol/L）滴定至淡红色，30 秒内不褪色即为终点。按下式计算试样中阿司匹林的质量分数（$M_{C_9H_8O_4} = 180.2$）。

$$W_{C_9H_8O_4}(\%) = \frac{(cV)_{NaOH} \times M_{C_9H_8O_4}}{m \times 1000} \times 100\%$$

注意事项：

（1）阿司匹林在水中微溶，在乙醇中易溶，故选用乙醇为溶剂。乙醇的极性又较小，也可抑制阿司匹林的水解。

（2）为了避免样品水解，实验中应尽可能少用水，滴定速度稍快，注意旋摇，防止局部碱度过浓。

（五）思考题

（1）以 NaOH 溶液滴定阿司匹林，属于哪一类滴定？怎样选择指示剂？

（2）本实验所用乙醇，为什么要加 NaOH 溶液至酚酞指示剂显中性？

四、维生素 B_{12} 注射液的质量分析

（一）实验目的

（1）掌握 721 型紫外 – 可见分光光度计的使用方法；维生素 B_{12} 注射液的鉴别和含量测定的原理和方法。

（2）熟悉绘制吸收曲线的一般方法。

（二）实验原理

利用分光光度计能连续变换波长的性能，可以测绘有紫外 – 可见吸收溶液的吸收光谱（曲线）。虽然仪器所能提供的单色光不够纯，得到的吸收曲线不够精密准确，但亦足以反映溶液吸收最强的光带波段，可用作吸收光度法选择波长的依据。

维生素 B_{12} 是含钴的有机药物，为深红色结晶。本实验用维生素 B_{12} 的水溶液，浓度约为 500μg/ml，水为空白，绘制紫外 – 可见光区吸收曲线。维生素 B_{12} 注射液可用于治疗贫血等疾病。注射液的标示量为每毫升含维生素 B_{12} 500μg。

维生素 B_{12} 照紫外 – 可见分光光度法（通则 0401）测定，在 278nm、361nm 与 550nm 的波长处有最大吸收。361nm 波长处的吸光度与 278nm 波长处的吸光度的比值应为 1.70～1.88。361nm 波长处的吸光度与 550nm 波长处的吸光度的比值应为 3.15～3.45。《中国药典》（2020 年版）在 361nm 的波长处测定

吸光度，按维生素 B_{12} 的吸收系数为 207 计算。

（三）仪器和试剂

（1）仪器　721 型（UV1100）紫外 – 可见分光光度计，石英吸收池（1cm），容量瓶。

（2）试剂　维生素 B_{12} 注射液（500μg/ml）。

（四）实验内容

（1）吸收曲线的绘制　取维生素 B_{12} 适量，配制成浓度约为 25μg/ml 的水溶液。将此被测溶液与水（空白）分别盛装于 1cm 厚的吸收池中，安置于仪器的吸收池架上。按仪器使用方法进行操作。在波长 200~600nm 区间进行全波段扫描，即得吸收曲线。从曲线上可见溶液吸收最强的光带波长。

（2）注射液的鉴别　取维生素 B_{12} 注射液样品，按照其标示量，精密吸取一定量，用水适量稀释，使稀释液每毫升维生素 B_{12} 含量约为 25μg。置石英吸收池中，以水为空白，分别在 278nm、361nm、550nm 波长处，测定吸收度，由测得数值求：① $E_{1cm}^{1\%}$ 361 和 $E_{1cm}^{1\%}$ 278 的比值；② $E_{1cm}^{1\%}$ 361 和 $E_{1cm}^{1\%}$ 550 的比值与规定值比较，得出结论。

（3）含量测定　设鉴别项下在 361nm 波长测得的吸光度为 $A_{样}$，试液中维生素 B_{12} 的浓度 c（μg/ml）则可按下式计算：

$$c_{B_{12}}（μg/ml）= A_{样} \times 48.31$$

（五）注意事项

（1）绘制吸收曲线时，应注意必须使曲线光滑，尤其在吸收峰处，可考虑多测几个波长点。

（2）本实验采用吸光系数法定量，仪器的波长精度对测定结果影响较大。由于仪器的波长精度可能存在误差，因此测定前，应先在仪器上找出 278、361nm 与 550nm 三个最大吸收峰的确切波长位置。

（3）本实验用吸光系数法测定维生素 B_{12} 注射液的浓度，实际工作中，如有合适的标准对照品，多用工作曲线法定量。

（六）思考题

（1）利用邻组同学的实验结果，比较同一溶液在不同仪器上测得的吸收曲线的形状、吸收峰波长以及相同浓度的吸光度等有无不同，试作解释。

（2）比较吸光系数和工作曲线定量方法，哪种方法更好？为什么？

（田素英　黄庆芳　宋凤兰　周洪波）

参考文献

［1］孟繁浩，李柱来．药物化学［M］．北京：中国医药科技出版社，2016.

［2］李萍．生药学［M］．北京：中国医药科技出版社，2020.

［3］李俊．临床药理学［M］.6 版．北京：人民卫生出版社，2018.

［4］曾苏．药物分析学［M］．北京：高等教育出版社，2020.

［5］张怡轩．生物药物分析［M］.3 版．北京：中国医药科技出版社，2019.

［6］于晴，黄婷婷，邓子新．微生物药物产业现状与发展趋势［J］．中国工程科学，2021，23（5）：69－78.

［7］石若夫．应用微生物技术［M］．北京：北京航空航天大学出版社，2020.

［8］李大魁，刘德培．中华医学百科全书药学临床药学［M］．北京：中国协和医科大学出版社，2018.

［9］刘晓东．药理学［M］.5 版．北京：中国医药科技出版社，2020.

［10］印晓星，沈祥春．临床药理学［M］.2 版．北京：中国医药科技出版社，2021.

［11］陈金水．中医学［M］.9 版．北京：人民卫生出版社，2018.

［12］王卫平，孙锟，常立文．儿科学［M］.9 版．北京：人民卫生出版社，2018.

［13］杨长青，许杜鹃，廉东周，等．医院药学［M］．北京：中国医药科技出版社，2019.

［14］田塬，唐贵菊，王继婷，等．药学服务发展历程及价值体现［J］．中国药房，2021，32（23）：2924－2929.

［15］刘静．医院药学学科建设与药师的作用和价值探讨［J］．上海医药，2021，42（17）：60－62.

［16］孙利华．药物经济学［M］.4 版．北京：中国医药科技出版社，2019.

［17］王沛．制药工程学专论［M］．北京：人民卫生出版社，2017.

［18］冯贻东，冯汉林．现代海洋药物研发进展与浅析［J］．应用海洋学报，2021，40（2）：366－371.

［19］杨世民．药事管理学［M］．北京：中国医药科技出版社，2019.

［20］田侃．药事管理与法规［M］．上海：上海科学技术出版社，2019.

［21］陈随清．生药学实验指导［M］.3 版．北京：人民卫生出版社，2017.

［22］谭毓治．药理学实验指导［M］.2 版．广州：广东高等教育出版社，2003

［23］臧林泉，韦锦斌．药理学实验［M］．北京：科学出版社，2016.

［24］彭海生，鄢海燕．药剂学实验教程［M］．北京：中国医药科技出版社，2019.

［25］张振秋，马宁．药物分析实验指导［M］．北京：中国医药科技出版社，2016.

道地药材、饮片彩图

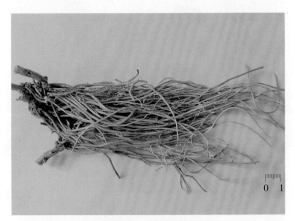

白薇药材（辽细辛伪品）

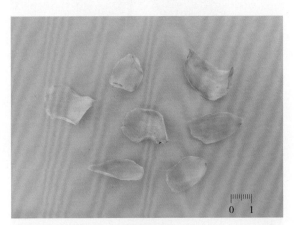

百合饮片

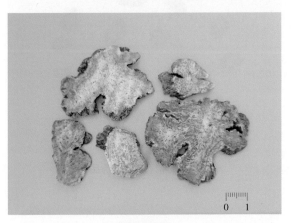

北苍术饮片

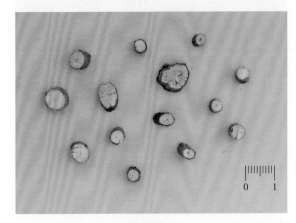

柴胡饮片

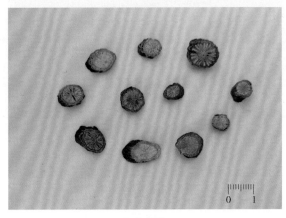

赤芍饮片

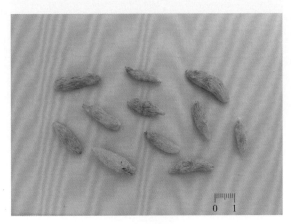

川麦冬药材

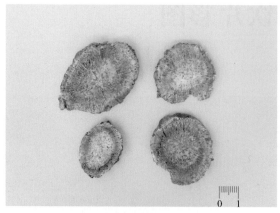

川木香饮片

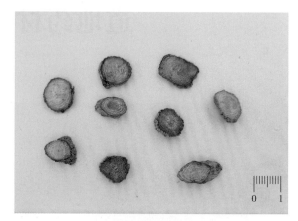

川牛膝饮片

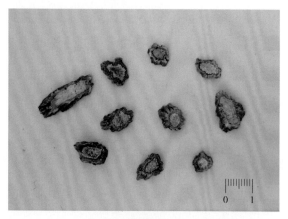

川续断饮片

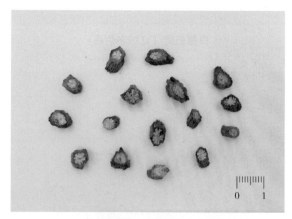

丹参饮片（川续断伪品）

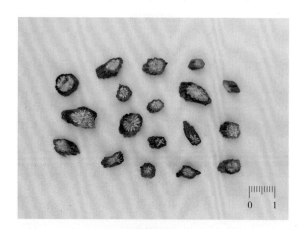

丹参饮片

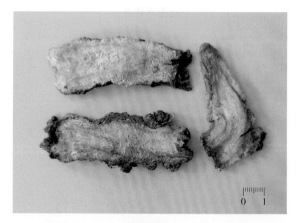

当归饮片

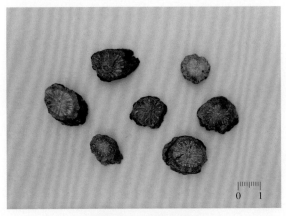

地榆饮片（赤芍伪品）

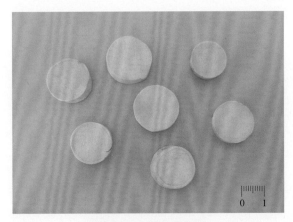

番薯饮片（怀山药伪品）

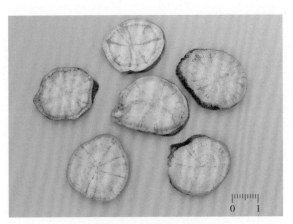

防己饮片（天花粉伪品）

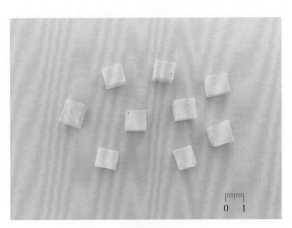

茯苓饮片

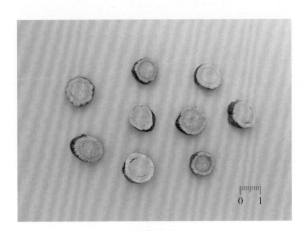

甘草饮片

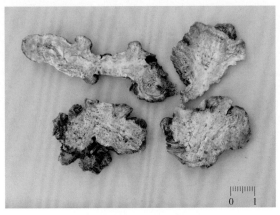

关苍术饮片（苍术伪品）

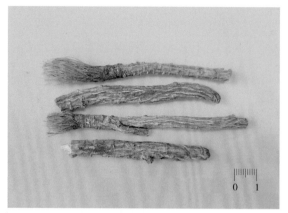

关防风药材

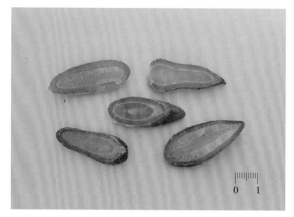

广郁金饮片

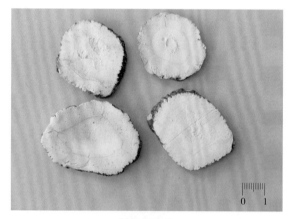

杭白芷饮片

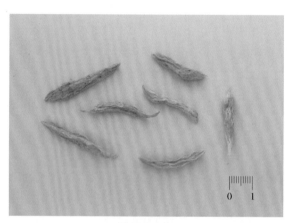

杭麦冬药材

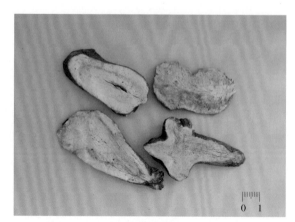

河北产白术饮片

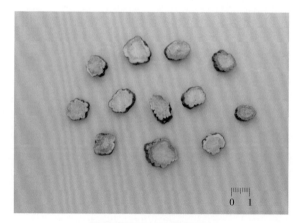

黑白芍饮片（赤芍伪品）

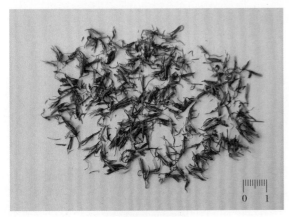

红花饮片及药材

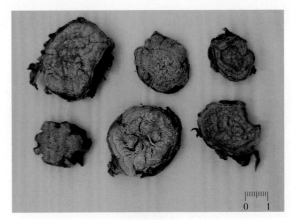

红景天饮片

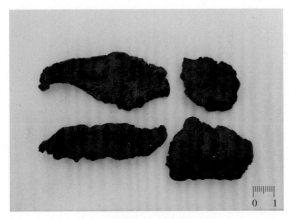

怀地黄饮片

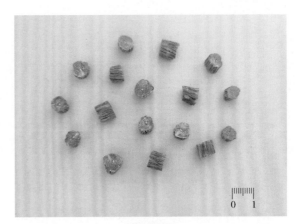

怀牛膝饮片

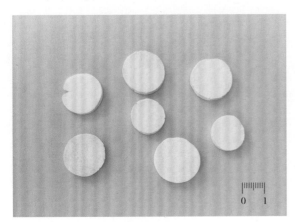

怀山药饮片

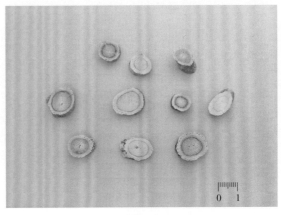

黄芪饮片

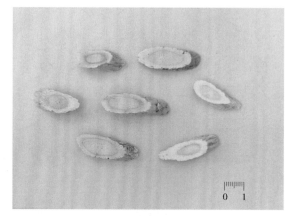

黄芪饮片

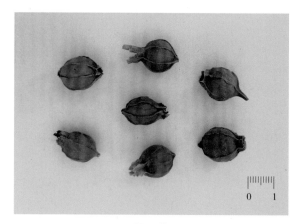

江栀子药材

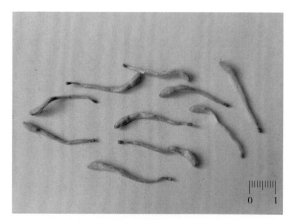

金银花药材

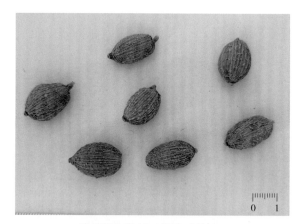

进口砂仁药材（阳春砂伪品）

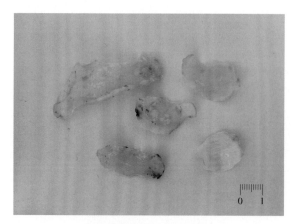

兰州百合饮片（百合伪品）

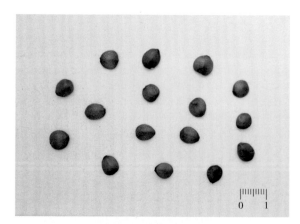

理枣仁（酸枣仁伪品）

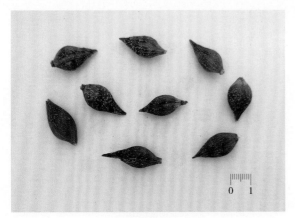

连翘药材

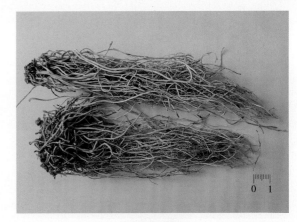

辽细辛药材

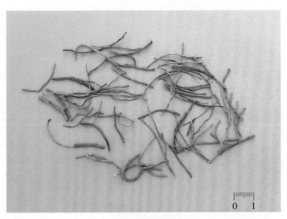

辽细辛饮片

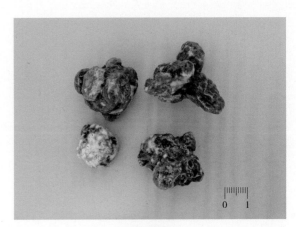

茅苍术药材

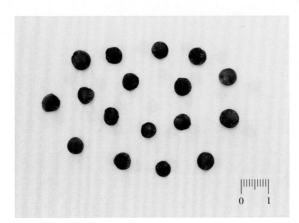

染色兵豆（酸枣仁伪品）

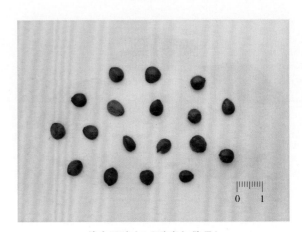

染色理枣仁（酸枣仁伪品）

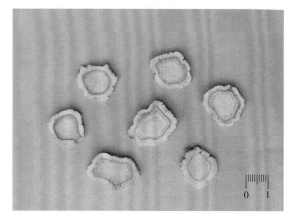

人参饮片

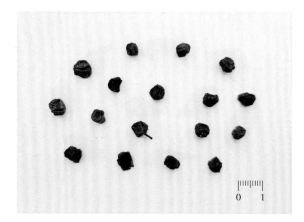

沙棘药材（五味子伪品）

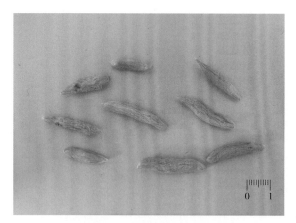

山麦冬药材（川麦冬及杭麦冬伪品）

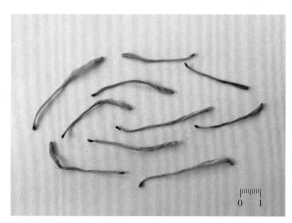

山银花药材（金银花伪品）

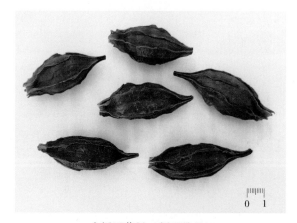

水栀子药材（栀子伪品）

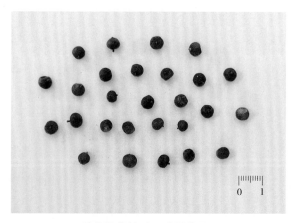

酸藤果药材（五味子伪品）

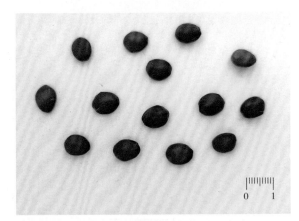

酸枣仁

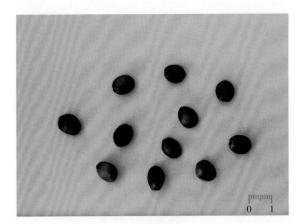

酸枣仁培育品

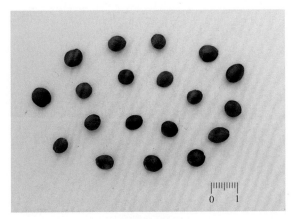

酸枣仁药材

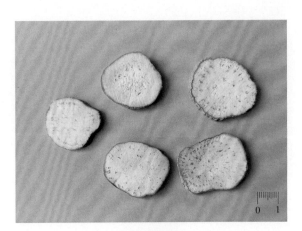

天花粉饮片

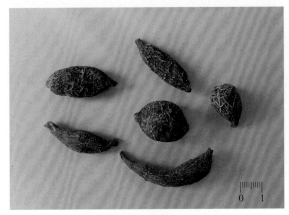

温郁金药材

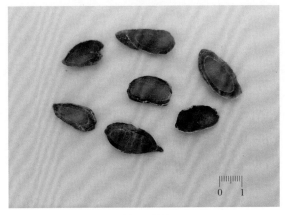

温郁金饮片

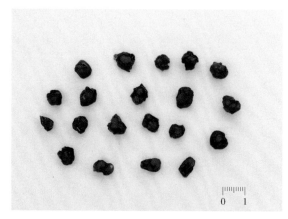

五味子药材

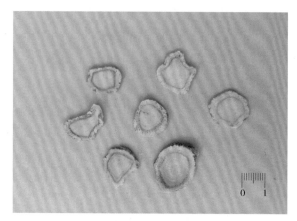

西洋参饮片（人参伪品）

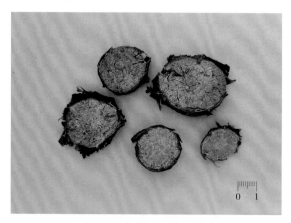

小花红景天饮片（红景天伪品）

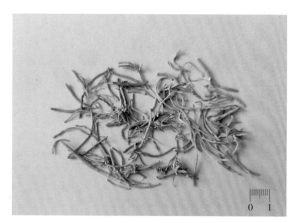

徐长卿（辽细辛伪品）

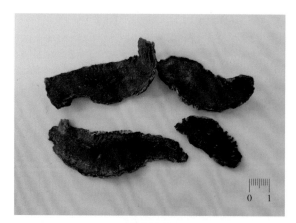

玄参饮片

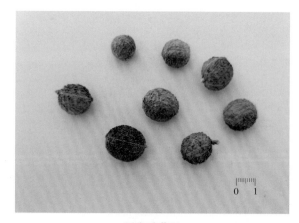

阳春砂药材

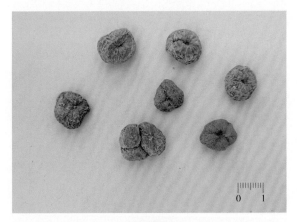

元胡药材

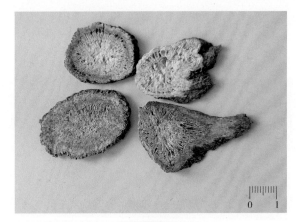

云木香饮片

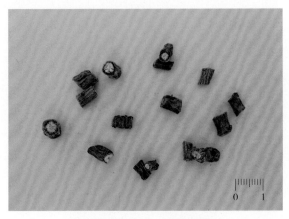

窄竹叶柴胡饮片（柴胡伪品）

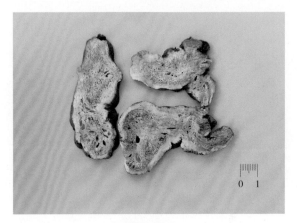

浙白术饮片

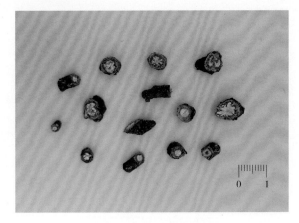

锥叶柴胡饮片（柴胡伪品）

（陆文亮）